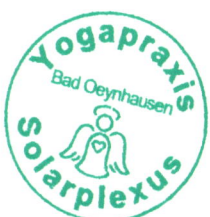

YOGA-GEHIRN

Anna Trökes & Bettina Knothe

YOGA-GEHIRN

Wie und warum Yoga
auf unser Bewusstsein wirkt

O. W. Barth

www.fischerverlage.de

Zweite Auflage 2009
Erschienen bei O. W. Barth, ein Verlag
der S. Fischer Verlag GmbH, Frankfurt am Main
© S. Fischer Verlag GmbH, Frankfurt am Main 2009
Lektorat: Karin Schanzenbach
Gesamtherstellung: CPI – Ebner & Spiegel, Ulm
Printed in Germany

ISBN 978-3-502-61212-4

INHALT

WIE DIE TECHNIKEN DES YOGA AUF
UNSER GEHIRN WIRKEN

ASANA ALS MITTEL DER ENTWICKLUNG
UNSERES EIGEN-WAHRNEHMUNGS-SINNES

STATT EINES VORWORTS

Am 20. Mai 2009 trafen sich Anna Trökes, Bettina Knothe und Klaus Schwerma, Sozialwissenschaftler und Yogapraktizierender, um gemeinsam über die Themen Yoga und Gehirnforschung zu reden. Dieses Gespräch entwickelte sich zu einer interessanten Reflexion über die unterschiedlichen Zugänge der Autorinnen zu den Themen dieses Buches, ihren Schreibprozess sowie die Konsequenzen des Schreibens auf ihre persönliche Entwicklung und professionelle Arbeit. Diese Reflexionen möchten wir mit den Leserinnen und Lesern, welche sich im Folgenden auf unsere Schreibspuren begeben, gerne teilen. Mögen sie eine Anregung für die Lektüre und eigene Auseinandersetzung mit den Themen dieses Buches sein.

Klaus Schwerma (K.S.): Wie seid ihr jede für sich auf diesen Zusammenhang von Yoga und Gehirn gekommen?

Anna Trökes (A.T.): Ich war diejenige, die dafür den Startschuss gegeben hat. Ich habe hier in Berlin ein Ausbildungsseminar zum Thema Patañjali gegeben. Gleichzeitig war ich eingeladen zu den »Weimarer Visionen«. Aus Berlin kommend, bin ich direkt in einem Vortrag des Neurowissenschaftlers Gerald Hüther gelandet und dachte, dass Patañjalis Lehre sich hier auf eine andere Weise und in einer anderen Terminologie gerade eben fortsetzt. Hüther hat über verschiedene grundlegende Themen der Hirnforschung gesprochen, und ich konnte an ganz vielen Stellen innerlich anknüpfen. Das war bei mir die Geburtsstunde des Buchprojekts.

Bettina Knothe (B.K.): Ich habe mich dem Thema Gehirnforschung in der Abschlussarbeit meiner Yogalehrerausbildung angenähert. Schon während des Schreibens an der Arbeit habe ich Bücher des Neurobiologen Joachim Bauer gelesen. In seinen Büchern setzt sich Bauer unter anderem mit Fragen von Kooperation statt

Konkurrenz in Umwelt und Gesellschaft auseinander. Er hat interessanterweise das Kooperationsprinzip auf seine Erkenntnisse und sein Wissen im Bereich der Hirnforschung bezogen. Das hat mir sehr gut gefallen und mich auch inspiriert.

K.S.: Wie ist es euch beim Schreiben ergangen? Was hat der Schreibprozess selber mit euch gemacht?

B.K.: Zu Beginn des Schreibens haben sich plötzlich die Einzelthemen, die ich bis dahin kannte, unendlich vervielfältigt. Durch die unterschiedlichen Diskurse über Zugänge, Bezüge, Definitionen und Interpretationen in und über Hirnforschung bin ich erst einmal gewaltig in Verwirrung geraten.

A.T.: Das ging mir ähnlich.

B.K.: Und diese Verwirrung hat sich erst mit der Zeit gelichtet, nachdem wir angefangen hatten, Schwerpunkte zu setzen und die von uns erarbeitete Struktur einzuhalten. Das war für mich dann eine gute Orientierung.

K.S.: Und was waren das für Verwirrungen?

B.K.: Das war die Fülle von Erkenntnissen und unterschiedlichen Betrachtungsperspektiven aus den Diskursen über das Thema sowohl aus den Naturwissenschaften selbst als auch aus den die Naturwissenschaften reflektierenden Geisteswissenschaften. Die ethischen Diskussionen innerhalb und über Hirnforschung, darüber, wie wir in der Gesellschaft mit den Ergebnissen umgehen, wie wir sie politisch bewerten, hat mich sehr an Diskussionen beispielsweise zur Gentechnik erinnert.

A.T.: Ich hatte zu Beginn des Schreibens ein paar Punkte, mit denen ich beginnen wollte. Aber dann war ich sofort wieder mit dem Problem konfrontiert, das ich immer habe, wenn ich über Yoga schreibe, nämlich dass es so viele parallellaufende Stränge und zwischen diesen so starke Vernetzungen gibt. Ähnlich ging es mir mit der Darstellung der vernetzten Strukturen im Gehirn. Ich hatte meine liebe Not damit, all dies ja linear schreiben zu müssen. Der Zusammenhang ist nicht linear, doch ich musste linear schreiben. Für mich stellte sich die Frage, wie ich Möglichkeiten finden konnte, Vielschichtigkeit und Vernetzung darzustellen. Das Resultat davon war, dass wir einige der Themen – wie zum Beispiel die Erinnerung – von verschiedenen Blickwinkeln aus betrachtet haben, denn im Gehirn ist Erinnerung ja auch alles andere als ein linearer Vorgang.

B.K.: Vernetzte Ebenen und Themenaspekte in eine lineare Form zu bringen und damit auch Entscheidungen für eine notwendige Reduktion der Komplexität zu treffen war oftmals regelrecht schmerzlich.

A.T.: Ja, es war schmerzlich, diese Entscheidungsprozesse tätigen zu müssen. Dann hat mich auch die Fülle erschlagen. Ich bin, glaube ich, mit meinem Nicht-Wissen und meinem unvollständigen Wissen konfrontiert worden. Das war nicht anders zu erwarten, denn schließlich ging es darum, mir ein komplett neues Gebiet zu erarbeiten. Die Arbeit hat mich einerseits, wie auch Bettina sagt, sehr inspiriert. Es hat dazu geführt, dass ich Dinge, wie zum Beispiel das Lehren der Fachdidaktik [in den Yogakursen], völlig umgekrempelt habe. Und das andere war, dass manches mich existentiell getroffen hat. *Der Beobachter im Gehirn* heißt ein Buch von Wolf Singer, in dem er schreibt, dass es den Beobachter im Gehirn gar nicht gibt. Ich hatte das Gefühl, dass mir der Boden unter den Füßen vollkommen weggezogen wurde … ein ganz klassischer Yogazustand, ganz klassischer *Nirodha-Zustand*, denn alles das, was sich als Aktivität des Geistes, als *Vritti* konstituiert, also die richtige Wahrnehmung, die falsche Wahrnehmung, das Prinzip der eigenen Identität und die Welt der Konzepte – machte peng … und war erst einmal weg. Danach wieder an einen Punkt zu kommen, wo klar ist: von hier aus kann ich jetzt weitermachen, war schwer. Es war die Einsicht, die mir sagte: Wir brauchen Konzepte. Und auch wenn es keine richtige Wahrnehmung oder kein kongruentes oder kohärentes Konzept eines Ego, eines Selbst, einer Identität usw. zu geben scheint, so ist es doch unglaublich wichtig, dass wir eine Reihe von Annahmen als Konzept formulieren und unser eigenes und unser gesellschaftliches Tun daran ausrichten.

B.K.: Was meine Verwirrung im Schreibprozess ausgemacht hat, war, dass ich mit Konzepten aus der neueren naturwissenschaftlichen Forschung in Kontakt kam, die mich wiederum an ein kritisches Hinterfragen naturwissenschaftlich-technischer Konzepte aus meiner eigenen Arbeit als Biologin erinnert haben. Ich merkte, wie bei mir die kritische Wissenschaftlerin anlief, die versuchte, diese neuen Erkenntnisse vor dem Hintergrund von Herangehensweisen zur Technikfolgenabschätzung anzuschauen. Ich hatte mich auf Definitionen und Erklärungen gestützt. Darüber kamen viele unterschiedliche Betrachtungsperspektiven zusammen, was für mich vieler Sortierungsarbeit bedurfte, um mein Unbehagen aufzulösen.

K.S.: Ihr habt beide in euren beruflichen thematischen Werdegängen unterschiedliche Hintergründe. Wie hat sich das auf eure Zusammenarbeit und die thematische Schwerpunktsetzung ausgewirkt?

A.T.: Ich hatte das Gefühl, dass ich Bettina brauchte. Ich war einfach nicht versiert genug, um mit dem naturwissenschaftlichen Teil umgehen zu können. Ich hätte das Buch nicht allein schreiben können, das war ganz klar. Unsere Diskussion war mir da sehr wichtig. Es kann ja sein, dass ich unbedingt Bezüge zum Yoga sehen *will*, dass ich Synergie herstellen möchte zwischen den beiden Themen, die vielleicht gar nicht so da sind. Unsere gemeinsame Arbeit war für mich fruchtbar, weil Bettina nicht nur einen Yoga-Hintergrund hat, sondern weil sie sich mit dem Thema auf einer anderen Ebene der Reflexion und bezogen auf den Yoga beschäftigt hat.

B.K.: Für mich war der gemeinsame Prozess aus dem Grunde sehr fruchtbar, weil es, aus der Naturwissenschaft kommend und mit deren Konzepten und Weltbildern erst mal ausgestattet, für mich sehr wertvoll war, bei Themen wie Bewusstsein, Lernen, Konzept in der Diskussion mit Anna oder beim gemeinsamen Schreiben ein tieferes Verständnis für naturwissenschaftliche Erkenntnisse jenseits ihrer mechanistischen Implikationen zu finden. An den Beobachter im Gehirn habe ich nie wirklich geglaubt. Das war für mich immer schon schwierig im Yoga, aber es ist ein schönes Bild. Hier merke ich plötzlich, dass die technisch hergestellten Erkenntnisse, die wir heute diskutieren können, mit Symboliken und Bildern in Kontakt geraten, welche aus einer ganz starken und traditionellen Alltagspraxis kommen. Da den Übergang zu finden und gut damit umgehen zu können, das ist für mich ein ganz großer Wert, den ich aus der Zusammenarbeit mit Anna gewonnen habe.

K.S.: Yoga und Gehirn – hat sich eure Auseinandersetzung mit den Neurowissenschaften auf euer persönliches Verhältnis zum Yoga ausgewirkt? Und welche Konsequenzen hat die Auseinandersetzung mit dem Thema Gehirn auf eure professionelle Arbeit?

A.T.: Bei mir hat sich darüber ein ganz neuer Schwerpunkt herauskristallisiert, nachdem ich bei Hüther noch mal gehört habe, was es eigentlich zum Lernen braucht. Denn ich bin ja Lehrerin. Mir ist klargeworden, dass, wenn ich möchte, dass Menschen überhaupt irgendetwas lernen, ich ein Betriebsklima schaffen muss, dass geprägt ist durch tiefes Vertrauen, durch eine große Gelöstheit, durch klare Strukturen, durch Wiederholungen – also Bedingungen, die im Grunde genommen auch wieder das Vertrauen schaffen, in dem jemand für sich immer wieder ausprobieren darf, immer wieder auch Fehler machen darf, es nicht richtig oder falsch gibt, sondern nur günstig – ungünstig oder förderlich – nicht förderlich. Dieses »Betriebsklima«, wie Hüther es bezeichnet, ist für mich ganz in den Mittelpunkt gerückt. Wohlwollen, Offenheit und Vertrauen – das ist jetzt für mich mein Verständnis von Yogaunterricht.

B.K.: Räume zu schaffen, in sich auf einer emotionalen und einer mentalen Ebene, die wohlwollend sind, auch sich selbst gegenüber, hat für mich ganz viel mit dem Thema Ressourcenstärkung zu tun. Mir geht es darum, an den Ressourcen anzudocken, die schon da sind, und von diesen Quellen und Qualitäten die Grenzen mit einem wohlwollenden, pfleglichen Setting immer wieder ein Stückchen mehr auszudehnen, Möglichkeit zu schaffen, an den eigenen Grenzen wohlwollend zu arbeiten.

A.T.: ... dazu fällt mir sofort dein Wort »fehlerfreundlich« ein ...

B.K.: Ja, das, was Anna eben sagte, also es gibt nicht richtig und nicht falsch, hat ganz viel mit dem Thema Fehlerfreundlichkeit zu tun. Oder wie unser Yoga-Freund Marc Whitwell sagt: »Yoga müssen wir nicht erreichen, sondern Yoga ist schon da.« Letztlich geht es meiner Meinung nach darum, für sich selbst innehalten zu können, dieses Für-sich-selbst-pfleglich-an-den-Grenzen-Arbeiten selber machen zu können.

K.S.: Euer Buch heißt Yoga-Gehirn. Braucht man denn ein bestimmtes Gehirn, um Yoga machen zu können?

A.T.: Keinesfalls. Jedes Gehirn, das interessiert ist an Erweiterung, kann Yoga machen. In »Erweiterung« steckt ja das Wort »weit« drin, weit werden. Wenn jemand in sich die Angst trägt, sich zu verändern – das kann ja in sie oder ihn hineingelegt worden sein als das, was wir im Yoga eine Prägung (ein *Samskara*) nennen –, dokumentiert sich dann ja auch auf einer ganz materialistischen Ebene im Gehirn. Jemand also, der von Angst beherrscht wird, für den ist Yoga hochgradig gefährlich, denn das Üben wird seine Angst triggern. Und für alle Menschen, die aufgrund ihrer psychischen Disposition instabil sind, für die ist Yoga auch nicht geeignet. Denn Yoga macht ja genau dann instabil, wenn wir in den Flow der Veränderung eintreten. Ein instabiler Mensch wird unter Umständen panisch oder psychotisch. Es braucht schon eine gewisse Struktur in der Persönlichkeit, die es aushält, dass Veränderung stattfindet. Typischerweise dann, wenn Veränderung einsetzt, wenn sie spürbar wird, dann geben die meisten Yoga auf.

B.K.: Mir ist der Aspekt der Psychosomatik in den Kopf gekommen. Mit der Frage »braucht es ein bestimmtes Gehirn?«, kam mir gerade die Frage: »Braucht es einen bestimmten Körper, um Yoga zu machen?« Ich denke, dass viele Menschen Yogaunterricht aufgrund körperlicher Beschwerden suchen, die sich dann aber oft als psychosomatische Beschwerden herausstellen. Da ist die Wechselwirkung zwischen Körper und Gehirn ganz offensichtlich. Ich denke, dass Teilnehmenden manchmal vielleicht nicht klar ist, mit welcher psychischen Verfasstheit sie sich auf den Yoga einlassen. Als ich mit Yoga angefangen habe, war mir nicht klar, mit welcher psychischen Konstitution ich zum Yoga gehe. Ich hatte ein bestimmtes Interesse an der Philosophie, weil ich etwas darüber gelesen hatte. Dann plötzlich stellte sich irgendwann raus, dass Yoga sowohl etwas mit meinem Körper als auch ganz viel mit meiner Befindlichkeit machte.

K.S.: *Wie verändert denn dann Yoga das Gehirn? Wie wirkt es denn auf Bewusstsein?*

A.T.: Ich würde meinen, dass das, was sich im Gehirn als Kohärenz abbildet, noch stärker wird, also das Zusammengehörende, das Zusammenschauende wird stärker. Wir suchen im Yoga die Einheit, und diese Einheit sollte sich dann im Gehirn abbilden. Ganz abgesehen davon lehren wir die Menschen, über die Bewegung, über die Haltung, über die Atmung mehr über ihren Körper zu erfahren. Daraus ergeben sich auf jeden Fall Veränderungen in den Bereichen des Gehirns, die für die Körperwahrnehmung und die Bewegungsmuster zuständig sind. Und ich vermute, dass wenn man ein Leben lang Yoga praktiziert, es auch dort Veränderungen gibt, wo wir soziale und ethische Entscheidungen treffen. Schließlich beschäftigen wir uns im Yoga ja die ganze Zeit damit, unseren Fokus und unsere Sichtweise so zu verändern, dass wir zusammenführen und einschließen anstatt auszuschließen und auszugrenzen.

B.K.: Wir arbeiten in unserem Buch ganz viel mit dem Thema Räume. In den letzten Kapiteln setzen wir uns damit auseinander, dass, indem wir unsere Körperräume betrachten, darüber möglicherweise auch mental unsere Vorstellungsräume verändert werden können. Viele Disziplinen arbeiten ja zu dem Thema, wie wir über eine veränderte Form des Denkens zu einer veränderten Form unserer Vorstellung kommen können. Die These ist, dass wir über unsere eigene Auseinandersetzung auch die eigenen inneren Bilder verändern können.

A.T.: Das ist das Thema bei dem *plastischen Gehirn*. Diese Vorstellung hatten wir im Yoga schon immer, nämlich dass das Gehirn plastisch ist, denn sonst würden wir nicht Yoga machen. Sonst würden wir sagen, du hast deine Prägungen *(samskras und vasanas)*, du hast einen Geist, der ständig wählt (als deine *vrittis*), du trägst in dir das, was dir immer wieder leidvolle Spannung erzeugt (deine *kleshas*) – und das war's. Dem Yoga verdanken wir es, dass wir einen Weg sehen, der uns hilft zu denken:»Okay, du kommst zwar mit dieser Ausstattung, aber du gehst nicht mit dieser Ausstattung …«

B.K.: … das passt so gut zu den Erkenntnissen aus der Hirnforschung, wenn darüber geredet wird, wie sich Nerven und Nervenzellnetzwerke immer wieder neu organisieren, wie sich neben den Autobahnen der alten Verbindungen im Gehirn auch die kleinen »Blümchenpfade«, die vielleicht auch größer werden können, entwickeln. Das passt einfach auch sehr schön zum Yoga und den wohltuenden Bildern darüber, dass wir uns auch in unserer Vorstellung verändern können. Diese Bilder können wie Markierungspunkte (somatische Marker) auf den Körper zurückwirken.

A.T.: … und solche sogenannten somatischen Marker setzen wir unendlich oft im Unterricht. Ein somatischer Marker ist allein schon der Yogaraum. Du kommst hier rein, und dann geht's eigentlich schon los mit dem, was der Körper/Geist hier bisher an Erfahrungen gesammelt hat und was er davon verinnerlicht hat. Da reicht es zum Beispiel, den Yogaraum einfach nur zu sehen, um schon etwas entspannter zu werden, denn unser ganzes System weiß mittels der somatischen Marker, dass hier, in dieser Atmosphäre, Entspannung immer wieder aufs Neue möglich wird.

Man kann auch sagen, dass man nach jeder Yogastunde ein neuer Mensch wird. Denn über Nacht wird das Nervensystem neu »eingetunt«, indem es alle gemachten Erfahrungen bearbeitet, einsortiert und mit dem vernetzt, was es vorfindet. Am Morgen dann ist das Gehirn neu; die Erfahrungen sind eingearbeitet und wir begeben uns »upgedatet« in den neuen Tag. Deswegen ist es auch so wichtig, dass man nicht nur Übungen macht, sondern über die

Übungen auch spricht, dass man einen Raum schafft, in dem die Praxis verstanden werden kann. Da finde ich den Yoga einfach nach wie vor genial, denn er arbeitet genau auf diese Weise. Er setzt so starke »mentale Duftmarken«, auf die ich immer wieder zurückgehen kann. Darüber gewinnt Körperarbeit eine andere Wertigkeit, eine andere Nachhaltigkeit.

K.S.: Das heißt, es gibt einen Dialog zwischen Lernenden und Lehrenden, aber auch zwischen Üben und Sprechen. Wie sieht das mit eurem Buch aus? Was erwartet die Lesenden? Welche somatischen Marker werden denn in dem Buch gesetzt?

A.T.: Ich glaube, dass die Leser ganz viel lernen können über sich selber in dem Yoga-Kontext, der sie bisher wahrscheinlich mehr interessiert hat als der naturwissenschaftliche Kontext. Sie werden lernen, warum Yoga wirksam werden kann. Zum Beispiel, wenn Bettina schreibt, was allein der *Body Scan* macht, wie wir unsere Selbstwahrnehmung – unseren sechsten inneren Sinn – gestalten lernen können; schon das ist gewaltig. Und dann gibt es dahinter noch ganz viele Ebenen, wo der Leser erfahren kann, warum der Yoga eigentlich ohne seine Philosophie nicht auskommt. Ohne sie würde der Überbau fehlen, ohne den der Unterbau – die Praxis – nicht wirklich wirksam werden kann. Wenn du verstehst, was da mit dir passiert, begleitest du dich anders und nimmst deine Veränderungen anders an. Wenn man versteht, was in einem wirkt, entstehen andere Vernetzungen im Bewusstsein, als wenn die Wirkungen nur subliminal, also unterschwellig geschehen und du sie nur über irgendwelche Resultate in dir merkst, aber nicht weißt, was genau dir widerfahren ist. Yoga ist ja eine Wissenschaft. Wenn du mit dem Yoga-Sutra arbeitest, kannst du bei jedem Menschen Veränderungen einleiten, garantiert. Wie tatsächlich die Veränderung dann aussieht, sei noch mal dahingestellt. Aber der Mensch, der sich auf das Yoga-Sutra einlässt und damit arbeitet, der wird sich verändern. Und das wird seit 2000 Jahren ausprobiert und bewahrheitet sich immer wieder. Sonst wäre dieser Text genauso peripher wie jeder andere.

B.K.: Ich glaube, dass darüber, dass wir versucht haben, neurowissenschaftliche Ergebnisse immer wieder mit dem Yoga zu verbinden, westliche und östliche Wissenschaft plötzlich in Kontakt kommen und sich auch gegenseitig inspirieren können. Vielleicht können ja durchaus berechtigte Berührungsängste den technisch naturwissenschaftlichen Disziplinen gegenüber etwas abgebaut werden, um dieses Buch dann auch als Informationsquelle und Ressource zu betrachten und zu schauen, wo sich beide Bereiche inspirieren. Ein weiterer wichtiger Punkt in unserem Buch ist ein Nachspüren darüber, wie wir uns mit dem Yoga in unsere Umwelt und in unser Umfeld stellen. Eine Dimension, die sich durch unser Buch zieht, ist die Gesellschaft als solche, in der wir leben.

K.S.: So wie ihr den Yoga mit seinen Konzepten beschreibt, die sich auch verändern, scheint alles sehr prozesshaft, fließend. Da begreife ich Yoga fast schon als eine konstruktivistische-dekonstruktivistische Herangehensweise oder Arbeitsweise. Würdet ihr das auch so sehen?

B.K.: Dekonstruktivistisch im Sinne von …?

K.S.: … im Sinne von Veränderung, also wie sehe ich die Welt aufgebaut, wie bin ich in dieser Welt und was wird als richtig und falsch erfahren?

A.T.: Ich glaube, es geht darum, zu verstehen, dass letztendlich ich diejenige bin, die sich ihre Welt erschafft und nicht die Einflüsse, die von außen kommen. Ich tue das dadurch, dass ich einen starken Einfluss darauf nehme, wie ich meine Sichtweise auf das, was von außen kommt, konstruiere. Dies kann ich immer wieder überprüfen: wenn etwas funktioniert, wenn es günstig ist, ist es förderlich oder auch nicht.

B.K.: In diesem Sinne ist es, denke ich, genauso auch ein dekonstruktivistischer Zugang: Unser Prozess mit dem Buch und die Auseinandersetzung mit den Neurowissenschaften ließ uns zu der Aussage kommen, dass *das* Selbst nicht statisch ist, sondern sich individuell historisch-gesellschaftlich stets neu konstituiert. Je nachdem, wie wir uns, bzw. ein Bild von uns, konstruieren, können wir uns mittels Reflexion auch selber wieder darin hinterfragen und damit wiederum dekonstruieren. Wenn wir davon ausgehen, aus jeder Yogastunde als veränderter Mensch herauszugehen, heißt das, dass auch unser Gehirn nicht mehr das ist, was es vorher war. Das ist es physiologisch nicht mehr, und auch unsere Vorstellungswelt ist nicht unbedingt mehr genau diejenige, die sie vorher war.

Die Frage, was für uns thematisch offen geblieben ist, konnten wir schließlich beide nicht beantworten. Dies war so unendlich viel, dass wir noch Stunden weiter hätten reden können. Die Thematik selbst verändert sich durch neu dazugewonnene Erkenntnisse ständig, so dass wir eigentlich immer im Kopf hatten, nur ein Manual oder einen Reader zu schreiben, um überhaupt einen Zugang zu der Thematik zu bekommen. Unendlich viel ist im Buch nur angerissen. Es gibt Themen, wo wir merken, da zieht es uns hin, um in die Tiefe zu gehen. Definitiv können wir sagen, dass wir nach dem Verfassen all unserer Manuskripte, im gegenseitigen Lesen unserer Texte das Gefühl haben, überhaupt nicht mehr diejenigen zu sein, die wir vorher mal waren!

DANK

Dass wir diese Erfahrung machen durften, verdanken wir vielen Menschen. Unser großer Dank geht zunächst an Andreas Klaus vom O. W. Barth Verlag für den Schaffensraum, den er uns zur Verfügung gestellt hat, um dieses Buch zu schreiben. Ein weiterer Dank gilt unserer Lektorin Karin Schanzenbach, selbst Yogalehrerin, die uns kompetent und kritisch in der Überarbeitung und Endredaktion des Manuskripts zur Seite gestanden hat.

Ohne die Teilnehmerinnen und Teilnehmer unserer Yogakurse, Ausbildungs- und Weiterbildungsseminaren, ihren Fragen, Rückmeldungen und engagiertes Üben hätten wir keine Ressourcen gehabt, die wir mit den wissenschaftlichen Erkenntnissen hätten reflektieren und anreichern können. Dies gilt ebenfalls für unsere Kolleginnen und Kollegen aus dem Kreis der Yogalehrenden, welche uns mit ihren Empfehlungen, Erfahrungen und kritischen Betrachtungen auf die Thematik immer wieder auf alte und neue Spuren gesetzt haben und uns so ein Feld des Eingebettetseins unserer Arbeit ermöglicht haben. Ihnen allen gilt unser ganz besonderer und herzlicher Dank. Danken möchten wir in diesem Zusammenhang Christiane Suckow-Büchler und Gisela Arkenberg für ihr engagiertes und kritisches Lesen und Kommentieren einzelner Textpassagen.

Große Projekte, wie es auch das Schreiben eines Buches ist, sind dann möglich, wenn es eine anerkennende und tragende Unterstützung im privaten Hintergrund gibt. In diesem Sinne sind wir in tiefer Dankbarkeit für unsere Lebenspartner Rüdiger Grünwald und Klaus Schwerma mit ihrem unerschütterlichen Glauben an unsere Arbeit und ihre liebevolle Begleitung.

WAS IST BEWUSSTSEIN
UND
WAS IST WAHRNEHMUNG?

DER BEGRIFF DER WAHRNEHMUNG
IM YOGA *(Citta Vritti)*

In der deutschen Sprache verwenden wir für das Aufnehmen von Reizen über unsere Sinneszellen oder Sinnesorgane ein Wort, das in sich bereits eine starke Wertung trägt: Wahrnehmung. Dieses Wort stellt klar, wofür wir einen Sinneseindruck halten: für die Wahrheit, für etwas, das wahr ist! Und damit für etwas, das nicht zu hinterfragen ist. In der französischen und englischen Sprache wird dagegen von »Perception« gesprochen, ein Begriff, der aus dem Lateinischen übernommen wurde und das sinnliche Wahrnehmen als erste Stufe der Erkenntnis meint. In der Medizin steht er einfach nur für das Aufnehmen und Verarbeiten von äußeren und inneren Reizen. Interessanterweise haben gerade deutsche Philosophen sich viele Gedanken dazu gemacht, was es mit diesem Wahr-Nehmen so auf sich hat, und schon lange bezweifelt, dass es sich wirklich um die Wahrheit handeln könnte, die es zu sehen, zu fühlen, zu riechen, zu hören oder zu schmecken gibt. Eigentlich braucht man nur die Aussagen zweier Menschen einzuholen, die dieselbe Situation erlebt haben, um – auch wenn man nicht Philosoph oder Bewusstseinsforscher ist – zu erkennen, dass jeder dieser beiden über seine Sinne nur das aufnimmt, was diese so reizt, dass das Gehirn es für wert hält, bemerkt zu werden (also bemerkenswert zu sein). Und selbst wenn die Gehirne zweier Menschen derart beschaffen sind, dass sie dieselben Reize auswählen und für bemerkenswert erachten, ist die Wahrscheinlichkeit hoch, dass sie diese Reize unterschiedlich bewerten und interpretieren werden, so dass letztendlich jeder der beiden doch seine Version des Erlebten berichten wird – eben das, was er »für wahr« genommen hat.

Obwohl eine solche Beobachtung sich immer wieder bestätigt, sind wir doch geneigt, der Wortbedeutung von Wahrnehmung beständig »auf den Leim zu gehen«. Wir bestehen auf dem Wahrheitsgehalt unserer Wahrnehmung und legen uns gelegentlich mit anderen Menschen an, wenn diese behaupten, dass der Sachverhalt sich anders (für sie) darstellt.

Im Yoga geht es sehr um das, was uns Leid verursacht und wie es sich vermeiden lässt. Und mit Sicherheit ist das Thema Wahrnehmung daran beteiligt, uns in leidvolle Situationen zu bringen. Sobald dieses Leid oder vielleicht auch nur Unbehagen oder Verstimmt-Sein entsteht, sind außerdem gleich Gefühle mit im Spiel, also etwas, was per se höchst subjektiv und unwägbar ist. So macht es Sinn, dass die Yogameister sich schon seit jeher intensiv mit der Struktur unserer Wahrnehmung auseinandersetzen und uns Hilfe anbieten, zu erkennen, was es mit unserem Geist, unseren Sinnen und der Wahrheit auf sich hat.

Das Yoga-Sutra Patañjalis als Grundlage unserer Betrachtungen

Der berühmteste und bekannteste Grundlagentext des Yoga, das Yoga-Sutra (*Sutra* = Leitfaden), wird dem Weisen Patañjali zugeschrieben. Obschon zweitausend Jahre alt, ist dieser Text doch so klar und so zeitlos in seiner Analyse des menschlichen Geistes, dass er uns auch heute noch als unverzichtbarer Ratgeber hilft zu verstehen, wie wir »funktionieren« und was wir tun können, um zu Klarheit, innerer Ruhe und innerer Freiheit zu finden.

Wenn man diesen Text liest und sich von den Kommentatoren durch ihre Auslegungen helfen lässt, die unglaublich dichte, komprimierte Sprache zu verstehen, in der das Yoga-Sutra verfasst wurde, dann drängt sich der Eindruck auf, dass Patañjali jemand war, der sehr genau beobachtete, und dass sich die Struktur des Geistes in den letzten Jahrhunderten und Jahrtausenden offensichtlich so gut wie gar nicht verändert hat.

Darum wird uns das Yoga-Sutra zum Leitfaden werden, um nach Überschneidungs- und Überlappungsmengen in der Wissenschaft des Yoga und der modernen Bewusstseinsforschung zu suchen.

Die Definition des klassischen Yoga

Bereits in den ersten Versen des Yoga-Sutra definiert Patañjali den Zustand des Yoga. Er lautet: *citta vritti nirodhah*. Diese drei Worte lassen sich nicht nur in vielfältiger Weise übersetzen, sondern bergen in sich den Kern des Yogaweges. Wir werden deswegen jeden einzelnen Begriff genau betrachten müssen, um zu diesem Kern vorstoßen zu können. Lassen Sie uns mit *Citta* beginnen.

Citta – das »Feld des Geistes«

Der Begriff Citta kommt von dem Verb *cit* = sehen, beobachten, erkennen. »Citta … bedeutet ›das Gesehene, das Beobachtete, das Erkannte‹ – das heißt das, was man in der Vergangenheit erfahren hat, und von daher das Organ des Denkens, auch das Bewusstsein« (Deshpande/Bäumer 1977: 23). Citta wird auch als das Feld/der Bereich in uns bezeichnet, in dem wir wahrnehmen, denken, fühlen, erinnern, in dem wir uns unserer Gefühle gewahr werden und unsere inneren Bilder erfahren können. Eliade nennt Citta »die psychische Kraft, welche die von außen kommenden Empfindungen ordnet und erhellt« (Eliade 1977: 78). Es ist auch die Instanz in uns, die es möglich macht, zu wissen, dass ICH es bin, der da sieht, hört, denkt und fühlt. Aus diesem Grunde übersetzt Sriram Citta mit »das meinende Selbst« (Sriram 2006: 32).

Das deutsche Wort Geist spiegelt die Vielfalt der Funktionen von Citta nur sehr ungenau wieder, zumal wir den Begriff Geist sehr oft mit Vernunft und Verstand gleichsetzen und dadurch den Aspekt der Empfindungen und Gefühle nicht miteinbeziehen.

27

Unsere Lebenserfahrung wie auch die moderne Hirnforschung lehren jedoch, dass alle diese Äußerungsformen nicht nur nicht voneinander zu trennen sind, sondern vielmehr auf das intensivste miteinander vernetzt sind. In der Übersetzung von Deshpande/Bäumer wird dieser Aspekt sehr deutlich, wenn es heißt: »Citta: geistiges und psychisches Organ, ›Geist‹, die Einheit der seelisch-geistigen Funktionen im Menschen, Denken, Gefühl, (aktives) Bewusstsein als Ort aller inneren Vorgänge« (Deshpande/Bäumer 1977: 194).

So können wir uns dieses »Organ des Denkens«, dieses »Feld« des Citta auch als das gewaltige, milliardenfach verknüpfte Netz vorstellen, in dem alle unsere mentalen Inhalte bewahrt werden und aktiv sind. Aus diesen Gründen scheint es uns, dass das Sanskrit-Wort Citta viel passender mit dem deutschen Lehnwort »Mentale« oder dem englischen Wort *Mind* zu übersetzen ist, und so werden wir in der Folge auch Mind bevorzugen.

Die Aktivitäten des Mind – also seine Wahrnehmungsfähigkeit, seine Empfindungsfähigkeit, sein Zugang zu seinen Gefühlen, sein Denk- und Reflexionsvermögen, seine Erinnerungen und seine inneren Bilder – sind abhängig davon, wie er in der Kindheit und Jugend geprägt wurde. Darauf weist die Wortbedeutung von Citta als »das Gesehene, das Beobachtete, das Erkannte« deutlich hin – das heißt das, was man in der Vergangenheit erfahren hat. Prägung meint hier, wie der Geist in den ersten Tagen, Monaten und Jahren des Lebens genutzt und gefordert/gefördert wurde und was er in diesem Zeitraum sehen, beobachten und erkennen konnte. Oder mit den Worten des Hirnforschers Gerald Hüther: »Wichtige, während der frühen Kindheit und im Jugendalter gemachte Erfahrungen [also ›cit‹; A.T.] haben zur Stabilisierung bestimmter neuronaler Verschaltungen geführt. Diese einmal gebahnten Verschaltungsmuster [also ›citta‹; A.T.] sind auch im späteren Leben besonders leicht durch bestimmte Wahrnehmungen und Erlebnisse aktivierbar und werden dann bestimmend für das, was ›in uns vorgeht‹, wie wir in bestimmten Situationen fühlen, denken und handeln. Das geschieht meist unbewusst und wie von einem inneren Programm [nämlich dem des Citta; A. T.] gesteuert« (Hüther 2006: 23 f.).

Außerdem ist das Citta – der Mind – so strukturiert, dass es nur das in sich entwickeln kann, was es zum Beispiel an Information und Struktur über das Lernen angeboten bekommt und dann entsprechend in seinem Gehirn verarbeiten kann.

Ein Kind verfügt nach der Geburt über eine unendliche Möglichkeit der Vernetzung seiner Gehirnzellen. Bereits während der Schwangerschaft sind im Embryo im Laufe der Reifung des Gehirns vom Hirnstamm bis zu den entwicklungsgeschichtlich jüngsten Anteilen im Stirnhirn unendliche Mengen (die Schätzungen bewegen sich zwischen 100 Milliarden und 1000 Milliarden) von Nervenzellen entstanden. Aufgrund von genetischen Programmen bilden sie einen Überschuss von Optionen aus, sich miteinander zu vernetzen, was sich in einem Überangebot (circa ein Drittel zu viel) an Nervenfortsätzen und ihren Verschaltungen ausdrückt. Was aus diesen Verschaltungsoptionen tatsächlich zum Verschaltungsmuster wird, wird von den Reizen bestimmt, die das Kind angeboten bekommt. Das Muster, das sich als tragfähig herausstrukturiert, wird weitestgehend aufgrund der Nutzung gebildet. Die dann stattfindenden Aktivitäts- und Erregungsmuster im Gehirn tragen dazu bei, dass die Muster sich stabilisieren und genutzt werden können.

So wird ein Kind, dessen Erziehung durch starke gefühlsmäßige Zurückhaltung geprägt ist (»Gefühle zeigt man nicht«), möglicherweise ein ebensolches Verhalten im Sinne der Prägung widerspiegeln. Das, was durch diese frühen Erfahrungen in uns (ein-)»geprägt« wurde, ist nicht unveränderlich, hinterlässt aber erst mal einen so starken Eindruck, dass es die Funktionsweise (das Was und Wie) des Mind stark bestimmt. Man könnte also sagen, dass das Feld unseres Geistes starke Spuren der ersten Beackerungen zeigt; Spurrillen oder Furchen gleich, die seine Gestalt und Funktion deutlich prägen.

Die verschiedenen und vielfältigen Aktivitäten des Citta sind mal stärker und mal schwächer. Ist das Citta sehr aktiv, dann versuchen wir, viele (»tausend«) Dinge gleichzeitig zu bedenken und viele Handlungsstränge in unserer Wahrnehmung zu halten und zu verfolgen. Dieser mentale Zustand ist oft gekennzeichnet durch innere Unruhe, eine gewisse Hast und Flüchtigkeit. In ihm neigt der Mind dazu, von einem Gedanken zum nächsten zu springen, er ist zerstreut und oft auch vergesslich. Bei genauer Betrachtung wird deutlich, dass der Mind an Klarheit einbüßt, je mehr er gefordert ist. Dennoch ist es gerade dieser Zustand, in dem wir überhaupt bewusst die Existenz des Citta wahrnehmen.

Ist das Citta dagegen ruhig, so wird auf seinem Feld nur wenig gleichzeitig behandelt und bedacht. In der Folge wird die mentale Energie – das Bewusstsein – gesammelt und fokussiert und es schwingt nach und nach deutlich langsamer. Das bewirkt, dass der Mind genauer und klarer wird.

Wird das Citta/der Mind dagegen zu ruhig, so wird er schläfrig, dumpf und träge. Ist er erschöpft oder schläfrig, vermag er nichts mehr in der Wahrnehmung oder im Bewusstsein zu halten; das Wahrgenommene entgleitet dann so wie abends das Buch im Bett. In diesem Zustand verliert der Mind an Klarheit, denn Klarheit ist gekennzeichnet durch Wachheit, Bewusstheit und Präsenz.

Die meiste Zeit über ist das Citta abwechselnd unter dem Einfluss von starken Aktivitäten oder der daraus resultierenden Erschöpfung. Die Methoden des Yoga sollen helfen, seinen Zustand auszubalancieren, so dass es ruhig, klar und leer wird, aber gleichzeitig äußerst wach und präsent bleibt. Und sie wollen uns dabei helfen, herauszufinden, welche Ursachen all die Furchen und Rillen haben, die die Oberfläche des Citta zeichnen, damit wir beginnen können, sie zu nivellieren und zu glätten – so, wie man etwas von einer Tafel wischt.

DIE AKTIVITÄTEN DES GEISTES
(Citta Vritti)

Im alltäglichen Leben ist unser Geist fast ununterbrochen in Bewegung. Wir erfahren, dass wir ständig irgendetwas empfinden, denken, fühlen, erinnern, dass innere Bilder oder Melodien unseren mentalen Raum erfüllen, diesen Raum, der im Verlauf der Yogapraxis geordnet und dann zunehmend geleert werden soll. Patañjali beschrieb in seinem Yoga-Sutra nicht nur diese Aktivitäten, sondern hinterfragte sie gleichzeitig auf ihre Wertigkeit und Gültigkeit. Dieser kritische Ansatz gegenüber all dem, wozu unser Geist fähig ist, entspringt der Beobachtung, dass sehr viel von dem, was wir wahrnehmen (also: für wahr nehmen), was wir an Konzepten erschaffen oder erinnern, dazu beiträgt, dass wir Leid erfahren.

Der Sanskrit-Begriff *Vritti* stammt von der Wurzel *vrit* = »wählen, vorziehen«, ist aber auch zu übersetzen mit »sich drehen, bewegen«. »Vritti bedeutet daher die Form, die das Wählen im Bewusstsein nimmt, und der fluktuierende Strom des Bewusstseins«, heißt es bei Deshpande und Bäumer (Deshpande/Bäumer 1977: 23).

Bevor wir jedes der insgesamt fünf Vrittis einzeln genauer betrachten, scheint es uns hilfreich, sie im großen Zusammenhang der Hirnaktivitäten zu begreifen, denn dadurch wird sowohl die Auswahl der Vrittis unter allen Möglichkeiten des Wahrnehmens als auch ihre Beschreibung und Einschätzung verständlich. Deshpande und Bäumer führen aus: »Vritti ist eine Bewegung, die von der Neigung des Menschen, zu wählen und zu entscheiden, in Gang gesetzt wird. Wählen setzt Freiheit voraus. Aber ein Wählen, das sich mit dem Gewählten identifiziert, stellt eine Begrenzung der Freiheit dar, in der sie zu einer Tätigkeit wird, die von vergangenen Eindrücken des Gemüts oder der Gehirnzellen ausgelöst wird. Echte und sinnvolle Freiheit darf aber nie von der Vergangenheit bestimmt werden. Vritti ist aber eine Tätigkeit, die in den festen Bahnen der Gewohnheit und Konvention abläuft und die daher der Vergangenheit verhaftet ist« (ebd.: 24).

Um wählen zu können, müssen wir werten können, und genau das tut das Gehirn in jedem Moment. Jeder Reiz wird nicht nur begutachtet, ob er es überhaupt wert ist, weitere Beachtung zu bekommen, sondern er wird auch sofort daraufhin geprüft, ob er angenehm/sympathisch oder unangenehm/unsympathisch ist. Entsprechend dieser Beurteilung bekommt er dann gewissermaßen noch eine Priorität zugewiesen, da im Alltag fast immer mehr Eindrücke und nachfolgende Reflexion zur Bearbeitung anstehen, als erledigt werden können. Schließlich können wir nicht zwei Sachen gleichzeitig denken, sondern immer nur einen Gedanken(fetzen) dem anderen folgen lassen. Die Wahrnehmung springt dabei in der Regel zwischen den verschiedenen Gedankensträngen, Gefühlen, Assoziationen und Erinnerungen hin und her, und zwar umso schneller und hektischer, desto höher das Angebot an Reizen ist. Osho, der, wie Patañjali, unseren Geist mit größter Genauigkeit zu beobachten liebte, verglich ihn gerne mit einer Autobahn zur Stoßzeit, auf der die unterschiedlichen Vrittis sich drängeln und schieben. Ständig versucht ein Gedanke den anderen zu überholen, ein Reiz den anderen zu verdrängen. Jede einzelne geistige Regung ist dabei bemüht, den ganzen Raum des Mind für sich zu beanspruchen und unsere Wahrnehmung oder unsere Überlegungen oder unsere Gefühle in eine bestimmte Richtung zu lenken.

Schauen wir uns nun die fünf Aktivitäten unseres Citta im Einzelnen an. Es sind: richtige Wahrnehmung, falsche Wahrnehmung (Irrtum), Vorstellung bzw. Denken in Konzepten, Schlaf und Erinnerung.

Vritti Pramana: die richtige Wahrnehmung

Es heißt bei Patañjali, dass das richtige Wahrnehmen (Desikachar) bzw. das gültige Wissen (Deshpande/Bäumer: 1977) auf direkter Wahrnehmung, auf Schlussfolgerung oder auf der Überlieferung (d. h. der Autorität der heiligen Schriften) gründet.

Unter normalen Umständen treffen Menschen in ihren Gemeinschaften untereinander Vereinbarungen, was sie als gültiges Wissen oder richtige Wahrnehmung (also für wahr) erachten. So galt über viele Jahrhunderte hinweg das Weltbild der Bibel in der christlichen Welt als richtig und gültig. Jede Art, es zu hinterfragen, stieß auf erbitterten Widerstand, auch dann noch, als naturwissenschaftliche Beobachtungen es klar zu widerlegen begannen. Die Übereinkunft, das Weltbild der Bibel als alleingültig zu erachten, brachte ganz eindeutige Gesetzmäßigkeiten und Hierarchien mit sich und sorgte dadurch für Sicherheit, denn jeder wusste damit, wohin er gehörte, was seine Pflichten und Rechte waren und was auf der Welt gut und was böse war.

Viele Beispiele ließen sich anführen, um schlussendlich die Fragwürdigkeit eines Anspruchs auf richtige Wahrnehmung oder gültiges Wissen zu verdeutlichen. Dabei ist das gar nicht nötig, wenn man sich daran erinnert, wie der Begriff Vritti definiert worden ist: Eine Vritti ist das, was wir auf der Grundlage der Prägungen des Citta wählen oder vorziehen. Damit wird klar, dass es ein objektives Wahrnehmen gar nicht geben kann. Unser Gehirn ist ganz schlicht nicht so beschaffen, dass es etwas *an sich* wahrnehmen kann. Deshalb macht es auch Sinn, dass im nächsten Wort dieses Yoga-Sutra – *Nirodha* – gefordert wird, dass auch die richtige Wahrnehmung aufgehalten, verlangsamt und schließlich angehalten werden soll.

Jede Form der Wahrnehmung, vor allem aber die, die – da als richtig und gültig angesehen – nicht hinterfragt wird, hinterlässt deutliche Spuren im neuronalen Netzwerk des Gehirns. Jeder äußere oder innere Reiz, der aufgrund dieser Prägungen als »richtig«

identifiziert wird, wirkt im Sinne einer Bestätigung und verstärkt diese neuronale Verschaltung. Hüther nennt das, was dann entsteht, gerne eine »neuronale Autobahn«*, also eine zutiefst eingefahrene Spur, die kaum noch oder sogar keine Nebenwege mehr zulässt.

Um wieder zu einer spontanen oder sogar einer »reinen« Wahrnehmung zu gelangen, müssen alle eingeübten, immer wieder bestätigten und zunehmend verstärkten Reaktionen auf das Wahrgenommene stillgelegt werden.

Im Yoga trainieren wir, uns bewusst von all dem zurückzuziehen, was automatisch im Moment des äußeren oder inneren Sinnesreizes vor sich geht. Ich (A. T.) übe zum Beispiel ein, wenn ich einem Menschen das erste Mal begegne, ihn nicht sofort als angenehm bzw. unangenehm zu bewerten oder mit jemandem zu vergleichen, an den er mich erinnert.

Diese beiden Möglichkeiten des Einschätzens sind grundsätzlich richtige und sinnvolle Funktionen des Gehirns, die uns schnelles Wahrnehmen und ein sicheres Einschätzen des Wahrgenommenen ermöglichen. Beide Funktionen helfen uns auf einer in der Regel völlig unbewussten Ebene, sofort zu entscheiden, ob wir bleiben und uns vielleicht sogar diesem Menschen zuwenden oder ob wir uns abwenden und eventuell sogar schnellstens die Flucht ergreifen. Es geht also nicht darum, sich völlig und immer von der Vorstellung zu trennen, dass es eine »richtige« Wahrnehmung geben könnte; immerhin verbessert das richtige Wählen eindeutig unsere Überlebenschancen und ermöglicht uns unproblematische Beziehungen in der Gemeinschaft. Vielmehr geht es im Yoga wie im Leben darum, zu wissen, wie das Gehirn funktioniert – nämlich bei jeder Wahrnehmung zu wählen und zu werten –, und dann entscheiden zu können, ob wir uns auf diesen Automatismus verlassen, weil es günstig ist oder ob wir diesen ersten Eindruck besser zu löschen oder wenigstens zu neutralisieren versuchen, um das,

---

* Handschriftliche Notiz aus einer seiner Vorlesungen; A.T.

was unser Ich wahrnimmt, so betrachten zu können, als wüssten wir nichts darüber. Wenn diese Art der Achtsamkeit immer wieder eingeübt wird, kann unsere Wahrnehmung tatsächlich reiner und unvoreingenommener werden. Dann können wir lernen, die Sinne etwas als Reiz wahrnehmen zu lassen, ohne gezwungen zu sein, zu dem Wahrgenommenen sofort eine Meinung zu bilden.

Pramana – die richtige Wahrnehmung – kann dann bedeuten, dass eines Tages so etwas möglich wird wie die reine Schau: frei von all den Prägungen der Vergangenheit und gegründet auf einem Geist, der sich befreien konnte aus dem Gefängnis von Neigungen und Abneigungen, also einem Geist, der nicht wählt und der das, was er wahrnimmt, lediglich zur Kenntnis nimmt, ohne wieder neue Spuren im Gehirn zu hinterlassen.

Vritti Viparyaya: die falsche Wahrnehmung

Viparyaya wird neben »falscher Wahrnehmung« auch mit »Verblendung« oder »Irrtum« übersetzt. Aus Viparyaya entsteht falsches Wissen. Meist entsteht diese falsche Wahrnehmung, dieser Irrtum absichtslos und weitgehend unbewusst, zum Beispiel dadurch, dass wir uns nicht die Mühe machen bzw. die Zeit nehmen, genauer hinzuschauen, und uns trotz eines nur oberflächlichen und vielleicht sogar flüchtigen Eindrucks eine Meinung bilden.

Ich (A. T.) wage zu behaupten, dass fast alle Aussagen, die mit »Du bist …«, »Es ist …« beginnen, im Grunde genommen falsche Aussagen sind. Sie resultieren aus unseren Erfahrungen, unseren Konditionierungen und Erwartungen und sind so gesehen reine Projektionen. Mit dem Objekt, der Person oder dem Sachverhalt haben sie häufig nur äußerst wenig zu tun und sagen also mehr über den aus, der die Aussage tätigt, als über das, worüber diese Person meint, etwas zu wissen.

Desikachar vertritt die Ansicht, dass »falsche Wahrnehmung die Aktivität in unserem Geist ist, die unser Leben am meisten bestimmt« (Desikachar 1997: 26). Viparyaya ist eine Erkenntnis, die dem Wesen der Sache nicht entspricht. Daraus, dass wir meinen, etwas zu wissen, was wir gar nicht wissen oder wissen können, entsteht Verblendung.

Ein gutes Beispiel aus dem täglichen Leben ist unsere Aussage, jemanden zu kennen. Wenn wir ihr auch nur andeutungsweise auf den Grund gehen, können wir zu keinem anderen Schluss gelangen, als dass es sich bei dieser Behauptung um einen Irrtum handelt. Wir werden feststellen, dass wir noch nicht mal uns selbst kennen, denn ein großer Teil unseres Seins spielt sich auf einer Ebene ab, über die wir keinerlei Bewusstheit haben. Wir brauchen nur daran zu denken, wie in unserem Gehirn eine Meinung entsteht: Wer weiß schon, auf der Grundlage welcher Funktionen und Regelkreisläufe sie sich herauskristallisiert? Und trotzdem glauben wir, jemand zu kennen! Wir machen Aussagen über diese Person und bilden uns Meinungen. Diese hinterfragen wir in der Regel nicht mehr, sondern gehen stillschweigend – eben unbewusst – davon aus, dass die Person genau so ist, wie wir annehmen, dass sie sei.

Häufig verfallen wir sogar der irrtümlichen Vorstellung, nicht wahrnehmen zu wollen, wenn sich jemand verändert. Das Wesen einer Person wird also vollständig verdeckt von all dem, was wir über sie zu wissen glauben und was wir an Ansichten über sie gewonnen haben. Folglich haben wir dann auch ausschließlich Kontakt mit dem, was unseren Vorstellungen und Meinungen entspricht. Alles andere blenden wir schlicht aus unserer Wahrnehmung aus, da es nicht ins Bild zu passen scheint.

Dasselbe geschieht in den Wissenschaften. Forscher entdecken in der Regel vor allem das, was sie suchen und was in das Bild passt, das sie sich von einem Sachverhalt machen. Daraus entstehen im Laufe der Zeit Irrtümer aller Art, die – da der Geist in der Verblendung verharrt – oft mit Vehemenz verteidigt werden.

Falsche Wahrnehmungen entstehen auch, weil das menschliche Gehirn eine Neigung hat, Sinneseindrücke zu ergänzen und zu verbessern. Bevor unsere Computer mit Rechtschreibprogrammen ausgestattet waren, die fragwürdige Schreibweisen unterstreichen, waren wir nie davor gefeit, Druckfehler jeder Art zu übersehen, denn unser Gehirn hat veranlasst, dass beim Korrekturlesen der Eindruck entstand, als sei alles okay. Man liest es sich richtig, ergänzt fehlende Buchstaben oder Wörter – und merkt es noch nicht mal! Ähnliches geschieht beim Sehen.

In dieselbe Kategorie fällt das Phänomen, dass der Mensch ein großes Bedürfnis verspürt, Erscheinungen einen Sinn bzw. eine Bedeutung zu verleihen. Schon klassisch ist das Beispiel, dass jemand, der Schlangen fürchtet, mit hoher Wahrscheinlichkeit eines Nachts in einem harmlosen Ast oder einem Seil eine Schlange zu erkennen meint. Die Neigung, das Wahrgenommene sinnhaft zu interpretieren, zeigt sich in Vorformen bereits in dem magischen Bewusstsein unserer Vorfahren. Sie, die weitgehend schutzlos in freier Natur lebten, fühlten sich sicherer, wenn sie Wald, Meer, Höhlen usw. als bewohnt von guten und schlechten Geistern und anderen Kräften erachteten. So können wir verstehen, dass – obwohl Geister und Dämonen nicht zum Inventar unseres blauen Planeten gehören – sie doch über Jahrtausende hinweg in den Köpfen der Menschen wohnten. Sie führten dort eine äußerst reale Existenz (wie übrigens auch Teufel, Engel usw.), jedenfalls real genug, um aufwendige Beschwörungs- und Beschwichtigungsrituale notwendig zu machen. Auch wir heute sind davon nicht frei. Man denke nur daran, wie stark Aberglaube auf einer unbewussten Ebene unser Empfinden und Handeln zu bestimmen vermag.

Schließlich müssen wir noch berücksichtigen, dass die Interpretation unserer Wahrnehmung schon dadurch falsch ist, weil unsere menschlichen Sinne so begrenzt sind. Gemessen an einem Hund ist unser Geruchssinn kläglich, gemessen an einer Katze sind wir fast taub. Ohne spezielles Training ist unser Geschmackssinn undifferenziert und nicht in der Lage, Nuancen herauszuschmecken und damit das Wesen des Geschmeckten zu erkennen. Trotz Sehhilfen aller Art ist unser Sehsinn eher bescheiden, sowohl was das

Spektrum der Farben angeht, als auch die Nachtsicht oder das Gesichtsfeld. Selbst wenn es dem Überleben dient – wie zum Beispiel zu spüren, ob die Erde tief im Inneren zu beben beginnt (was zur Grundausstattung im Sinnesapparat einer jeden Schlange gehört) –, sind wir völlig unterentwickelt. Wir spüren ja sogar kaum, was sich in unserem Inneren abspielt, so dass die meisten von uns starke Reize brauchen, um zu begreifen, dass mit dem eigenen Körper etwas nicht in Ordnung ist. Alles, was wir über uns und die Welt zu wissen meinen, basiert also auf dieser eingeschränkten sinnlichen Wahrnehmung. »Was wir nicht hören, nicht sehen, nicht fühlen, nicht schmecken und nicht ertasten können, das nehmen wir nicht wahr und es kommt in unserer Welt auch nicht vor«, bemerkt Precht treffend in seinem Bestseller »Wer bin ich? Und wenn ja, wie viele?« (Precht 2007: 27 f.). Die Indianer der karibischen Inseln, die noch nie ein so großes Segelschiff gesehen hatten, äußerten später, sie hätten große, seltsam geformte Wolken am Horizont wahrgenommen. Mit einer solchen (falschen) Wahrnehmung wusste ihr Gehirn etwas anzufangen; was Segelschiff jedoch bedeutete, war nicht in ihrem Gehirn verdrahtet, und so traf der Sinnesreiz auf kein Echo des (Wieder-)Erkennens.

Patañjalis Hinweis auf die Bedingtheit und Eingeschränktheit all unserer Wahrnehmungen kann uns helfen, bescheidener zu werden und anzuerkennen, dass wir uns mit unseren Aussagen über uns selbst und alles, was die Welt ausmacht, immer auf dünnem Eis bewegen. Wir werden sehen, dass es noch viel dünner und brüchiger ist, wenn es um die Vritti Vorstellung geht.

Vritti Vikalpa: die Vorstellung – das Denken in Konzepten

Während bei richtiger oder falscher Wahrnehmung zumindest irgendetwas vorhanden ist, was wahrgenommen werden kann, fehlt bei *Vikalpa* – der Vorstellung, der Imagination, dem Konzept –

selbst das. Hier geht es um die Reaktion unseres Gehirns auf innere Bilder, Symbole oder Worte.

Schauen wir uns erst mal an, was Worte in uns auslösen. In gesellschaftlicher Übereinstimmung geben wir bestimmten Lautabfolgen – die wir »Wort« , »word«, »mot«, »palabra« usw. nennen – Bedeutungen. Dieses Wort steht dann symbolisch oder stellvertretend für das, was es bezeichnen soll. »Die Macht, die das Wort auf den menschlichen Geist ausübt, ist so groß und so tief in der Psyche verwurzelt, dass der Mensch zu glauben geneigt ist, das Wort sei die Quelle objektiver Erkenntnis«, bemerkten Deshpande und Bäumer treffend in ihrer Übersetzung des Yoga-Sutra (Deshpande/Bäumer 1977: 31). »Verwurzelung in der Psyche« meint, dass im Gehirn eine bestimmte neuronale Verschaltung entstanden ist, die in Beziehung mit dem limbischen System, in dem wir Erfahrungen in Verbindung mit Gefühlen gespeichert haben, bewirkt, dass bei einer Aktivierung durch das Denken, Hören oder Aussprechen dieses Wortes bestimmte Neurotransmitter freigesetzt werden. Diese komplexe Reaktion hat zur Folge, dass in der Regel im gesamten Körper ein vielfältig verwobenes Assoziationspaket geschnürt wird, auf das wir dann ganzkörperlich antworten, also auf der Ebene von Muskeln, Organen, Blutkreislauf, Atmung, Verdauung, Nervensystem und Hormonausschüttung.

Ein Beispiel soll das deutlich machen. Stellen wir uns vor, ich (A. T.) gebe in einer Gruppe das Wort Hund in den Raum. Weit und breit ist kein Hund anwesend, trotzdem wird schnell sichtbar, dass es in dieser Gruppe Menschen gibt, die sofort an etwas Angenehmes denken (sie lächeln, bekommen strahlende Augen usw.) und andere, die nur aufgrund der Lautfolge »Hund« unangenehm berührt sind (sie spannen die Muskulatur an, verengen die Augen usw.). Auf Nachfrage stellt sich heraus, dass es ebenso viele Konzepte zu Hund im Raum gibt, wie Menschen anwesend sind. Es scheint, dass ein Wort wie Hund jeden Menschen (der schon einmal in irgendeiner Weise einem Hund begegnet ist) in seinen eigenen Film schickt. Während die einen im Geiste Stöckchen werfen, ans Kuscheln und Schmusen denken und ihr Herz ihnen die Empfindung bedingungsloser Liebe (auch so ein Konzept!) suggeriert, denken die anderen an mit »Tretminen« verunreinigte Straßen und Parks, an Kampfhunde, keifende Hundebesitzer, Bisse und Ähnliches mehr. Wohlgemerkt: Es ist kein Hund im Raum. Allein das Wort – und damit das Konzept von Hund – ist emotional so aufgeladen, dass es ganze Kaskaden von Wirkungen im Körper nach sich zieht. Und meiner Erfahrung nach gibt es eigentlich niemanden, den das Wort Hund einfach nur kaltlässt.

Dass Menschen überhaupt derart auf Worte reagieren können, dass sie sich beleidigt, angegriffen, gekränkt oder sogar verletzt fühlen können, ist nur auf der Grundlage der Konzepte zu verstehen, die wir mit den Worten verbinden – und mit denen wir uns dann identifizieren.

Einzelne Menschen wie ganze Völker zeigen und zeigten immer wieder die Neigung, über lange Zeiträume getroffen, gekränkt und verletzt zu bleiben, weil sie unter bestimmten Bedingungen mit Worten bedacht wurden, die ihnen gute oder unangenehme Eigenschaften zusprechen – zum Beispiel »die Amis«, »die Krauts«, »les boches« (die Schweine = Bezeichnung der Franzosen für die Deutschen in den Weltkriegen) usw. Jedes dieser Worte ist ein Konzept, das vollgepackt ist mit Klischees (einer Sonderform der Konzepte) und durchdrungen von Empfindungen und Gefühlen, die, kaum dass das Wort benutzt wird, aktiviert werden.

Eigentlich jedoch sind Worte und die dahinterstehenden Konzepte etwas sehr Nützliches für die Kommunikation in menschlichen Gesellschaften. Wenn wir verstehen lernen, was sie in uns und anderen auslösen können, werden wir achtsamer und behutsamer mit ihnen umgehen. Wir können mit den Mitteln des Yoga sogar trainieren, Worte als das zu verstehen, was sie eigentlich sind: Schallwellen! Es ist einzig unser Gehirn mit seinen vielfältigen Reaktionen und Assoziationen, das diesen Schallwellen eine Bedeutung gibt, auf die wir entweder »anspringen« oder die wir gelassen zur Kenntnis nehmen.

Gerald Hüther berichtet aus seiner Erfahrung: »Bei meiner Suche für die vielen Probleme, die das Zusammenleben von Menschen so schwermachen, bin ich immer wieder darauf gestoßen, dass das, was nicht so recht zusammenpasst, nicht die Menschen sind, sondern die zum Teil recht unterschiedlichen, oft sogar widersprüchlichen und gänzlich unvereinbaren Vorstellungen und Überzeugungen, die sie im Kopf haben« (Hüther 2006: 15). Auch die eigene Lebenserfahrung kann bezeugen, dass es unsere einengenden inneren Bilder und Vorstellungen sind, die immer wieder das Gefühl einer leidvollen Enge in uns entstehen lassen – und viel weniger äußere Bedingungen.

Vikalpa ist zudem die Vritti, die die Fähigkeit des menschlichen Gehirns beschreibt, sich etwas vorzustellen und einzubilden (und zwar im wahrsten Sinne des Wortes = »sich ein inneres Bild von etwas machen«). Auch das ist eine wundervolle Fähigkeit, allerdings nur dann, wenn wir uns bewusst machen, dass sie zunächst keinerlei Realität in sich birgt. So bleiben die meisten unserer Vorstellungen nichts als flüchtige innere Bilder, die sich so schnell auflösen, wie sie gekommen sind. Wenn wir jedoch beginnen, sie mit Bedeutung – also mit Gefühlen – aufzuladen, werden sie Spuren im Gehirn hinterlassen. Um das Beispiel von vorhin mit dem Hund noch einmal zu bemühen: Wenn meine Vorstellung von Hund Gefühle in mir auslöst, wird sie von Mal zu Mal deutlichere Prägungen erschaffen, und zwar weil das neuronale Netz immer mehr Assoziationen dazu einfängt und speichert. Irgendwann ist dann die Prägung so »einprägsam« geworden, dass eben schon die bloße innere Vorstellung von einem Hund meine Gestimmtheit und dadurch mein Verhalten beeinflussen kann. Das bedeutet, dass eine solche Einbildung Macht über mich bekommen kann. Die Lebenserfahrung lehrt uns, dass diese Verlagerung von Macht hin zu den vielfältigsten Einbildungen so normal und so verbreitet ist, dass beispielsweise große, bedeutende Wirtschaftszweige wie Werbung oder Mode und Kosmetikindustrie ganz auf ihr aufzubauen vermögen.

41

Wir sind also gut beraten, auch diese Vritti von Zeit zu Zeit nicht nur zu hinterfragen, sondern daran zu arbeiten, den Konzepten, Vorstellungen, inneren Bildern, Träumen und Plänen nur so viel Macht zu lassen, dass sie uns inspirieren und nicht an ihrem Gängelband führen.

Innere Bilder und das Konzept von Bhavana im Yoga

Während der Begriff *Vikalpa* die Gesamtheit aller inneren Vorstellungen, Konzepte und Glaubenssätze umfasst, sind unsere inneren Bilder ein Spezialfall dieser verinnerlichten, handlungsleitenden Muster. Diese inneren Bilder beziehen sich nicht nur auf unseren Sehsinn, sondern gleichermaßen auf alle unsere Sinne. Am Anfang unseres Lebens werden wir im wahrsten Sinne des Wortes ge-bild-et und erfahren Bild-ung. Durch Erziehung werden wir »ins Bild gesetzt«, um dann zunehmend darüber »im Bild zu sein«, wie es sich mit diesem oder jenem verhält. Auf der Grundlage dieser frühen Prägungen entwickeln wir zunehmend unsere eigenen inneren Bilder, die wir im *Citta* (in unserem Mind) einlagern. Alles, was wir über unsere Sinne aufnehmen, wird dann später – ein Leben lang – mit diesen »Ein-Bildungen« abgeglichen, bewertet und eingeordnet. Solange das, was wir über die Sinne wahrnehmen, sich mit dem weitgehend deckt, was wir als Seh-, Hör-, Tast-, Riech- oder Schmeckbild gespeichert haben, dringt davon nur wenig in unser Bewusstsein. Wenn aber etwas nicht ganz dem Bild entspricht, das wir uns gemacht haben, wenn sich etwas nicht ge-hört, wenn etwas sich ungewohnt anfühlt oder auch nur nicht nach unserem Geschmack ist – kurz: wenn etwas nicht so recht ins Bild passen will –, dann finden wir das merk-würdig. Dadurch gewinnt dieser Sinneseindruck an Wichtigkeit und wir nehmen ihn überhaupt erst zur Kenntnis. Das bedeutet, dass wir ganz viel von dem, was sich um uns herum abspielt, normalerweise gar nicht wahrnehmen, weil es in so weitgehender Übereinstimmung mit unseren inneren Bildern geschieht, dass wir dem keine Wichtigkeit beimessen und es dadurch, wie es richtig heißt, einfach nicht zur Kenntnis nehmen.

Innere Bilder haben Macht über uns

Die Kollektion innerer Bilder, die wir im Laufe des Lebens angesammelt haben, ist uns in der Regel nicht präsent. Jedes Bild, das
wir uns einmal gemacht haben, wird im Gehirn zu einem handlungsleitenden Muster, das uns oft unbewusst beeinflusst, und
zwar deshalb, weil wir es nicht hinterfragen müssen, solange das,
was wir wahrnehmen und erfahren, ins Bild passt. Selbst wenn unsere Lebenserfahrung uns zwingt, ein inneres Bild zu überarbei-
ten – es also mit neuen Erfahrungen zu übermalen –, ist unsere
Wahrnehmung eher auf den Inhalt ausgerichtet als darauf, dass wir
es mit etwas zu tun haben, das wir selber gestalten könnten. Und
wir sind uns auch nicht bewusst, dass wir Einfluss darauf nehmen
können, mit welchen Bildern wir uns beschäftigen wollen, so dass
sie unser Verhalten und unsere Handlungen leiten dürfen.

Wenn etwas, das uns nicht bewusst ist, unser Verhalten bestimmen oder unsere Handlungen leiten darf, dann geben wir einen Teil
unserer Macht und Autonomie aus der Hand. Gerald Hüther nennt
deshalb eines seiner Bücher »Die Macht der inneren Bilder«. Wenn
unbewusst, können diese Bilder die Macht haben, unseren Horizont einzuengen und unsere Stimmung zu trüben; ja sie können
sogar so übermächtig oder starr werden, dass unser Denken, Fühlen
und Handeln nur noch eingefahrenen und schließlich immer wieder sich selbst bestätigenden Mustern folgt. Das gilt auch für einen
Menschen mit Angststörungen, dessen Geist ihm ständig unangenehme Szenarien vorspielt, wenn er sich bestimmte – ihm Angst
einflößende – Situationen vorstellt. Und es gilt gleichermaßen für
einen Menschen, der mit einem bestimmten Verhalten (mal) Erfolg
hatte und es nun wieder und wieder wiederholt, bis das Lebendige
als das sich den Anforderungen des Lebens flüssig Anpassende unter der Macht eines solchen Bildes verkümmert und gestorben ist.

Die meisten unserer inneren Bilder scheinen dazu zu dienen, den
Status quo unseres Seins, unseres Charakters und unseres Weltbil-
des aufrechtzuerhalten. Diese Tendenz der Erstarrung haben die
Meister des Yoga wohl klar erkannt, so dass sie begannen, uns Mit-

tel der »Bildbearbeitung« zu überliefern. Da innere Bilder »unser Sein bestimmen« (Hüther) und »unser Werden lenken« (Hüther), ist es von größter Bedeutung, dass sie zum einen lebendig bleiben und dass sie helfen, unseren Geist zu öffnen und zu erweitern.

Diese Funktion erfüllen im Yoga die *Bhavanas*. Das sind positiv aufgeladene Vorstellungen, meditative Visualisierungen, die immer so ausgewählt werden, dass sie sinnstiftend und einheitsfördernd wirksam werden können. Sriram nennt sie »die überzeugte, einheitsfördernde innere Einstellung« und er meint damit, dass der menschliche Geist in sich das Potential trägt, sich über alles, was ihn klein, eng und starr macht, hinwegzusetzen und durch das beharrliche Sich-Ausrichten auf etwas, das größer, weiter und lebendiger ist, sich schließlich ebendiese Qualitäten zu eigen zu machen, ja sie dann – nachdem das Gehirn sie wieder und wieder eingeübt hat – tatsächlich zu verkörpern. In dem Wort Bhavana steckt zudem eine starke emotionale Komponente, die Sriram mit den Adjektiven »überzeugt«, »intensiv« und im weiteren Sinn auch mit »konstant« kennzeichnet (Sriram, 2006: Glossar des Yoga-Sutra).

Bhavana – das positive innere Bild, die sinnstiftende Vorstellung – hilft, dass unser Geist eine andere innere Ausrichtung bekommt, und zwar eine, die bewirkt, dass wir uns von dem, was Leid erschafft, abwenden und uns unserem Potential und unseren inneren Ressourcen zuwenden. Das Wort Leid wird im Sanskrit mit *Duhkha* bezeichnet, dessen wörtliche Übersetzung einen engen, dunklen *(du)* Raum *(kha)* bezeichnet und damit die leidvolle Enge andeutet, die entsteht, wenn unser Geist in Probleme verwickelt ist. Duhkha beschreibt auch den Zustand, in dem wir uns befinden, wenn Hindernisse *(Antarayas)* in uns Wurzeln schlagen und die störenden Kräfte *(Kleshas)*, die uns beschweren und belasten, an Einfluss gewinnen. Ein wirksames Bhavana wäre zum Beispiel die Vorstellung, eine Möglichkeit zu finden, diesen dunklen Raum zu erleuchten – entweder indem man sich selber hilft, ruhig zu werden, damit man wieder klar denken kann, oder indem man sich Rat und Unterstützung sucht und sich daran orientiert, wie andere Menschen ähnliche Probleme gemeistert haben.

Hilfreich kann es auch sein, sich klarzumachen, dass man ja irgendwie in diesen engen, dunklen Raum hineingekommen ist. Folglich muss es eine Tür oder Ähnliches geben, durch die man ihn wieder verlassen kann. Diesen Ausgang entdeckt man mit großer Wahrscheinlichkeit, wenn man sich bewusst umwendet – womit man den engen Raum des Leids hinter sich lässt – und dann aus dem Raum hinausgeht; vielleicht nicht gleich mit einem Riesenschritt, denn selbst ein dunkler und enger Raum kann ein Gefühl von Sicherheit vermitteln, aber doch stetig, im eigenen Tempo, so dass Zutrauen und Zuversicht zu wachsen vermögen, Leid tatsächlich hinter sich lassen zu können.

Ein weiteres kraftvolles Bhavana, das das Yoga-Sutra 1.36 uns vorschlägt, ist, sich »dem Licht in unserem Herzen zuzuwenden, das von Leid unberührt ist« (Desikachar, 1997: 44). Dazu kommentiert Desikachar: »Unser Blick wird weiter und offener werden, und wir werden Erleichterung für unseren unruhigen Geist finden, wenn wir uns auf Dinge ausrichten, die größer sind als unser individuelles Ich« (ebd.).

Grundsätzlich kann man sagen, dass sich eine Veränderung in unserem Gemütszustand und unserem Befinden einstellen wird, wenn wir jedes Mal, wenn uns ein negativ aufgeladenes inneres Bild bedrängt, ihm ausdrücklich unsere Aufmerksamkeit entziehen, indem wir es kühl und sachlich als das zu benennen lernen, als das wir es wahrnehmen, zum Beispiel: »Ach ja, das ist ja wieder einmal mein altbekanntes Minderwertigkeitsgefühl! Hallo!« Dadurch werden wir allmählich unsere Emotionen von dem Bild abkoppeln können. Dermaßen wenig(er) beachtet, wird es allmählich verblassen und an Wirksamkeit verlieren. Gleichzeitig können wir lernen, gewissermaßen die Leitungsbahn (das neuronale Netzwerk), das diese negative Vorstellung und Einstellung ausdrückte, durch die Inhalte eines positiven Bildes und einer ressourcenorientierten Einstellung zu überschreiben: »In mir lebt ein Licht, das von Leid unberührt ist und das durch mich hindurch strahlen möchte!«

Die Qualitäten der Konstanz, der Intensität und vor allem die Kraft unserer inneren Überzeugung sind es, die bewirken, dass eine neue »Orientierung stiftende Matrix für die Zuordnung und Einordnung all der vielen (…) inneren Bilder, die das Gehirn ständig aus alten Erinnerungen und neuen Wahrnehmungen hervorbringt« (Hüther 2006: 39) geschaffen wird. Eines Tages dann ist das neuerschaffene neuronale Netzwerk stabil genug, um in alltäglichen und vor allem auch in stressgeladenen Situationen die Oberhand zu behalten und uns zu helfen, unser Denken, Fühlen und Handeln so zu organisieren, dass uns daraus kein neues Leid erwächst. Oder wie es bei Desikachar in seiner Übertragung des Yoga-Sutra 1.32 heißt: »Hindernisse können dann keine Wurzeln in uns schlagen, wenn ein Mensch einen geeigneten Weg gefunden hat, Stabilität in seinem Geist zu entwickeln, und wenn er an diesem Weg festhält und sich bemüht, ihn zu gehen« (Desikachar, 1997: 43).

Wichtig erscheint uns noch zu betonen, dass es bei dem »Werkzeug« Bhavana nicht einfach nur darum geht, positiv zu denken. Die Technik des Positivdenkens ist in letzter Zeit zunehmend in Verruf geraten, da sie zum einen die Gefahr beinhalten kann, Menschen, die sie anwenden, realitätsfremd werden zu lassen. Das andere, was gegen diese Technik spricht, ist, dass unser Gehirn sehr genau zu unterscheiden vermag, ob es sein Denken so umlenkt und seine Sichtweise so verändert, dass Ressourcen und Chancen sichtbar werden, oder ob es das Erfahrene undifferenziert – und letztlich schon wieder einem bestimmten Konzept folgend – einfach nur umdeutet. Für unseren Verstand verhält sich ein solches Vorgehen so, als würden wir uns entschließen, alles durch eine rosa Brille zu betrachten, wohl wissend, dass in Wirklichkeit gar nicht alles so rosarot ist, wie ich es nun zu sehen meine.

Vritti Nidra: der Schlaf

Schlaf oder Schlummer ist der Bewusstseinszustand, in dem wir uns unseres Selbst nicht bewusst sind. Indem wir in den Schlaf sinken, gleiten dem aktiven, wählenden Geist zunehmend die Zügel aus der Hand. Es wirken fast keine neuen Reize auf die Sinne ein, und man könnte denken, dass unser Gehirn, besonders in den Tiefschlafphasen, so weit abgeschaltet sei, dass es nur noch gerade eben die lebenswichtigen Funktionen in unserem Körper aufrechterhält.

Tatsächlich jedoch ist das Gehirn gerade während des Schlafs ziemlich aktiv – nur eben anders als im Wachbewusstsein. In den Phasen des Schlafs wird alles noch mal einer besonderen Prüfung unterzogen, was am vergangenen Tag für uns bedeutungsvoll war, also alles das, was wir erfahren, erlebt, gedacht und gefühlt haben, was es überhaupt auf die begrenzte kleine Bühne geschafft hat, auf der wir etwas bewusst wahrnehmen und Empfindungen, Gefühle und Meinungen dazu entwickeln. Die Schlafforschung konnte in den letzten Jahren nachweisen, dass wir alles, an das wir uns erinnern, im Schlaf abspeichern bzw. dass wir ziemlich vergesslich werden, wenn wir aus irgendeinem Grund nicht ausreichend und regelmäßig genug schlafen können.

In den Tiefschlafphasen »werden vor allem die während des Tages neu gelernten Inhalte verstärkt, ein sehr aktiver Vorgang, in dem das Gelernte reaktiviert und neu organisiert wird« (Herschkowitz: 2008: 69). In den Traumphasen werden eher neugelernte Bewegungsabläufe gespeichert (vielleicht der Grund, warum wir dann manchmal so intensiv zucken).

Jedes Erinnern und Lernen erfolgt, indem entsprechende Schaltkreise gebildet und gefestigt werden, wobei strukturelle Änderungen in den Nervenzellen geschehen und sich neue Synapsen bilden bzw. die schon bestehenden neuronalen Netzwerke gefestigt werden. Man könnte also sagen, dass jede Nacht unser Gehirn umgebaut und an das Neue angepasst wird, indem die neuen Inhalte in

47

die bereits bestehenden (also in das *Citta*) eingefügt werden. Daran ist ein großer Teil des Gehirns beteiligt, nämlich die motorischen, sensorischen, limbischen und assoziativen Areale (während die Aktivität im Stirn- und Scheitelhirn stark vermindert ist). Das Erlernte wird dadurch als Erinnerung konsolidiert, so dass wir bei Bedarf oder entsprechendem Sinnesreiz im Wachbewusstsein darauf zurückgreifen können. Und tatsächlich wachen wir dann mit einem neuen Gehirn auf! Es ist rekalibriert, hat also ein Update bekommen und arbeitet mit leicht veränderter Software weiter.

Wenn wir uns bewusst machen, wie intensiv und tiefgreifend diese Umbau- und Anpassungsprozesse des Gehirns sind, während der Körper schläft, dann wird klar, warum der Zustand des Tiefschlafs als *Vritti* anerkannt werden muss. Dazu kommt noch all das, was wir in den Traumphasen erleben. Wenn wir träumen, scheinen die meisten unserer Sinne hellwach zu sein, und tatsächlich sind dann Stammhirn, Sehzentrum und limbisches System (der Bereich, der unser Gefühlsempfinden hervorbringt) ganz besonders aktiv. Das erklärt, warum wir so emotional auf unser Traumgeschehen reagieren können, also warum ein Alptraum uns Schrecken einzujagen und ein angenehmer Traum unsere Laune spürbar zu verbessern vermag. Die Bereiche, die für Einsicht und bewusste Verarbeitung zuständig sind, sind dagegen inaktiv, was ein Grund dafür sein könnte, dass es uns manchmal so schwerfällt, Traum und Wirklichkeit zu unterscheiden.

Der Yoga beschäftigt sich schon seit Jahrtausenden mit dem Phänomen, dass wir jede Nacht in einen komplett anderen Bewusstseinszustand überwechseln. In unserer Wahrnehmung entsteht der Anschein, dass das Wachbewusstsein und das Schlafbewusstsein stark voneinander abgegrenzt sind, weil wir davon ausgehen, dass im Zustand des Tiefschlafs der Geist nicht mehr aktiv auf die Inhalte des Citta im Sinne des Vorziehens und Wählens zurückgreifen kann. Wie im Yoga der Zustand des Schlafs gesehen wird, wird deutlich im Yoga-Sutra I.10. in der Übersetzung und dem Kommentar von Georg Feuerstein. Dort heißt es: »Schlaf ist eine fluktuierende Bewusstseinsform, die sich aus der Vorstellung *(pratyaya)* des Nichtvorhandenseins [von Bewusstseinsinhalten] ergibt. Kommentar: Dieser Aphorismus stellt fest, dass der Schlafzustand, obwohl wir von ihm, solange er währt, keine Kenntnis haben, nichtsdestoweniger ein Bewusstseinsinhalt ist, der vom transzendentalen Selbst als Zeugen beobachtet wird« (Feuerstein, 2008: 359). Es soll deshalb darauf hingearbeitet werden, den Geist zu klären und von Eindrücken zu reinigen, damit er auch im Wachzustand weitgehend von Bewusstseinsinhalten befreit ist, um dann – wie im Tiefschlaf – in den Stand der Reinheit zu gelangen, in dem man nichts mehr von sich weiß, und ganz frisch und unschuldig sein Leben zu erfahren.

Die Art und Weise, wie das Yoga-Sutra die Vritti Schlaf bewertet, lässt sich also nicht mit den Ergebnissen der Hirnforschung in Übereinstimmung bringen. Da die Yogameister früherer Zeiten ausschließlich auf ihre (herausragende) Beobachtungskunst angewiesen waren, musste ihnen ein regungsloser und nicht ansprechbarer Mensch im Tiefschlaf tatsächlich wie tot – also vollkommen geistesabwesend – erscheinen. Auf der Grundlage des heutigen Wissens würden sie es jedoch wahrscheinlich eher vorziehen, dem Gehirn die Ruhe, die »Geistesabwesenheit« zu gönnen, die es braucht, um sich immer wieder neu zu erschaffen.

Die fünfte Vritti ist die Erinnerung. Es scheint uns so wesentlich für die Art und Weise, wie wir uns selbst erschaffen, dass wir es später in dem Kapitel: Was ist Erinnerung? mit besonderer Aufmerksamkeit betrachten wollen.

ACHTSAMKEIT UND WAHRNEHMUNG
AUS SICHT DER NEUROWISSENSCHAFTEN –
EINE EINFÜHRUNG

The mind is like the wind and the body is like the sand;
if you want to know how the wind is blowing,
you can look at the sand.

B. B. COHEN

In diesem Kapitel konzentrieren wir uns darauf, einige grundlegende Informationen und Begriffe aus neurophysiologischer, -biologischer und -psychologischer Perspektive vorzustellen. Anschließend wollen wir Prinzipien, die wir aus den Bereichen Yoga und Meditation kennen – wie etwa Achtsamkeit, achtsames Gewahrsein, Bewusstsein und Wahrnehmung – mit den entsprechenden Konzepten aus den Neurowissenschaften gemeinsam betrachten und diskutieren.

In den inneren Dialog kommen

Im Yogaunterricht werden die Teilnehmerinnen und Teilnehmer in einer Anfangsentspannung regelmäßig dazu eingeladen, zu ihrem bzw. in ihren Körperraum zu wandern, um ihn als »Wahrnehmungsraum« mit seiner momentanen Befindlichkeit und Konstitution zu erkunden. Sie wandern mit ihrer Aufmerksamkeit zunächst zur Rückseite des Körpers, um entlang der Auflagepunkte und -flächen ihre gesamte Rückseite in der Länge und Breite wahrzunehmen, mit der sie im Moment den Boden berühren. Sie sind eingeladen, ihre Aufmerksamkeit mit ihrem Gefühl des Am-Boden-Liegens und des Den-Boden-Berührens zu verbinden. Durch das Ausatmen können sie sich eventuell darin unterstützen, allmählich mehr und mehr Gewicht abzugeben, um sich dem Boden besser hingeben und überlassen zu können. Der nächste Schritt dieser Entspannung besteht in der Lösung der Aufmerksamkeit von der Außen- und Rückseite des Körpers und der Ausrichtung hinein in den Innenraum. Den Einatem begleitend, kann die Aufmerksamkeit sich zunehmend in das Innere des Körpers hineintasten, um seine momentane Konstitution, Verfassung, Befindlichkeit zu erspüren. Schließlich ist der dritte Schritt dieser Innenschau, sich allmählich mit der Aufmerksamkeit vom Körperraum zu lösen und sie auf den mentalen Raum auszurichten – mit der Einladung, sich zunächst der Konstitution des Geistes gewahr zu werden, das heißt, die Bilder und Gedanken, die im mentalen Raum ihr Eigenleben und ihre eigene Dynamik führen, wahrzunehmen und sich ihrer auf diese Weise bewusst zu werden. Indem die Gedanken und Bilder des Tages geschaut werden, lassen sich eventuell Verbindungen zur momentanen (und damit zusammenhängenden) Gefühlslage und Körperkonstitution finden, um so in eine betrachtende Haltung zu sich selbst zu kommen. Dies hilft, Emotionen und Gedanken im Ursprung voneinander zu differenzieren und darüber die mentale Befindlichkeit zu entspannen. Dahinter steckt die Idee, eine Empfindung anzuregen, die dazu einlädt, sich im mentalen Raum ebenfalls mehr und mehr sinken zu lassen und allmählich »abzutauchen« in die Unterströmungen der mentalen Aktivitäten, dorthin, wo die geistigen Bewegungen unmittelbar mit den emotionalen Inhalten in Verbindung stehen, in die Dynamiken, die sich in einem uns nicht bewusst zugänglichen Raum bewegen.

Sich mit den Auflagepunkten entlang der Rückseite des Körpers am Boden spüren, sich bewusst über diese Berührungspunkte mit dem Gewicht sinken lassen, die körperliche Konstitution erspüren und den Geist allmählich aus dem Außen zu sich zurückziehen konfrontiert die Yogaübenden gleich am Anfang der Stunde mit einer Herausforderung: das bewusste Fokussieren der Aufmerksamkeit und das Differenzieren der von außen angeregten sensomotorischen Reize (Kontakt zum Boden) von im Inneren erzeugten Empfindungen, welche meist mit einer subjektiven Bewertung verbunden sind (Gefühle des Wohlbefindens, angenehme Wärme und Entspannung, unangenehmes Sich-verspannt-Fühlen oder Schmerzen, Unlust, Unbehagen, jetzt so still auf der Matte liegen zu müssen, Unruhe, weil noch dies und jenes hätte erledigt werden müssen etc.). Beide Ebenen sind in unserem alltagspraktischen Denken, Fühlen und Handeln oft so eng miteinander verwoben, dass wir meist ohne gezieltes Nachdenken und entsprechend unserer momentanen psychosomatischen Befindlichkeit handeln. Weite Bereiche unserer Alltagsaktivitäten entziehen sich auf diese Weise unserem Bewusstsein. Bestimmte Automatismen führen wir scheinbar reflexartig durch. Und doch basieren diese Handlungen weniger auf bloßen Reiz-Reaktions-Ketten, sondern auf Erfahrungen und erlernten Kompetenzen. Diese haben sich bereits in für uns willentlich nicht mehr unmittelbar zugänglichen Tiefen unseres Gehirns fest und sicher eingespeichert. Dieses Handlungsrepertoire garantiert unsere Handlungsfähigkeit und unser tagtägliches »Funktionieren«, unsere Alltagskompetenz, das Bewältigen des für unser Überleben Notwendigen. Das birgt Vorteile und Grenzen gleichermaßen: Was uns einerseits im Alltag hilft, schnell und situationsgerecht reagieren zu können, kann uns andererseits in unseren Potentialen einschränken und auf eine geringere Vielfalt von Handlungsmöglichkeiten reduzieren, als wir tatsächlich zur Verfügung hätten. Indem wir unseren inneren Blick unterscheidend auf Propriozeption (die Eigenwahrnehmung bei der Berührung des Bodens), Interozeption (der Befindlichkeit im Inneren des Körpers nachspüren) und mentale Innenschau (Achtsamkeit auf die Gedanken) richten, beginnen wir also, unsere Befindlichkeit in ihren unterschiedlichen Qualitäten differenzierter wahrzunehmen. Ganz nebenbei stellt sich bei diesem Tun allmählich ein Zustand tiefer Entspannung ein.

Achtsames Gewahrsein als unmittelbare Erfahrung mit sich selbst

Yoga gilt als Weg, um die Gedanken zur Ruhe kommen zu lassen und die Fähigkeit zu üben, den Geist konzentriert an einem Punkt verweilen zu lassen. Diese Fähigkeit ist ohne eine ganz zentrale andere Dimension im Yoga nicht möglich: das Loslassen. Im Alltag erscheint das oft erst mal paradox, und wahrscheinlich kennen dieses Phänomen alle: Eigentlich möchten wir innerlich loslassen und entspannen, doch das unentwegte Kreisen der Gedanken blockiert diesen Wunsch komplett, und zwar nicht nur mental (die berühmten Knoten im Kopf), sondern durch Verspannungen und Schmerzsymptome auch körperlich.

Schauen wir uns dieses Phänomen genauer an, so tauchen diese Knoten im Kopf in ebenjenen Situationen auf, in denen unsere Gedanken an etwas oder jemanden festhalten, zu dem wir eine Beziehung haben. Dieses Festhalten geschieht nie nur aufgrund eines von außen eintreffenden sinnlichen Reizes, sondern ist immer verbunden mit einem Gefühl, was wir diesbezüglich in unserem Inneren empfinden. Indem die Teilnehmenden ihre Aufmerksamkeit langsam aus dem Außen zu sich selbst zurückziehen und so wieder in bewussteren und vor allem spürbaren Kontakt mit sich kommen, tauchen sie in dieser ersten Entspannungsübung in eine unmittelbare Erfahrung mit sich selbst ein. Die Innenschau bietet die Gelegenheit, sich der energetischen Qualitäten der Aktivitäten ihres Geistes bewusst zu werden, die im Moment in den verschiedenen Regionen des Körpers spürbar und somit für die bewusste Wahrnehmung zugänglich sind – sich durchströmt fühlen, sich weit und entspannt fühlen, Empfindungen von Licht oder aber Gefühle von Verspanntsein, blockierter Energie oder gar Schmerz. Auf diese Weise lässt sich eventuell auch herausfinden, in welchen Bereichen des Körpers sich die obengenannten Knoten als Emotion manifestiert haben. Die Einladung, all diese Empfindungen ohne Wertung wahrzunehmen und anzuerkennen, kann die eigene Aufmerksamkeit in die Qualität der Haltung einer Beobachterin bringen. Es unterstützt das Potential zur Wahrnehmung dafür, all diese Empfindungen nicht ausschließlich nur zu *sein*, sondern über das bewusste Spüren auch in eine gewisse *reflektierende Distanz* zu ihnen gehen zu können.

Diese reflektierende Distanz mit dem Ziel, sich gewisser Aspekte des Geistes gewahr zu werden, wird gemeinhin als »achtsames Gewahrsein« bezeichnet. Der *Geist* wird von vielen Wissenschaftlerinnen und Wissenschaftlern verstanden und definiert als ein Prozess, »der den Fluss von Informationen und Energie regelt« (Siegel 2007: 24). Dieser Fluss ist eine Entität, die wir bewusst wahrnehmen, indem wir in uns hineinschauen. Durch diese Fähigkeit der Innenschau, der Introspektion, verbinden wir die innere Empfindung für etwas wie Ich-Sein mit der Wahrnehmung von uns von außen als physisches Objekt mit seinen Organen und physiologischen Prozessen. In diesem Sinne ist Geist nicht zwangsläufig bewusst, sondern bewusst sind unsere Wahrnehmungen dieser grundlegenden Prozesse (vgl. Solms/Turnbull 2007: 91).

Die Beobachtungen beispielsweise in der Yoga-Anfangsentspannung bringen im bewussten Nachspüren sehr bald und unmittelbar zutage, dass unser Geist zum einen verkörpert ist – in dem Sinne, dass er den Fluss von Energie und Informationen beinhaltet, der sich innerhalb des Körpers und des Gehirns vollzieht. Zum anderen, überprüfbar durch die Beobachtung der mentalen Aktivitäten, die den Geist und Körper retrospektiv noch in den Geschehnissen des Tages hält, wird deutlich, dass der Geist auch in hohem Maße relational ist, das heißt in Beziehung zu seiner Umwelt steht. Er ist verbunden mit dem Fluss von Energien und Informationen der Geschehnisse und Kontakte mit anderen Menschen vom Tag. Achtsames Gewahrsein bedeutet in diesem Sinne, durch aufmerksames Nach-innen-Schauen und -Spüren gewisse Aspekte des Geistes in unsere bewusste Aufmerksamkeit hineinzulassen und so das tiefere Wesen der Funktionsweisen des Geistes wahrzunehmen. Auf diese Weise kann sich ein Bewusstsein für die Fähigkeiten des

Geistes darüber entwickeln, wie wir denken, fühlen, auf Reize reagieren und handeln. Die persönliche Chance im achtsamen Gewahrsein liegt so im Annehmen der eigenen Situation, was »den inneren Kampf erleichtern kann, der möglicherweise auftauchte, wenn die Erwartungen, wie das Leben sein sollte, nicht damit übereinstimmen, wie das Leben ist« (Siegel 2007: 41). Hier sind wir wieder bei den kreisenden Gedanken im Kopf während der Anfangsentspannung im Yogaunterricht angelangt. Die Schulung unseres Unterscheidungsvermögens für körperliche sensomotorische Eindrücke, das Spüren der körperlichen und mentalen Konstitution ermöglichen es, sich bewusster darüber zu werden, dass die Aktivitäten des Geistes nicht die Gesamtheit dessen ist, was uns ausmacht. Indem die auftauchenden Sinneserfahrungen, Bilder, Gefühle und Gedanken ins Bewusstsein treten dürfen, sehen wir die Aktivitäten des Geistes als »Wellen an der Oberfläche des geistigen Ozeans« (ebd.). Von einer tieferen Ebene des Geistes, aus dem inneren Raum achtsamen Gewahrseins heraus, können die Bewegungen der Gehirnströme an der Oberfläche des Ozeans einfach wahrgenommen werden. Wenn es auf diese Weise gelingt, sich vom Geschwätz des Geistes zu lösen, kann dies im wahrsten Sinne befreiend wirken und macht eventuell auch die Entspannung oder das Versinken für einen kurzen Moment in den Sekundenschlaf aus, was viele im Laufe dieses Tuns erleben.

Neurowissenschaftliche Grundlagen des Gehirns

Diese ersten einführenden Überlegungen machen schon deutlich, dass der Bereich unseres Körpers, den wir als Gehirn bezeichnen, und der Geist nicht ein und dasselbe sind. Im Rahmen der modernen Naturwissenschaften sind seit dem 19. Jahrhundert hauptsächlich in den Disziplinen der Psychoanalyse, Neuropsychologie und -physiologie viele Analysen und Erklärungsmuster für das mentale Leben des Menschen unternommen und beschrieben worden. Zu

Beginn des 20. Jahrhunderts spaltete sich mit Sigmund Freud und seinen Werken *Studien über Hysterie* (1895) und *Die Traumdeutung* (1900) der subjektive Ansatz in der Wissenschaft vom menschlichen Geist (Psychoanalyse) vom objektiven Ansatz (Neurowissenschaften) ab. Beide Ansätze haben sich seitdem selbständig weiter entwickelt. Die Neurowissenschaft war damals methodisch nicht in der Lage, Informationen über den menschlichen Geist und die Rätsel, die mit der Persönlichkeit des Menschen, seinen Handlungsmustern und seinen Gefühlen zusammenhängen, zu ermitteln und hat sich mit zunehmendem technischem Know-how auf die Erforschung des Gehirns konzentriert. Sigmund Freud und andere aus dem Fach der Neurologie kommende PsychoanalytikerInnen hatten sich dazu entschlossen, gerade aufgrund fehlender technisch-medizinischer Zugänge, die mentalen Phänomene, denen sie als Ärzte bei ihren Patienten begegneten, aus einer rein psychologischen Perspektive auf das *subjektive Empfinden* zu erforschen, zu verstehen und zu bearbeiten. In der Zwischenzeit wurden in den modernen Naturwissenschaften Methoden und Technologien entwickelt, die Einblicke in die physiologischen Grundlagen der inneren Welt des Menschen gewähren. Damit kann man nun die empirische Fülle physiologischer Erkenntnisse der Neurowissenschaften, »die sich nun ihrerseits zum ersten Mal in der Geschichte ihrer Disziplin mit der Komplexität der menschlichen Subjektivität auseinandersetzen« (Solms/Turnbull 2007: 20), gemeinsam mit den Erkenntnissen einer mehr als hundertjährigen psychoanalytischen Forschung weitererforschen und diskutieren. Die Ergebnisse beider Disziplinen bieten Wissenschaftlerinnen und Wissenschaftlern heute die Möglichkeit, die mentale Verfassung des Menschen unter zwei verschiedenen Blickwinkeln zu betrachten: erstens als materielles Objekt der körperphysiologischen Prozesse und zweitens als subjektives Gewahrsein der emotionalen Befindlichkeit.

Und damit kommen wir noch einmal zurück zu unserem Eingangsbeispiel der Yoga-Entspannung. Über ein willentliches Fokussieren der Aufmerksamkeit im Rahmen eines sogenannten Body

Scan sowie einer körperlichen und mentalen Innenschau initiieren wir für einen Moment auf der Ebene unserer Eigenwahrnehmung einen Prozess des mentalen Innehaltens. Dadurch können wir körperphysiologische Prozesse und emotionale Befindlichkeit voneinander getrennt beobachten. Indem wir unsere Aufmerksamkeit selektiv auf unterschiedliche Informationsquellen sensomotorischer Rückmeldungen unseres Nervensystems richten, beeinflussen wir ganz entscheidend unseren augenblicklichen mentalen Aktivitätszustand. In diesem Tun ist das Gehirn die zentrale vermittelnde Instanz. Um dessen Wirken besser verstehen zu können, führen wir an dieser Stelle einige grundlegende Erkenntnisse aus der Neurophysiologie ein.

Entwicklung des Gehirns

Ein wichtiger Punkt zuerst: Das menschliche Gehirn ist in seinem Aufbau keineswegs prominent und einzigartig im Tierreich: Die Gehirne von *Primaten** und anderen Wirbeltieren unterscheiden sich im Grundaufbau überhaupt nicht. Sie sind im Verlauf der Evolution außerordentlich konservativ geblieben (vgl. Roth 2002). Es sind auch keine nennenswerten neuen Teile hinzugekommen.

Während sich also das menschliche Gehirn im inneren Aufbau beispielsweise nicht vom Gehirn eines Salamanders unterscheidet, tut es dies allerdings sehr wohl im Verhältnis seiner Größe im Verhältnis zum Körper (siehe folgende Übersicht). Das menschliche Gehirn hat mit seinen ca. 1 Billion (= 10^{12}) Gehirnzellen das derzeitige Maximum an Zellen erreicht, die sich bei dem gegebenen Schädelvolumen und dessen räumlichen Grenzen miteinander verbinden (»verdrahten«) und gleichzeitig das Optimum an Leistung erbringen können (vgl. Roth 1997).

Aus rein physiologischer Sicht ist das Gehirn ein Organ ebenso wie der Magen, die Milz, die Leber, die Niere etc. Wie andere Or-

---

* Stammesgeschichtlich betrachtet, gehören Primaten zur Unterordnung der »höheren Säugetiere«. Zu ihnen zählen u. a. die Halbaffen, Affen, Menschenaffen und der Mensch.

gane und Gewebe auch, besteht das Gehirn aus Zellen, die sich in ihrer inneren Grundstruktur nicht wesentlich von den anderen Körperzellen unterscheiden. Sie besitzen eine doppelte *Zellwand*, einen *Zellkern* mit dem DNA-Material und sogenannte *Zellorganellen*, das heißt kleine Strukturen, die den Zellstoffwechsel aufrechterhalten. Gehirnzellen, die *Neurone,* haben eine charakteristische Form und Struktur, die aus drei Grundelementen besteht: einem Zellkörper, der im Wesentlichen die gleichen Strukturen besitzt, die sich auch in anderen Zellen befinden und die vor allem für ihren inneren Stoffwechsel notwendig sind, sowie zwei Arten von Fortsätzen: Dies sind zum einen die *Nervenzellfortsätze* (Dendriten), welche der Aufnahme neuronaler Erregung und ihrer Fortleitung zum Zellkörper dienen; sie können sehr schmal und lang oder kurz und kugelförmig um den Zellkörper herum oder weit ausladend sein. Zum zweiten sind dies die *Axone;* von ihnen besitzt jede Nervenzelle nur einen einzigen. Das Axon kann am Zellkörper oder an einem Hauptdendriten entspringen. Die Region, wo es beginnt, wird *Axonhügel* genannt. Axone können wenige tausendstel Millimeter oder mehr als einen Meter lang sein (vgl. Roth 1997). Milliarden Neuronen bilden zusammen mit unterstützenden Zellen, den sogenannten *Gliazellen*, das Nervensystem. Jede Zunahme an Nervenzellen im Laufe der Evolution bedeutet grundsätzlich automatisch eine Zunahme der Nervenzellverknüpfungen (Roth 2002).

Das menschliche Gehirn wiegt ca. 1,3–1,5 Kilogramm.

Zum Vergleich:
Ein Salamandergehirn wiegt ca. 1 mg, ein Pottwalgehirn 8,5 kg, ein Elefantengehirn ca. 5 kg, ein Schimpansengehirn 400 g, das Gehirn eines Hundes ca. 135 g und das einer Katze 30 g (Quelle Roth 1997: 66).

Das menschliche Gehirn beinhaltet 0,5–1 Billion (10^{12}) Neurone.

Zum Vergleich:
Ein Salamandergehirn besitzt 0,5–1 Million Neurone.

Jede Nervenzelle im menschlichen Gehirn ist über ihre Dendriten mit ca. 1000 bis 10 000 anderen Nervenzellen verknüpft.

Der Mensch hat relativ zu seinem Körpergewicht ein sehr großes Gehirn: Es macht ca. 2 % seines Körpergewichts aus.

Zum Vergleich:
Beim Elefanten beträgt das Verhältnis 0,2 und beim Schimpansen 0,9 %.

Unser Gehirn verbraucht 20–30 % des Körperstoffwechsels (Zucker, Glukose, Sauerstoff). Innerhalb dieser 20–30 % des Stoffwechsels verbraucht allein die Großhirnrinde bis zu 7-mal mehr als der Rest des Gehirns.

Erregungsimpulse werden mit einer Geschwindigkeit von zwischen ca. 100–150 m/sec und 20 m/s übertragen.

Der spezifische Aufbau und die Entwicklung des menschlichen Gehirns entstehen durch die Bildung spezifischer Gruppen sich verbindender Nervenzellen. Neurophysiologen unterscheiden zwischen der sogenannten grauen und weißen Substanz: Die Ansammlung von *Dendriten* (Nervenzellfortsätze) wird als graue Substanz, die faserigen Verbindungen zwischen Nervenzellen durch die Axone werden als weiße Substanz bezeichnet. Die Zellkörper der grauen Substanz können sich auf zwei Arten gruppieren, entweder als Kerne *(Nuclei)* oder als Schichten. Kerne sind schlicht Bälle von eng miteinander verbundenen Zellkörpern. Schichten bilden sich, wenn sich die Zellkörper in Reihen anlagern. Da im menschlichen Schädel Raummangel herrscht und sich der proportionale Anteil des Endhirns an der Gesamthirnmasse in der jüngeren Evolution drastisch erhöht hat, legen sich diese Schichten in eng aneinandergeschmiegten wellenartigen Mustern ab. Die Nuclei liegen wesentlich tiefer im Gehirn und unterhalb der äußeren Schichten verborgen; die weiße Substanz liegt zwischen ihnen. Das heißt, als Grundprinzip können wir festhalten, dass die graue Substanz sich zum einen an der Oberfläche des Gehirns und zum anderen in der Tiefe des Gehirns befindet. Die Axone der weißen Substanz verbinden die Zellkörper der äußeren Gehirnschichten und Kerne der grauen Substanz miteinander.

Charakteristika neuronaler Entwicklungen im Gehirn

Im Gehirn eines Neugeborenen sind potentiell unzählige Verknüpfungs- und Organisationsmuster zwischen den Neuronen möglich. Theoretisch gibt es unendlich viele Kombinationen, wie sich Neurone miteinander verbinden könnten. Wie sie sich tatsächlich vernetzen, hängt von der individuellen Umwelt ab, in der sich das Baby und damit sein Gehirn entwickeln; die Erfahrungen im familiären und soziokulturellen Umfeld bestimmen daher entscheidend mit.

Neurone verbinden sich, indem immer das Ende des Dendrits einer Nervenzelle mit dem Axon einer anderen Nervenzelle in Kontakt steht. Mehrere Dendriten derselben Nervenzelle können am Axon einer anderen Nervenzelle ansetzen. Das bedeutet, dass an dem Axon einer Nervenzelle eine Vielzahl von Dendriten anderer Nervenzellen ansetzen. Dort, wo Dendrit und Axon sich nahekommen, besteht ein winziger Spalt, der als *Synapse* bezeichnet wird. An diesem Spalt existiert ein *elektrisches Spannungspotential*, das sich im Moment der Erregung des Neurons verändert und die

Ladungszustände diesseits und jenseits des Spalts ändert. Über die Veränderung der elektrischen Spannung werden chemische Moleküle, die sogenannten Botenstoffe oder *Neurotransmitter*, aktiviert oder spezifisch gehemmt. Über die Vielzahl solcher synaptischer Verbindungen zwischen Dendriten und Axonen entstehen multiple *Nervenzellen-Vernetzungen*.

Bis hierhin können wir drei grundlegende Charakteristika neuronaler Entwicklung im Gehirn unterscheiden:

- Die Kommunikation zwischen den Neuronen erfolgt sowohl elektrisch (= Veränderung von Spannungspotentialen an der Synapse) als auch chemisch (= Übertragung von Botenstoffen im synaptischen Spalt von einer Nervenzelle zur anderen).
- Über den Austausch von Neurotransmittern vermitteln Neurone Informationen untereinander und zwar mit der ausschließlichen und speziellen Funktion der Kommunikation.
- Das dritte Merkmal ergibt sich aus der physiologischen Entwicklung des Gehirns: Der Grundbauplan der Gehirnorganisation ist zwar genetisch vorgegeben, aber die tatsächliche Ausprägung des Gehirns geschieht durch die Entstehung neuer neuronaler Verknüpfungen infolge von Umwelteinflüssen.

Anatomische und physiologische Grundlagen des Gehirns

Unser Gehirn ist der koordinierende Teil eines über den ganzen Körper ausgedehnten Nervensystems. Die Evolution des Primatengehirns erfolgte aus dem *Neuralrohr*[*] des Wirbeltiernervensystems[**]. Was wir als Gehirn bezeichnen, sind entwicklungsgeschichtlich betrachtet die Wände des Neuralrohrs des Wirbeltiergehirns.

---

[*] Das Neuralrohr ist entwicklungsgeschichtlich die erste Stufe eines zentralen Nervensystems.
[**] Zu den Wirbeltieren (*Vertebrata* oder *Craniota* – Schädeltiere) gehören entwicklungsgeschichtlich u. a. Amphibien, Reptilien, Vögel und Säugetiere.

Schauen wir uns den inneren Aufbau der Gehirnbereiche vom oberen Ende der Wirbelsäule aus genauer an.

Hirnstamm

Der Hirnstamm ist der entwicklungsgeschichtlich älteste Teil des Gehirns und die direkte Verlängerung des Rückenmarks. Es ist bereits bei der Geburt gut entwickelt. NeurophysiologInnen unterscheiden den *Hirnstamm* vom unteren Teil beginnend in die *Medulla oblongata* (lat. für verlängertes Mark), die *Brücke* (Pons) und das *Mittelhirn*.

Die Medulla oblongata (auch Nachhirn genannt) enthält die motorischen und sensorischen Kerngebiete des 9.–12. Hirnnervenpaares. In diesen Kernen setzen zum einen die sogenannten *Motoneurone* an; sie ziehen vom Nervensystem zu den Muskeln *(efferente Bahnen)*, insbesondere im Mund-, Rachen- und Kehlraum. Zum anderen befinden sich hier diejenigen Zellgruppen, an denen die sensorischen Impulse der Sinneszellen und -organe (vor allem Geschmack; *afferente Bahnen*) ankommen. Der zehnte Gehirnnerv ist der *Nervus vagus (Vagusnerv)*, der eine zusätzliche wichtige Funktion innehat: Er bildet das *parasympathische Nervensystem*. Letzteres versorgt zusammen mit seinem Gegenspieler, dem *sympathischen Nervensystem,* die Eingeweide. Die Kerne der Hirnnerven neun bis zwölf sind umgeben von der *Formatio retularis*. Dies ist eine Ansammlung von Kernen, die sich weiter bis zum Mittelhirn zieht. Sie enthält Nuclei, die beispielsweise Herzschlag und Atmung steuern, Blutkreislauf, Wachheit, Schläfrigkeit und Aufmerksamkeits- und Bewusstseinszustände regulieren sowie für gewisse instinktive Verhaltensweisen von Kampf-, Flucht- und Erstarrungsreaktionen verantwortlich sind.

Weiterhin zum Hirnstamm gehört der *Pons* (Brücke). Hier befinden sich Kerne der Gehirnnerven fünf bis acht, welche Haut und Schleimhäute, Kopf- und Gesichtsregion einschließlich Zunge und Zähne und Augenmuskulatur enervieren. Sensorische Impulse werden insbesondere aus den Hörorganen im Innenohr weitergeleitet. Bei Säugetieren einschließlich des Menschen befinden sich im Pons weitere nachgelagerte sensorische Kerne sowie auf- und absteigende Faserbahnen, die Impulse von der Großhirnrinde auf ihrem Weg zum Kleinhirn umwandeln.

Mittelhirn

Das Mittelhirn ist aufgeteilt in das sogenannte Mittelhirndach *(Tectum mesencephali)* und den Mittelhirnboden *(Tegmentum mesencephali)*. Im Tectum befinden sich wichtige visuelle und auditorische Zentren und solche der Somatosensorik (Körperempfindung).

Im Tegmentum liegen die Kerne der Hirnnerven drei und vier, welche beide die Augenmuskeln enervieren. Es enthält weiterhin durchziehende Faserbahnen vor allem der *Pyramidenbahn*, Anteile der Formation reticularis sowie Nervenzentren, die für Bewegung und Handlung wichtig sind. Dies ist zum einen der *Nucleus ruber* (roter Kern); er ist direkt und indirekt mit dem *Cortex* (Großhirnrinde), dem *Cerebellum* (Kleinhirn) und dem Rückenmark verbunden und stellt eine wichtige Schaltstelle zwischen dem extrapyramidalen motorischen System* dar. Das zweite Zentrum ist die *Substantia nigra* (schwarze Substanz). Sie besteht wiederum aus zwei Teilen: der *Pars compacta* und der *Pars retulata*. Die Pars compacta ist ein Zentrum dopaminerger Neurone, die ihre Fasern zum *Corpus striatum* (Striatum, Streifenkörper, Teil der dem Großhirn angehörenden Basalganglien) sendet. Das Tegmentum steuert außerdem grundlegende Überlebensprozesse.

Im Mittelhirndach entsteht bereits ein Protoselbst, das heißt, Sehen, Hören und Körperempfinden werden hier integriert und zu koordinierten Handlungsmustern miteinander abgeglichen, insbesondere um das körperliche Gleichgewicht im Raum zu stabilisie-

---

* Das pyramidale motorische System ist bei Primaten und insbesondere beim Menschen gut ausgebildet. Es enthält eine Ansammlung von Motoneuronen, die vor allem Feinmotorik und willkürliche Motorik steuern. Bei allen anderen Säugetieren ist die gesamte motorische Steuerung extrapyramidal. Beim Menschen steuern pyramidales und extrapyramidales motorisches System alle willkürlichen und einen Teil der unwillkürlich ablaufenden Motorik.

ren. Die basalen Bereiche des Gehirns vom verlängerten Mark bis zum Mittelhirn koordinieren die einfache Motorik, vegetative Funktionen sowie eine komplexe Verarbeitung von Sinnesdaten des Sehens, Hörens, des Fühlens und des Gleichgewichtssystems. Aufgrund dieser integrierenden Funktionen steuert das Mittelhirn für den Organismus basale Überlebensfunktionen (Vgl. Roth 1997, 2002).

Kleinhirn

Das Kleinhirn ist einer der wichtigsten Orte des motorischen Lernens. Hier kommen Erregungen von Gleichgewichtssystem, Muskelspindeln, Rezeptoren der Hautsinneszellen, Augen und Ohren an. Das Kleinhirn arbeitet unbewusst. Es ist ein großer assoziativer Speicher für Motorik und ist beteiligt an unbewussten kognitiven Leistungen und der Sprachentwicklung (vgl. Roth 1997).

Zwischenhirn

Das Zwischenhirn *(Diencephalon)* besteht aus vier Hauptarealen: *Epithalamus, Thalamus* (eingeteilt in einen oberen und unteren Teil) und *Hypothalamus.* Jede dieser Regionen ist in sich wiederum in verschiedene spezifische Bereiche unterteilt. Im Zwischenhirn werden Gefühle wie Trauer, Freude und andere verarbeitet.

Im Epithalamus befinden sich unter anderem die Zirbeldrüse *(Epiphyse)*, Kerne, die für das Riechsystem zuständig sind, und Areale, die mit zum Sehsystem gehören. Die Zirbeldrüse spielt eine große Rolle bei der Steuerung von zirkadianen (Tag/Nacht) und jahreszeitlichen Rhythmen und wird daher auch zum *photoneuroendokrinen System* (neuroendokrine Systeme[*], die durch Licht gesteuert werden) gezählt.

Der Hypothalamus gewährleistet unser inneres Gleichgewicht.

---

[*] Als neuroendokrines System werden diejenigen Zellen, Organe oder Organbestandteile zusammengefasst, die an der Herstellung und Ausschüttung von *Neurohormonen* beteiligt sind. Im weitesten Sinne werden auch *Neurotransmitter, Cotransmitter* und endogene Peptide *(Endorphine, Enkephaline, Dynorphine)* zu den Neurohormonen gezählt.

Er beeinflusst Hunger- und Durstgefühl sowie die Lust auf Sex und steuert verschiedene Lebensvorgänge, zum Beispiel Schlaf-Wach-Rhythmus, Wasserhaushalt, Schweißsekretion sowie Schmerz- und Temperaturempfinden. Seine Hauptaufgabe ist es, das Hormonsystem und die Anpassung des Körpers auf Stress zu koordinieren, indem er die Ausschüttung von Hormonen aus der Hirnanhangsdrüse (Hypophyse, eine Hormondrüse mitten im Schädel), mit der er direkt in Kontakt steht, steuert. Er ist somit ein Bindeglied zwischen Hormon- und Nervensystem.

Der Thalamus liegt in der Mitte des Gehirns. Hier laufen die vom Körper kommenden Sinneseindrücke zunächst zusammen. Diese Informationen werden dort ausgewertet und dahingehend gefiltert, welcher Reiz wichtig ist. Vom Thalamus werden die gefilterten Informationen an die Großhirnrinde (siehe nachfolgend) weitergeleitet. Der Thalamus entscheidet auf diese Weise mit, was ins Bewusstsein gelangen soll und was nicht.

Großhirn

Die Großhirne aller Wirbeltiere bestehen aus dem Bereich der *Basalganglien* und dem Endhirnmantel *(Pallium)*. Die Basalganglien speichern alle motorischen und emotionalen Anteile unseres unbewussten Handlungsgedächtnisses. Das Handlungsgedächtnis umfasst alle Handlungsweisen, die schon einmal eingeübt wurden, die automatisiert sind und die wir dementsprechend nicht mehr willentlich abrufen müssen.

Der Endhirnmantel besteht aus drei Teilen, deren dritter Teil sich bei Säugetieren zur geschichtet aufgebauten *Großhirnrinde* ausdifferenziert hat und *Neocortex, zerebraler Cortex* oder *Isocortex* (lat.: *cortex* = Rinde, Hülle) genannt wird. Während der Neocortex aus sechs Schichten grauer Substanz aufgebaut ist, bestehen die beiden anderen Teile (*Palaeo-* und *Archicortex*, beide zusammen als *Allocortex* bezeichnet) aus drei Schichten.

Das gesamte Großhirn ist entwicklungsgeschichtlich viel jünger als die übrigen Hirnregionen. Es ermöglicht die Steuerung komplexer Prozesse der Wahrnehmung, Planung und Aufmerksamkeit. Es besteht hauptsächlich aus den beiden Hirnhälften *(zerebrale Hemisphären)*. Die äußere Oberfläche beider Hemisphären bildet der bereits genannte zerebrale Cortex (auch Großhirnrinde genannt). Er ist im Vergleich zu den übrigen Gehirnregionen mit zwei bis fünf Millimetern sehr dick und besitzt eine relativ hohe Zelldichte. Insgesamt wird die Zahl der Nervenzellen der Großhirnrinde auf 60–100 Milliarden geschätzt.

Beide Hirnhälften werden geographisch in vier sogenannte »Lappen« *(Lobus*, Plural: *Lobi)* unterteilt. Sie sind durch eine Schicht weißer Substanz untereinander verbunden, die als *Corpus callosum* (lat. für Balken) bezeichnet wird. Im Bereich des Hinterhaupts befindet sich der *Hinterhauptslappen (Lobus occipitalis)*, in der Mitte der *Scheitellappen (Lobus parientalis)*. Unterhalb des Scheitellappens liegen auf jeder Kopfseite die *Schläfenlappen (Lobus temporalis)*, und den restlichen vorderen Teil der Hemisphären bildet der große *Stirnlappen (Lobus frontalis)*.

Die Großhirnrinde wird funktionell generell eingeteilt in ein *primäres visuelles Rindenfeld* oder einen *primären visuellen Cortex* im Bereich des Hinterhaupts, zuständig für die Wahrnehmung der Außenwelt, vor allem über den Sehsinn, den *primären somatosensorischen Cortex*, den *primären auditorischen Cortex* sowie den *motorischen Cortex*. Regionen dieser Bereiche spielen eine zentrale Rolle in der kognitiven Modulation von Informationen und der emotionalen Verarbeitung von Wahrnehmungen und Repräsentationen unserer Innen- und Außenwelt.

Innerhalb beider Hirnhälften tief im Schädel liegen mehrere Vorderhirn-Kerne. Die größten von ihnen sind die *Basalganglien*. Eingebettet in die untere Hälfte des Stirnlappens liegen die basalen Vorderhirn-Kerne sowie, im frontalen Teil der Schläfenlappen, die *Amygdala* (lat. für Mandel), auch Mandelkern genannt. Die Basalganglien bestehen aus dem *Corpus striatum* (Striatum) und dem *Globus pallidus* (Pallidum). Beide werden funktional in einen dorsalen (oberen) und einen ventralen (unteren) Teil getrennt. Die dorsalen Bereiche zeichnen sich vor allem durch motorische Funktionen aus und spielen eine wichtige Rolle bei der Handlungsplanung und -steuerung. Die ventralen Bereiche haben mit Emotionen sowie Verhaltensbewertung zu tun.

Linke und rechte Hirnhemisphäre

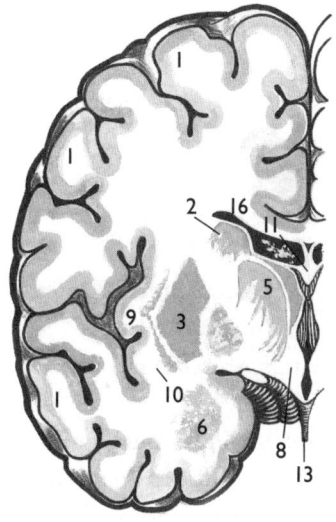 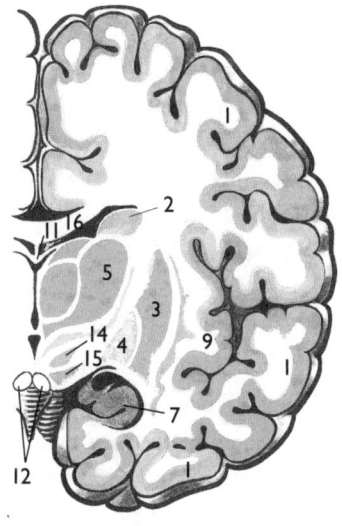

Querschnitt auf Höhe des Hypothalamus, der Amygdala und des Globus pallidus

Querschnitt auf Höhe des Thalamus und des Hippocampus

1 Neocortex; 2 Nucleus caudatus; 3 Putamen; 4 Globus pallidus;
5 Thalamus; 6 Amygdala; 7 Hippocampus; 8 Hypothalamus;
9 insulärer Cortex; 10 Claustrum; 11 Faserbündel;
12 Mammilarkörper (Teil des Hypothalamus); 13 Hypophysenstiel;
14 Nucleus subthalamicus; 15 Substantia nigra; 16 Balken (Corpus callosum).

Quelle: Abbildung gezeichnet von Nike Schenkl nach Vorlage aus Roth 2008

Das limbische System

Im Gehirn eingebettet befindet sich das *limbische System*. Es ist das *Verhaltensbewertungssystem* des Gehirns. Bei ihm handelt es sich weniger um eine anatomische Struktur als vielmehr um ein theoretisches Konzept, das eine Gruppe von Strukturen vereint, die funktionell eng miteinander zusammenhängen.

Die histologische Zuordnung des limbischen Systems innerhalb der Hirnregionen wird kontrovers diskutiert. Wir orientieren uns an Roth (1997, 2002). Demnach gehören zum limbischen System im engeren Sinne:

- Kerngebiete im Mittelhirn, nämlich das *ventrale tegmentale Areal* sowie das *zentrale Höhlengrau* im ventralen Mittelhirn (Tegmentum des Mesencephalon),
- Kerngebiete im Zwischenhirn, nämlich das *ventrale Pallidum*, die *Mammilarkörper* (im Hypothalamus), die *Habenulae* (lat.: *habenula* = Zügel; im Epithalamus) sowie anteriore (vordere), mediale (mittlere) und intralaminäre (zwischen Zellschichtlamellen liegende) Kerne und Mittellinienkerne von Thalamus und Hypothalamus,
- Gebiete im Endhirn, nämlich der *orbitofrontale, cinguläre, enthorinale* und *perirhinale* (beide zum Riechhirn gehörend), *parahippocampale* (neben dem *Hippocampus* liegend) und *insuläre* Cortex.

Diese Zentren sind Orte der Entstehung von *Affekten*, das heißt positiven (ventrales tegmentales Areal in Verbindung mit Nucleus accumbens) und negativen Gefühlen (Amygdala), der Gedächtnisorganisation (Hippocampus), der Aufmerksamkeits- und Bewusstseinssteuerung (basales Vorderhirn, Locus coeruleus, Thalamus) und der Kontrolle vegetativer Funktionen (Hypothalamus) (vgl. Roth 2003: 256–257).

Gehirnregionen des Zwischenhirns, des limbischen Systems und des Hirnstamms

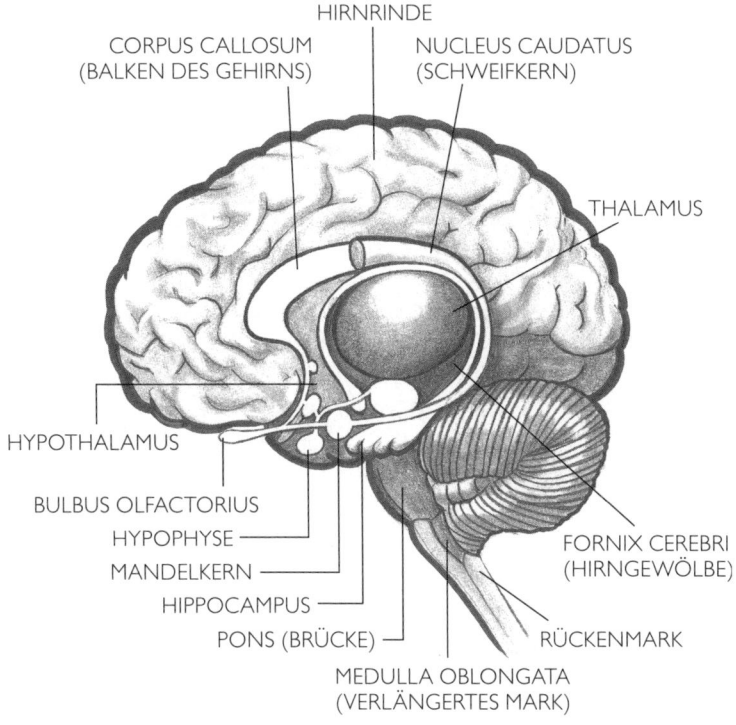

HIRNRINDE

CORPUS CALLOSUM
(BALKEN DES GEHIRNS)

NUCLEUS CAUDATUS
(SCHWEIFKERN)

THALAMUS

HYPOTHALAMUS

BULBUS OLFACTORIUS

HYPOPHYSE

MANDELKERN

HIPPOCAMPUS

PONS (BRÜCKE)

FORNIX CEREBRI
(HIRNGEWÖLBE)

RÜCKENMARK

MEDULLA OBLONGATA
(VERLÄNGERTES MARK)

Quelle: Abbildung gezeichnet von Nike Schenkl nach Vorlage aus Roth 2008

Die folgende Tabelle gibt eine Übersicht über die Begriffe und Bezeichnungen des menschlichen Gehirns, auf die wir uns bisher im Text bezogen haben.

Aufbau des menschlichen Gehirns

Großhirn *(Telencephalon oder Cerebrum)* Allgemeine Einteilung	**Basalganglien** • Speicherung aller motorischen und emotionalen Anteile des unbewussten Handlungsgedächtnisses **Pallium** (Endhirnmantel) mit a. **Großhirnrinde** b. **Archicortex** c. **Paleocortex**; ältester Teil des Gehirns, Ort von Reiz-, vor allem Riechempfindungen
Geographische Einteilung	**2 Hirnhemisphären** mit • Hinterhauptslappen *(Lobus occipitalis)* • Scheitellappen *(Lobus parientalis)* • Schläfenlappen *(Lobus temporalis)* • Stirnlappen *(Lobus frontalis)* **Der Corpus callosum verbindet alle** vier Lappen untereinander. **Großhirnrinde** *(cerebraler Cortex)*, äußere Schicht der Hemisphären mit primären Feldern der Verarbeitung von Informationen sensorischer Wahrnehmungen • visueller Cortex • primärer auditorischer Cortex • primärer somatosensorischer Cortex • Assoziationscortex
Zwischenhirn *(Diencephalon)*	**Hypothalamus** in Verbindung mit Hypophyse als Bindeglied zwischen Hormon- und Nervensystem: • reguliert das innere Gleichgewicht • beeinflusst bspw. Hunger- und Durstgefühl, Sexualität • reguliert Schlaf-Wach-Rhythmus, Wasserhaushalt, Schweißsekretion, Schmerz- und Temperaturempfinden • Anpassung des Körpers an Stress
	Thalamus, »Tor zum Bewusstsein« • Ort, an dem die Sinneseindrücke des Körpers zusammenkommen und entsprechend ihrer Wichtigkeit oder Nachdrücklichkeit ausgewertet werden

- Weiterleitung der ausgewählten Informationen an die Großhirnrinde

Epithalamus
- Zirbeldrüse (Steuerung von Tages- und jahreszeitlicher Rhythmen)
- Kerne des Riechsystems
- Areale des Sehsystems

Kleinhirn (*Cerebellum*)	- Eingang von Muskelspindeln aus dem Rückenmark - Steuerung Gleichgewicht und Augenfolgebewegungen - Steuerung und Initiierung der freien Willkürmotorik zusammen mit Basalganglien
Mittelhirn (*Mesencephalon*)	**Tectum (Mittelhirndach)** - Visuelle und auditorische Zentren sowie solche der Somatosensorik, deren Informationen miteinander abgeglichen werden **Tegmentum (Mittelhirnboden)** - Kerne der 3. und 4. Hirnnervenpaare (Enervierung der Augenmuskeln) - Durchziehende Faserbahnen vor allem der Pyramidenbahnen - Zentren zur Koordination von Bewegung und Handlung: 1. Nucleus ruber (roter Kern) 2. Substantia nigra (schwarze Substanz) bestehend aus Pars compacta und Pars retulata - Zentrales Höhlengrau: Zellenansammlung zuständig für Schmerzempfindung. Verarbeitung schädlicher Reize und stark emotionsgeladener Zustände (Teil des Limbischen Systems – s. u.)
Hirnstamm (*Truncus cerebri*)	**Pons (Brücke)** - Kerne des 5.–8. Gehirnnervenpaars: Enervierung Haut, Schleimhäute, Kopf- und Gesichtsregion einschließlich Zunge, Zähne, Augenmuskulatur - Ankommen sensorischer Impulse aus den Hörorganen im Innenohr - Auf- und absteigende Faserbahnen (*Pyramidenbahnen*)

- Brückenkerne (Pontis; Umwandlung von Impulsen aus der Großhirnrinde auf dem Weg in das Kleinhirn)
- Formatio reticularis Kerne: Aktivität spezifischer Neuromodulatoren u. a.
  Locus coeruleus *(Noradrenalin)*
  Raphe-Kerne *(Serotonin)*
  parabrachiale Kerne *(Dopamin)*

Medulla oblongata
- Motorische (Motoneurone in Richtung Muskulatur Mund-, Rachen-, Kehlraum) und sensorische Kerne (ankommende Impulse der Sinneszellen und Organe im Kopfbereich) der 9.–12. Hirnnervenpaare
- Vagusnerv (10. Gehirnnerv) als parasympathisches Nervensystem (Versorgung der Eingeweide)
- Formatio reticularis (Ansammlung von Kernen bis hin zum Mittelhirn) (Regulation Herzschlag, Atmung, Blutkreislauf, Wachheit, Schläfrigkeit, Regulation von Aufmerksamkeits- und Bewusstseinszuständen, instinktive Verhaltensweisen wie Flucht, Angriff, Erstarrung)

Limbisches System	Das limbische System ist weniger eine anatomische Struktur als vielmehr ein theoretisches Konzept. Es beschreibt eine Gruppe von Strukturen, die funktionell eng miteinander zusammenhängen, und ist das Verhaltensbewertungssystem des Gehirns mit Orten der

- Entstehung von Affekten: positive Gefühle *(ventrales tegmentales Areal* in Verbindung mit *Nucleus accumbens)*, negative Gefühle *(Amygdala)*,
- Gedächtnisorganisation *(Hippocampus)*,
- Aufmerksamkeits- und Bewusstseinssteuerung (basales Vorderhirn, *Locus coeruleus*, Thalamus),
- Kontrolle vegetativer Funktionen *(Hypothalamus)*.

Quelle: Zusammenstellung auf der Grundlage von Roth 1997 (Bearbeitung B. Knothe)

Bewertungs- und Gedächtnissystem hängen eng zusammen. Gedächtnis ist ohne Bewertung nicht möglich und jede Bewertung geschieht aufgrund gespeicherter Gedächtnisinhalte aus früheren Erfahrungen und Bewertungen. Erfahrungen und Bewertungen wiederum sind Ergebnisse von sowohl kognitiver als auch emotionaler Verarbeitung von Erlebtem. In diesem Zusammenhang von Emotion und Gedächtnis spielen die Anteile des limbischen Systems eine herausragende Rolle, indem sie zwischen Affekt und Kognition vermitteln. Sie sind beteiligt an der Ausprägung unseres Bindungsverhaltens (zu unseren engsten Bezugspersonen), an der Verarbeitung von Ereignissen in faktischer und autobiographischer Form sowie der Wertschätzung von Sinn und Bedeutung.

Unterstützende Zellgewebe im Gehirn

Das Gewebe der Nervenzellnetzwerke ist durch spezielle Zellgewebe voneinander und von angrenzenden Strukturen, wie Blutgefäßen und Kapillarnetzen abgegrenzt. Diese Zellgewebe werden von unterschiedlichen Zelltypen, den sogenannten *Gliazellen*, gebildet.

Glia
Während das menschliche Gehirn ungefähr 1 Billion (10^{12}) Nervenzellen enthält, liegt die Zahl der Gliazellen noch höher. Gliazellen sind keine Neurone und im Gegensatz zu diesen können sie stets wieder neu nachgebildet werden (die Zahl der Neuronen nimmt im ausgewachsenen Gehirn bei Säugetieren nicht mehr zu). Gliazellen bilden ein Netzwerk, das das gesamte Gehirn durchzieht. Sie werden als Stütz- und Hüllzellen für die Nervenzellen betrachtet. Neuere Forschungen haben ergeben, dass ihre Funktion wahrscheinlich nicht nur struktureller Natur ist. So gehört es zu ihren wichtigsten Aufgaben, Substanzen aufzunehmen, die im Überschuss vorhanden sind oder nicht gebraucht werden; dies sind beispielsweise im Be-

reich der Synapsen überschüssige Neurotransmitter-Moleküle. Auch degenerierte und abgestorbene Nervenzellbestandteile in verletzten Hirnregionen werden von Gliazellen aufgeräumt, die sich in ebendiesen Regionen verstärkt vermehren. Tatsächlich besitzen manche Gliazellen auch Rezeptoren für Neurotransmitter, was darauf hindeutet, dass sie aktiv an der Informationsverarbeitung beteiligt sind. Sie können zwar keine Aktionspotentiale erzeugen und weiterleiten, doch über elektrische Synapsen sind sie in der Lage, ihre chemische Umgebung zu beeinflussen oder sich von ihr beeinflussen zu lassen (vgl. Thompson 2001).

Myelin

Größere Axone im Nervensystem sind von einer fetthaltigen isolierenden Schicht, dem *Myelin*, umgeben. Diese Hülle wird von Gliazellen gebildet und hat entlang der Länge eines Axons in regelmäßigen Abständen winzigste Unterbrechungen, die sogenannten

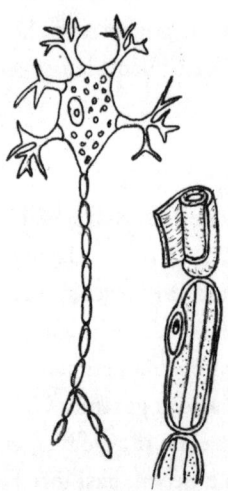

Nervenzelle (Neuron) mit Zellkörper, Dendriten und Axon mit Myelinschichten umhüllt

(gezeichnet von A. Trökes)

74

Myelin- oder Markscheiden. Diese Konstruktion erhöht die Geschwindigkeit in der Weiterleitung eines Aktionspotentials um ein Vielfaches im Vergleich zu Nervenzellen ohne Myelinschicht. Myelinschichten werden im Zentralnervensystem von einer besonderen Art von Gliazellen gebildet (Oligodendrocyten). Markscheidenbildende Zellen des peripheren Nervensystems sind die sogenannten Schwann'schen Zellen (benannt nach dem Anatomen Theodor Schwann).*

Die Errichtung der Blut-Hirn-Schranke

Astrocyten, ein anderer Typ von Gliazellen, spielen bei der Errichtung der *Blut-Hirn-Schranke* eine wichtige Rolle. Viele im Blut natürlich vorkommende Stoffe beeinträchtigen die Aktivität der Nervenzellen. Die Blut-Hirn-Schranke verunmöglicht es vielen Substanzen, die im Blut vorhanden sind, in das Gehirn einzudringen. Das Gehirn macht zwar nur 2 Prozent des Körpergewichts aus, doch es benötigt 16 (!) Prozent der Blutversorgung. Das Gehirngewebe enthält, auf die Masse bezogen, 10-mal so viel Blut wie Muskelgewebe. Vor diesem Hintergrund beeindruckt es umso mehr, dass trotz der starken Versorgung mit Blut zahlreiche Stoffe nicht ins Gehirn übertreten können, während sie in andere Organe, zum Beispiel die Leber, ungehindert einströmen können. Fortsätze der Astrocyten bilden auf der dem Gehirn zugewandten Seite von Blutgefäßen und -kapillaren eine Art Füßchen aus, die sich zu einer fast durchgehenden Hülle um die Blutgefäße zusammenschließen. Diese Hülle enthält fetthaltiges Material, das verhindert, dass sämtliche nichtfettlöslichen Substanzen (die den Großteil der potentiell schädlichen Substanzen für das Gehirn ausmachen) die Barriere ins Gehirn überwinden können.

---

* Myelinscheiden bilden zahlreiche Hüllschichten um die Axone herum, die den Hüllen einer Zwiebel gleichen. Multiple Sklerose ist beispielsweise das Ergebnis der Auflösung von solchen Hüllgeweben um die Nervenzellen. Hier zerfallen viele Myelinscheiden um die Axone herum mit der Folge von Bewegungsstörungen (Spastizität) und Schwächezuständen (vgl. Thompson 2001).

Erfahrung und Neuroplastizität

Fassen wir die bisherigen Aussagen zum Aufbau und zur Physiologie des Gehirns zusammen, so können wir sagen, dass das Gehirn in seinem ursprünglichen Aufbau ein Rohr ist. In diesem Rohr nimmt von hinten nach vorn die Wichtigkeit für unser physisches Überleben ab. Umgekehrt nimmt die Komplexität der kognitiven Leistungen in derselben Richtung zu.

Der untere Teil des Rohres (Boden) hat immer motorische und vegetative sowie primitive Entscheidungsfunktionen, der obere Teil des Rohres (Dach) immer sensomotorische Funktionen. Die unteren Teile der Gehirnabschnitte sind zuständig für vegetative autonome Funktionen, die die Organismen für das absolute Überlebensnotwendige brauchen, während den oberen Teilen komplexere Integrationsfunktionen zukommen.

Den wesentlichen Sprung in der Evolution des Gehirns bei Primaten brachte die Vergrößerung des Großhirns. Auf diese Weise konnte ein großer Teil der sensorischen Wahrnehmungsfunktionen, die im Mittelhirn schon vorhanden waren, noch einmal in der Großhirnrinde angelegt werden. Das heißt, viele Informationen werden stets noch einmal abgebildet, und zwar in vergrößerter und verfeinerter Form.

Die in diesem Zusammenhang entstandene Vergrößerung der Oberfläche des Gehirns ermöglicht, die Welt sehr viel detaillierter abzubilden, als wenn nur ein kleines Mittelhirndach zur Verfügung stünde. Die Vermittlung der Sinnesdaten vom Hirnstamm über das Mittelhirn in die Großhirnrinde übernimmt das obere Zwischenhirn.

Durch seine vielfältigen funktionalen Bereiche ist das Gehirn ein integrierender Bestandteil des gesamten Körpers. Es entwickelt sich während des ganzen Lebens weiter. Auf diese Weise ist es mit seinen vielfältigen Vernetzungen ein agierendes und in seiner Anlage vor allem auch lernendes System. Seine bis in alle Tiefen des menschlichen Körpers hineinwirkende neuronale Vernetzung erklärt zwar den integrativen Charakter des Gehirns, doch wie es lernt, wie es Informationen aufnimmt und Erfahrungen verarbeitet, können wir aus den bisher beschriebenen funktionalen Bereichen und der Tatsache, dass sich viele Neuronen untereinander und mit den Körpergeweben verbinden, noch nicht ableiten. Neurophysiologen erklären die Funktion der Informationsübermittlung gerne mit dem Bild des »Feuerns« der Neurone (vgl. bspw. Solms/Turnbull 2007; Siegel 2007; Rizzolatti/Sinigaglia 2008); dieser an die Sprache der Technik angelehnte Terminus soll uns eine bildliche Vorstellung dazu vermitteln.

An den Übergängen der Nervenendungen besteht ein als Synapse bezeichneter Spalt. Es gibt zwei Arten von Synapsen: elektrische und chemische. Bei *elektrischen Synapsen* sind zwei Nervenzellen über sehr enge Zellkontakte miteinander verbunden, den sogenannten »*Gap Junctions*«. Über sie läuft die elektrische Energie direkt ohne weitere Verzögerung von einer Zelle zur anderen. Bei den chemischen Synapsen werden die elektrischen Signale nicht unmittelbar übertragen, sondern durch chemische Botenstoffe, sogenannten Neurotransmittern.

Chemische Synapsen bestehen aus einer *Präsynapse*, in der Regel einem *Endknöpfchen* (Axonende) einer Nervenzelle sowie einer *Postsynapse*, welche entweder ein Stück Membran des Zellkörpers, eines Dendriten oder des Axons einer anderen Nervenzelle sein kann. Die wichtigste Funktion der präsynaptischen Endigung ist die Freisetzung von *Neurotransmittern*, chemische Stoffe, welche dort in kleinen Bläschen *(Vesikeln)* gespeichert sind. Diese werden beim »Feuern«, das heißt beim Ankommen eines Aktionspotentials, in den synaptischen Spalt hineingegeben und auf der anderen Seite von den rezeptorischen Bereichen des benachbarten Neurons *(Postsynapse)* aufgenommen.

Das Ausschütten der Neurotransmitter in den synaptischen Spalt bewirkt eine Sekundenbruchteile andauernde Erhöhung oder auch, je nach spezifischer Wirkungsweise und Aufgabe der Transmitter, eine Verringerung des elektrischen Potentials *(Aktionspoten-*

tial), das heißt der elektrischen Spannung zwischen beiden Neuronen. Bei einem Nervenimpuls, ausgelöst durch visuelle Reize (wie eventuell Licht, das auf die Netzhaut des Auges trifft), durch auditive Reize (wie bspw. Schallwellen, die ans Ohr dringen) oder sensorische Reize (die über die Tast- und Empfindungssensoren unserer Haut auf das Nervensystem wirken), setzt sich ein Aktionspotential (meistens viele hintereinander) über die gesamte Länge der Axone der beteiligten Nervenzellen bis zu deren Endverzweigungen fort. Es bewirkt dort die Ausschüttung von Botenstoffen, was ein jeweiliges Neuron jenseits des synaptischen Spalts seinerseits dazu veranlasst, entweder diesen Impuls weiterzugeben und ebenfalls zu feuern, eventuell aber seine Feuerungsrate herabzusetzen oder gar einzustellen.

Die bekanntesten Neurotransmitter sind *Acethylcholin, Noradrenalin, Serotonin, Dopamin* und *Glutamat*; bei ihnen handelt es sich um erregende Transmitter. Dazu kommen *Gamma-Aminobuttersäure (GABA)* und *Glycerin*; sie wirken hemmend. Es wird unterteilt in transmitterabhängige schnelle Erregungsübertragung – durch Glutamat, GABA und Glycerin. Acethylcholin, Noradrenalin, Serotonin und Dopamin beeinflussen die Geschwindigkeiten der Erregungsübertragung. Sie werden aus diesem Grunde *Neuromodulatoren* genannt.

Die meisten Leistungen im Gehirn kommen durch die Arbeit von Zellverbänden zustande, worin jedes einzelne Neuron an sich schon ein komplexes Verarbeitungssystem darstellt. Das Gehirn ist Ort großer *Konvergenz* (Bündelung) und *Divergenz* (Verbreitung, Verteilung) von Informationen gleichermaßen. Dazwischen, das heißt zwischen Aufnahme und Weiterleitung von Reizen, hat es ein hohes Maß an mehr oder weniger komplizierter Integration der Erregung zu leisten. Dieses Maß variiert unter anderem je nach zahlenmäßigem Verhältnis von *erregenden* und *hemmenden* Synapsen, die auf die Zelle wirken (vgl. Roth 1997).

Siegel beschreibt *Erfahrung* für das Nervensystem auf der physiologischen Ebene als »die Aktivierung des neuronalen Feuerns als

Reaktion auf einen Stimulus« (2007: 53). Indem Neuronen aktiv und nachfolgend regelmäßig reaktiviert werden, werden zum einen die Zunahme ihrer Verbindungen untereinander und zum anderen auch die Vermehrung der sie unterstützenden Zellen und Blutgefäße unterstützt. Das heißt, die Neubildung und Vernetzung von Nervenzellen (= *Neurogenese*) hängt sowohl von genetischen Faktoren, aber auch entscheidend von der Erfahrung des Individuums im Kontakt mit seiner Außenwelt ab.

An dieser Stelle geht es vor allem darum, ein Verständnis darüber zu bekommen, *dass Erfahrungen strukturelle Veränderungen im Gehirn bewirken können – und das in unterschiedlicher Intensität und Tiefe über den Verlauf des gesamten Lebens hinweg.* Dieses Potential der Entwicklungs- und Veränderungsfähigkeit des Gehirns wird als *Neuroplastizität* bezeichnet. Neurologen gehen davon aus, dass intensives wiederholtes Feuern von Neuronen in spezifischen Gehirnarealen zu einer erhöhten Dichte der Synapsen sowie einem intensiveren Wachstum von unterstützenden Zellgeweben, die Gliazellen und Blutgefäße führen.

Das bietet einen guten Anknüpfungspunkt für den im Yoga so wichtigen Aspekt des achtsamen Gewahrseins: Es ist zu vermuten, dass bewusste Aufmerksamkeit auf sensorische Stimulation und Impulse die Rate der Impulsverarbeitung in der Großhirnrinde und die Dichte der neuronalen Verknüpfungen erhöht und die Neuroplastizität des Gehirns fördert. Weiter können wir davon ausgehen, dass neuroplastische Veränderungen sich nicht nur strukturell auf unser Gehirn auswirken, indem mehr und neue Nervenverbindungen geschaffen werden, sondern auch Veränderungen in den Funktionen der spezifischen Gehirnregionen und deren Kapazität der Informationswahrnehmung, -aufnahme und -verarbeitung mit sich bringen. Auf diese Weise bleibt unser Gehirn also »frisch« und »elastisch«.

Dies hat sowohl Auswirkungen auf unser psychisches Erleben, beispielsweise in unserem Gefühlsleben und in unserer emotionalen Befindlichkeit, als auch auf unsere körperliche Verfassung, etwa in der Reaktion auf Stress und den Immunfunktionen. Das heißt: Die individuellen Zellen des Gehirns »sind nicht unverwechselbar ›mental‹ [Hervorhebung im Original; B. K.]; sobald sie sich jedoch miteinander verbinden, trägt jede einzelne von ihnen zur Entstehung von etwas anderem bei – unserem Fühlen und Denken« (Solms/Turnbull 2007: 60).

Repräsentationen der Innen- und Außenwelt im Gehirn

Das Konzept der Neuroplastizität vermittelt eine Vorstellung davon, auf welch vielfältige Weise das Gehirn die Welt in unserem inneren Milieu des Körpers und die Welt außerhalb unserer Selbst miteinander verbindet. Es hat die hochsensible Aufgabe, unsere viszerale (lat.: *viscera* = Eingeweide) Befindlichkeit, also die Konstitution unserer Organe und Eingeweide, mit den Sinneserfahrungen, die aus der äußeren Welt auf uns einwirken, in Balance zu halten. Würde das Gehirn nicht mehr in der Lage sein, die inneren Funktionen und Bedürfnisse unseres Körpers mit unserem sinnlichen Kontakt zur Außenwelt zu regulieren, müssten wir letztendlich sterben – entweder aufgrund von existentiellen Faktoren wie Hunger, Durst, Sauerstoffmangel oder durch die Zerstörung unserer psychischen Integrität (vgl. Solms/Turnbull 2007).

Den Kontakt zur Außenwelt steuert das Gehirn einerseits über unsere Sinne, das heißt unter anderem durch das Sehen, Hören, Tasten, Schmecken, Riechen, und andererseits über unseren Bewegungsapparat. In der Verarbeitung all dieser Prozesse wird der Körper von seiner Umwelt stets aufs Neue geprägt und drückt sich seinerseits immer wieder durch sein Tun gestaltend in der Umwelt aus.

Die moderne Hirnforschung weiß mittlerweile, dass die Verarbeitung innerer und äußerer Impulse wesentlich komplexer ist als früher angenommen. Den jeweiligen Hirnregionen können zwar spezifische Grundaufgaben zugeordnet werden, doch sind sie in der Fülle der verschiedenen Ebenen von Informationsverarbeitung alle miteinander über neuronale Verschränkungen vernetzt und beeinflussen sich durch eine Vielzahl von neuronalen Botenstoffen gegenseitig. Dies ist insbesondere der Fall bei den Themen Lernen und Gedächtnis. Eindrücke erreichen das Gehirn im Allgemeinen von außen vermittelt über unsere Sinnesorgane und über motorische Impulse als Rückmeldungen unserer Propriozeption (Wahrnehmung von Körperbewegung und -lage im Raum), wie solche über die Arbeit und den Einsatz der Muskeln oder der Stellung der Knochen und Gelenke in den jeweiligen Schädellappen beider Hirnhemisphären erfolgt (siehe Text und Abbildung auf S. 67: Anatomische und physiologische Grundlagen des Gehirns). Auf diese Weise arbeitet das motorische System immer mit dem Wahrnehmungssystem im Sinne einer Bewegungssteuerung zusammen.

Dadurch, dass unsere Handlungen fein abgestimmte Prozesse des Zusammenwirkens sensorischer, motorischer und emotionaler Bedingungen sind, ist die Aufnahme, Verarbeitung und Steuerung der Impulse nur *eine* Aufgabe der genannten Hirnregionen. Diese Bereiche des Cortex werden als *primärer Projektionscortex* bezeichnet. Geht es um die Fülle an kognitiven Prozessen der Weiterverarbeitung und Speicherung von Informationen, also um Lernen, den Aufbau von Erfahrung oder das Üben und Modifizieren von Haltungs- und Handlungsmustern, so kommen komplexe Hirnregionen zwischen diesen Projektionsfeldern mit ins Spiel. Sie werden oft als *Assoziationscortex* bezeichnet und dienen der Integration von Informationen in unser gesamtes physisches und mentales System. Hier werden Erinnerungen abgelegt, die es erlauben, die Dinge in der Außenwelt später wiederzuerkennen, die für das (Über-)Leben, das Wohlbefinden und die existentielle Sicherheit notwendig sind.

Der Bewegungssteuerung gegenüber steht das *innere Milieu* des Körpers, das Prozesse umfasst wie Sauerstoffaufnahme, Blutdruck, Kontrolle der Temperatur, Verdauung, Sexualität etc. Diese Prozesse haben eine Eigendynamik, sind jedoch auf die Informationen und Impulse der Bewegungssteuerung existentiell angewiesen. Würden die Organe, die für die inneren Körperprozesse zuständig sind, zusammenbrechen oder würde ein koordiniertes Zusammenwirken zwischen innerem und äußerem Milieu jäh unterbrochen, so würde der Organismus sterben.

Vor dem Hintergrund der Wechselwirkungen zwischen unserem äußeren und inneren Milieu können wir den Begriff der Wahrnehmung, wie ihn Neurophysiologen und -psychologen verstehen, auf zwei Ebenen beschreiben.

Auf der ersten Ebene ist Wahrnehmung der gesamte Prozess der Aufnahme, Auswahl, Verarbeitung von sensorischen Eindrücken und die Interpretation dieser Informationen vor dem Hintergrund bereits verarbeiteter und ins Nervensystem integrierter Erfahrung. Es sind solche Informationen, die der Anpassung des Wahrnehmenden an die Umwelt dienen und die ihm eine Rückmeldung über Auswirkungen seines Verhaltens geben. In diesem Sinne wird Wahrnehmung als bewusster, kognitiver Prozess der Informationsaufnahme und -weiterverarbeitung begriffen.

Die zweite Ebene der Wahrnehmung betrifft das sinnliche Abbild, das in Nervensystem und Gehirn entsteht, wenn wir aufmerksam fühlen. Diese Form der Wahrnehmung haben wir schon als achtsames Gewahrsein beschrieben. Wir können es auch als subjektives oder emotionales Gewahrsein bezeichnen, bei dem wir uns selbst »be-wusst« in unserem sensorischen Erleben aus einer Metaposition heraus beobachten.

Eine Voraussetzung für dieses Erleben ist ein Moment des Innehaltens vom Alltags- und Lebensprozess; sein Ergebnis ist das Empfinden von Präsenz, von hoher bewusster Aufmerksamkeit. Diese Form der Wahrnehmung ermöglicht es, psychische Erfahrungen im gegebenen Moment unmittelbar zu spüren und anzunehmen. Aus dieser Perspektive heraus beinhaltet Wahrnehmung auch das Erfassen von Beziehungsqualitäten in der Verbindung mit sich selbst und der persönlichen Beziehungen zu anderen. Neurobiologinnen und -biologen bezeichnen diese Sichtweise als *neuronale Integration*, die uns nicht nur ermöglicht, »das gesamte Gehirn und den Körper als ein funktionierendes Ganzes zu sehen, sondern darüber hinaus zu untersuchen, wie Signale [hier: Empfindungen; B. K.] eines Gehirn-Körpers mit anderen in Beziehungen, Familien und Gesellschaften interagieren« (Siegel 2007: 67).

Informationen zwischen Gehirn und Körper – somatische Marker

Das Bewertungssystem des Gehirns ist in Bezug auf Erinnerung und Gedächtnis aufs intimste an Emotionen gebunden. Sie nehmen entscheidenden Einfluss auf die Auswahl dessen, was wir wahrnehmen und mit welchen Reaktions- und Verhaltensweisen wir auf unsere Umwelt reagieren. Unser Körper ist das Instrument unseres Verhaltens; und somit liegt es nahe, dass es ein Signalsystem zwischen dem emotionalen System und den motorischen und vegetativen körperlichen Reaktionen geben muss. Der Neurowissenschaftler und Bewusstseinsforscher Antonio Damasio stellte die Theorie auf, dass alle Erfahrungen des Menschen in einem emotionalen Erfahrungsgedächtnis gespeichert werden. Darin bilden das menschliche Gehirn und der restliche Körper einen unauflöslichen Organismus. Zu seinen wechselseitig aufeinander einwirkenden biochemischen und neuronalen Regelkreisen gehören unter anderem das Hormon-, Immun- und autonome Nervensystem (vgl. Damasio 1994). In diese Integration ist das emotionale System mit eingebunden. Das Ensemble erlaubt es insgesamt, wie die Psychologinnen Maja Storch und Astrid Riedener[*] schreiben, »dem Körper und der Wahrnehmung von Körperempfindungen einen zentralen Stellenwert bei der Entstehung von Identität zu geben« (Storch/Riedener 2006: 21).

---

[*] Im Rahmen ihres Konzepts des »*Züricher Ressourcen Modells*«

Das Erfahrungsgedächtnis vermittelt sich laut Damasio über ein körperliches Signalsystem, das er als *somatische Marker* beschreibt. Sie unterstützen den Menschen bei der Entscheidungsfindung, indem sie bei der Vorstellung verschiedener Handlungsalternativen eine durch bisherige Erfahrungen bestimmte Rückmeldung aus dem Körper geben. Diese Rückmeldungen schließen zunächst alle emotional nicht tragbaren Handlungsmöglichkeiten aus. Somatische Marker bilden ein automatisches körpereigenes System zur Bewertung, das oft unbewusst als »Alarmglocke« oder Startsignal wirkt und über Körpersignale und/oder emotionale Signale verläuft. Die Bewertung orientiert sich an dem dualen Prinzip »Schlecht gewesen, das nächste Mal lieber meiden« oder »Gut gewesen, wieder so«. In einer entsprechenden Situation oder einem vorausschauenden Planungsprozess darüber, wie eine bestimmte Situation gestaltet und bewältigt werden soll, wird der Körper über die bereits gesetzten somatischen Marker blitzschnell alles erfahren, was er zu dieser Thematik an Erfahrungen gesammelt hat. »Körpersignale oder Emotionen, so diese Theorie, sind die entscheidenden ›Stop‹- oder ›Go‹-Signale bei Motivationsprozessen« (Storch/Krause/Küttel 2007: 296).

In den folgenden Kapiteln werden wir uns damit auseinandersetzen, wie Modifizierungen unserer basalen überlebensnotwendigen Motivationen Emotionen erzeugen und unseren allgemeinen Bewusstseinszustand beeinflussen.

WIE VERARBEITEN WIR WAHRNEHMUNG?

Das Konzept von Samskara und Vasana im Yoga

Das Wort *Samskara* bedeutet Eindruck, Nachwirkung. Samskaras sind »unterbewusste Eindrücke, die von inneren und äußeren Eindrücken in der Psyche hinterlassen werden« (Deshpande/Bäumer 1977: 42). Wolz-Gottwald nennt sie unsere verborgenen *Vrittis*. (Wolz-Gottwald 2002: 116) Es sind die Erinnerungen, die einen so tiefen oder andauernden *Ein-Druck* in uns hinterlassen haben, dass sie uns dadurch im wahrsten Sinne des Wortes prägen konnten, so dass wir zu der/zu dem wurden, die/der wir sind. Diese Eindrücke und Prägungen geschahen zu einer Zeit, in der unser Gehirn noch nicht in der Lage war, diese Eindrücke zu verarbeiten. »Kindliche Amnesie« nennt man diesen Zustand, der bis ungefähr zum 3. Lebensjahr anhält. Das ist die Lebenszeit, in der das Gehirn am meisten lernt, sich am intensivsten vernetzt und der Prozess der Erziehung und jede Beziehung, die wir erfahren, die tiefsten Spuren in uns hinterlässt.

Samskaras sind wie ein Ensemble von Knotenpunkten im neuronalen Netzwerk, die viele Bereiche des Gehirns über Nervenverknüpfungen zu einem komplexen Muster verbinden können. Daran ist der gesamte Körper mit allen seinen Organsystemen und der gesamte Mind beteiligt, was wiederum durch dieses so entstandene Netzwerk gespiegelt wird.

Wenn wir zum Beispiel die Art und Weise betrachten, wie ein Mensch wirkt, dann nehmen wir auf einer unbewussten Ebene diese Samkaras oft in überraschender Deutlichkeit wahr. Wir spüren intuitiv, ob ein Mensch in sich weit, frei und offen ist, ohne Angst und den Menschen zugewandt. Jede Nuance seiner Körperhaltung, seiner Bewegungen, seines Atems und seines Stimmklangs wird dem Ausdruck geben, was in ihm lebt und wirksam ist. Selbst wenn der erwachsen werdende Mensch versucht, sich so zu formen, wie er denkt, dass er sein sollte, wird sich das, was sich ihm eingeprägt hat, nie ganz verbergen lassen und gewissermaßen durch die Poren seiner Persönlichkeit (von lat. *personare* = hindurchtönen) hindurchschimmern. Das, was da durchschimmert, ist den meisten Menschen zutiefst unbewusst – einer der Gründe, warum Eigen- und Fremdwahrnehmung oft so krass auseinanderklaffen.

Im Yoga werden diese tiefsitzenden Spuren auch als *Stützen unseres Geistes* bezeichnet, denn der größte Teil unseres Denkens, Fühlens und unseres Verhaltens basiert auf diesen unbewussten Mustern. Nehmen wir zwei mögliche Vernetzungsoptionen für unser Gehirn: die eine stellt die innere Haltung des Vertrauens dar (»Urvertrauen«), die andere die des Misstrauens und Zweifels.

Je nachdem, welche der beiden Optionen in der Ausformung des neuronalen Netzwerkes ein Übergewicht hat, werden unterschiedliche Botenstoffe aktiv, werden unterschiedliche Sequenzen der Gene aktiviert und sich in der Folge ein entsprechendes Weltbild herauskristallisieren. Der Mensch, der die Chance hatte, in sich ein tiefes Vertrauen zu entwickeln, wird das in seiner Körperhaltung und Körpersprache genauso deutlich ausdrücken wie jemand, der diese innere Haltung nicht aufbauen konnte.

Samskaras wirken aus der Tiefe nach, das heißt, Erfahrungen, die einen Samskara gebildet haben, bleiben in uns wie eingebrannt. Deshalb reichen kleinste, sogar unterbewusste *(subliminale)* Reize, um sie wieder in voller Ladung zu aktivieren.

Auf der Grundlage solcher unbewussten Prägungen entscheiden wir zum Beispiel immer wieder in Bruchteilen von Sekunden in Situationen des Alltags, ob wir jemand sympathisch finden oder nicht, ob wir jemandem trauen oder nicht. Lange bevor wir auch nur anfangen können, darüber nachzusinnen, warum uns jemand sympathisch oder unsympathisch ist, hat unser Hirn schon entschieden. Wenn wir dann konkret nach einer Begründung dafür suchen, stehen wir meist vor einem Rätsel und haben keine Ahnung. Tatsache ist, dass wir uns bei dieser Entscheidung auf etwas stützen, was wir in der Regel gar nicht wissen können.

Die Vasanas – oder: das geheime Leben in uns

Noch viel mehr gilt das für die *Vasanas*. Der Begriff Vasana bedeutet wörtlich »Geruch« und steht für »uralte, für überwunden gehaltene Triebe« (Sriram 2006: 231).

Auch die Vasanas stellen ein Wissen dar, das sich auf unsere Erinnerungen stützt, und zwar insbesondere auf die unbewussten Eindrücke von Handlungen. Desikachar nennt sie die »negativen, tief in uns ruhenden Tendenzen« (Desikachar 1997: 147). Diese unbewussten Eindrücke der Psyche, die in engen Zusammenhang mit der Erinnerung stehen, sind »latente, unterbewusste Empfindungen, die immer wieder vrittis hervorbringen und daher das schwierigste Hindernis für Yoga darstellen« (Deshpande/Bäumer 1977: 199). Vasanas sind wie Keime, die ganz tief im Feld des Citta (des Mind) ruhen. Manche von ihnen sind in uns hineingesenkt, bleiben aber ein Leben lang inaktiv. Andere werden wirksam, ohne dass wir mitkriegen, wodurch und warum sie aktiviert wurden. Es sind innere Regungen, die in uns selbst ein Befremden auslösen können, weil wir merken, dass etwas durch uns hindurch wirkt und damit Macht über uns hat, ohne dass wir auch nur eine Ahnung haben, worum es sich handelt.

Erstaunlich ist, wie klar und differenziert die Yogameister erkannt haben, in welch vielfältigen Bewusstseinsabstufungen unsere Erinnerung funktioniert und welche Auswirkungen diese inneren mentalen Regungen auf unser gesamtes Dasein haben. Da es wegen der kindlichen Amnesie nicht möglich ist, diese bestimmte Reaktionen auslösenden Inhalte ins Licht des Bewusstseins emporzuheben, können sie auch nicht bearbeitet werden. So macht es Sinn, dass Deshpande sie das »schwierigste Hindernis für Yoga« (ebd.) nennt, denn Yoga will uns zu einem ruhigen, klaren und bewussten Geist führen. Ziel der Yogapraxis ist es, die Anhaftungen und Identifizierungen zu lösen, die uns unfrei machen und uns immer wieder leidvolle Erfahrungen bescheren. Aber wie sollen wir uns von einer Anhaftung oder Identifizierung lösen, die wir gar nicht kennen?

Das Yoga-Sutra schlägt vor, jede Regung unter Kontrolle zu behalten und den Geist dazu zu erziehen, eine tiefe Ruhe – also im wahrsten Sinne des Wortes ein Unberührt-Sein – zu bewahren, selbst wenn etwas in unserem Inneren gerade in seinen Film eintauchen will.

Das plastische Gehirn

Bewegungsmuster sind Lebensmuster.
ANNA TRIEBEL THOME

Alltägliche Bewegungs- und Haltungsmuster unterbrechen

Wir alle halten zu bestimmten Zeiten an bestimmten Dingen, Mustern und Einstellungen fest – an einigen vielleicht sogar andauernd –, ohne uns darüber bewusst zu sein. Oft merken wir dies erst, wenn Veränderungen in unseren Lebensumständen uns zwingen, innezuhalten und unsere bisherige Lebensweise zu hinterfragen: Dann passt etwas nicht mehr zusammen im inneren Gefüge. Die innere Sicherheit ist irritiert und diese Irritation macht sich im physischen Körper oder in unserer psychisch-seelischen Verfassung bemerkbar. Die Muster, mit und in denen sich der Organismus im Leben eingerichtet hat, funktionieren plötzlich nicht mehr, und diese Erfahrung lässt uns in einer mehr oder weniger tiefen Verunsicherung zurück – die sich im Gehirn als chaotisches Wellenmuster äußert. Ein solcher Zustand versetzt das Gehirn derart in Stress, dass es von sich aus versucht, diesen abzustellen, indem es – sogar weitgehend unbewusst – alle Optionen nach Lösungsmöglichkeiten abscannt.

Nicht so dramatisch, aber auch nicht ohne Auswirkungen kann es in einer Yogastunde in den Mobilisierungsphasen für den Körper zugehen. Diese Phasen haben ganz unterschiedliche Charaktere: Sie können Übungen beinhalten, die den Körper auf der Ebene der Muskeln und Bänder erwärmen, um ihm anschließend die Möglichkeit zum Loslassen und Entspannen zu geben. Es können schnelle rhythmische Körperübungen sein (Hüther: »Das Gehirn schwingt mit!«), die den Geist dazu bringen, irgendwann im Üben still zu werden. Oder das Angebot besteht aus fließenden Bewegungsabfolgen, in denen der Körper sich einer Welle gleich immer wieder von einer Position in die andere begibt und sich den Übenden so die Gelegenheit bietet, körperlich und geistig zu entspannen und loszulassen. Zusätzlich kann der Atem ganz bewusst in die Körperbewegung mit hineingenommen werden, um den Geist auf diese Weise zu fokussieren. Indem außerdem die Stimme einbezogen wird, kann sich der geistige Fokus auf die Resonanz des Klangs im Innen und Außen ausrichten.

Alle diese Übungen und Abläufe haben zum Ziel, über kleine, einfache Bewegungsabläufe das Muster alltäglicher Bewegung und deren Wahrnehmungs- und Empfindungssysteme zu unterbrechen. In ihnen zeigt der Körper wie ein Spiegel unserer physischen und mentalen Verfassung sehr rasch, wo er in seinen Muskeln und Geweben festhält und welche Regionen in ihm nach mehr Weite rufen. Entsprechend werden Grenzen in der Begegnung mit Körperblockaden, wie beispielsweise Verspannungen, spürbar, oder es stellt sich ein Aufatmen in der Dehnung ein. Verbunden damit melden sich eventuell Gefühle wie Widerstand und Ärger auf der einen oder aber Erleichterung und Freude auf der anderen Seite. All dies sind spontane Empfindungen, die einhergehen mit im Alltag meist nicht bewusst initiierten und somit ungewohnten sensomotorischen Impulsen und einer irritierenden Erfahrung, mit denen der Körper unmittelbar reagiert – entweder Widerstand oder Hingabe.

Potentiale und Grenzen im Wechselspiel
antagonistischer Kräfte

Unser Nervensystem ist kontinuierlich damit befasst, beispielsweise unsere Raumwahrnehmung unseren Bedingungen, Bedürfnissen, Notwendigkeiten und Wünschen in unseren Lebensumständen und Lebensbeziehungen anzupassen. Unter diesen Voraussetzungen können wir nicht nicht-wahrnehmen. In unserem Denken, Fühlen und Wollen hält und bewegt uns gleichermaßen unsere Wahrnehmung in einem kontinuierlichen Wechselspiel unterschiedlichster Dynamiken.

Wenn wir im Yoga unsere Wahrnehmung schulen und anstreben, sie kontinuierlich zu verfeinern, dann machen wir uns auf den Weg, den Körper auf bewusste und achtsame Weise in seiner energetischen Dimension kennen und begreifen zu lernen. Das tun wir, indem wir seine Gewohnheiten unterbrechen und ihm neue Muster der Bewegung, der Atmung, der Fokussierung der Gedanken geben. Zu diesem Wahrnehmen gehört das Spüren des energetischen Zustands, die Schulung und Vertiefung eines Empfindens für weite, durchlässige und enge, verspannte Räume im Körper, Beobachtung der Gemüts- und Geistesverfassung. Die sensomotorische aktive Anspannung der Muskulatur und damit auch der sie umgebenden Gewebe *(Faszien)* sowie die gleichzeitig passive Entspannung anderer Muskeln und Gewebe in Yogahaltungen zeigen die Potentiale und Grenzen des Organismus im Umgang mit dem Wechselspiel antagonistischer Muskelkräfte auf. Diese Kräfte sind die Ergebnisse einer im Laufe unseres Lebens vom Nervensystem geprägten Körperkonstellation mit den entsprechenden und an für uns bekannte Situationen angepassten Haltungsmustern. Selbst (An-/Ver-)Spannungen und Muskeltonus sind gelernte Situationen, die vom Gehirn aus gesteuert werden. Der Körper wird mit diesen Informationen immer wieder versorgt und darüber in seiner Anatomie und in seinen Geweben zu einer bestimmten Gestalt manifestiert. Doch wie kommt es zu diesem Prozess der Körpereinschreibungen von Form und Gestalt?

Das motorische System des Körpers arbeitet immer mit dem Wahrnehmungssystem im Sinne einer Bewegungssteuerung zusammen, gleichzeitig steht es im engen Kontakt mit unserem inneren Milieu, das Prozesse wie Sauerstoffaufnahme, Blutdruck, Temperatur, Verdauung, Sexualität etc. steuert. Inneres Milieu und Bewegungssteuerung sind aufeinander angewiesen, damit der Organismus leben und sich in der Welt zurechtfinden kann. Die Aktivitäten der inneren Organe sind somit für das subjektive Erleben im psychologischen Sinne von entscheidender Bedeutung. Sie bilden die physische Grundlage für grundlegende Motivationen und Affekte, wie Nahrungsaufnahme, die Suche nach Sicherheit und Wärme, Fortpflanzung. Alles, was diese Motivationen beeinflusst, stört oder verändert, wie zum Beispiel Nahrungsknappheit, Unsicherheit, Bedrohung, fehlende Bezogenheiten, wird als Emotion erlebt. Sie basiert physiologisch betrachtet auf der Weiterleitung von Impulsen aus nervösen Verbindungen zwischen Nervennetzwerken und Organ- und Körpergeweben über das Rückenmark ins Gehirn, wo sie verarbeitet werden. Auf diese Weise wird der augenblickliche Zustand des Körpers zu den in der Außenwelt wahrgenommenen Objekten in Beziehung gesetzt mit den Empfindungen und Gefühlen des inneren Milieus. Deren Verknüpfungen werden im Gedächtnis gespeichert und in der einen oder anderen Form der Verarbeitung als Erinnerung erlebt. Dieses Erleben beeinflusst wiederum die nach außen gerichtete Aktion mit zunächst unreflektierten stereotypisierten Mustern.

Die Integration zweier Welten – Bewusstsein aus neuropsychologischer und neurobiologischer Sicht

Körperarbeit ist für viele Menschen eine effektive Methode, um bisher nicht bewusste Muster oder unbewusste Mitteilungen, die sich an die Oberfläche des Bewusstseins drängen, zu erkennen und zu bearbeiten. In der Tat ist der Körper auf der einen Seite der Schatten, all diejenigen positiven und tragischen Erfahrungen im biographischen Verlauf widerspiegelnd, die die Lebensenergie entweder motiviert und angeregt oder abgeschnitten haben. Auf der anderen Seite ist der Körper die Schule, der Protagonist, der geliebte Feind, Animus und Anima gleichermaßen, »the deep friend of our soul« (Hartley 2004: 24), mit dem wir uns entwickeln. Das Differenzierungsvermögen der Vielzahl von Rollen, Bedeutsamkeiten und persönlichen Verbindungen, mit denen der Körper als solcher ausgestattet ist, ist jedoch nicht immer bewusst abrufbar und spürbar.

Warum ist das so? Um dieser Frage nachgehen zu können, müssen wir den Begriff des Bewusstseins genauer anschauen. Kommen wir dafür noch einmal auf den Aspekt der Wahrnehmung zurück. Betrachten wir uns von außen als physische Gestalt oder innerlich durch Introspektion, dann nehmen wir uns auf zwei verschiedene Arten wahr: zum einen als Körper und damit physisches und zum anderen als mentales Wesen. Das heißt, wir sind zugleich Beobachterinnen/Beobachter und Beobachtungsinstrument, je nachdem, welche Perspektive und Rolle wir einnehmen. Tatsächlich wissen wir aus vielen Erfahrungen, dass uns viele unserer Intentionen, Handlungen und die Art und Weise, wie wir die Welt und uns selbst sehen und empfinden, gar nicht bewusst sind, wir vieles gar nicht bewusst in unserem Gewahrsein haben.

Eine allgemeine Definition von Bewusstsein ist kaum möglich und muss eigentlich immer im interdisziplinären Diskurs festgelegt werden. Auf der Grundlage seiner klinischen Befunde kam Freud als Neurologe und Psychologe zu der Ansicht, »dass das Bewusstsein nur eine (variierbare und oberflächliche) *Eigenschaft* unseres Geistes sei« (Solms/Turnbull 2007: 86). Seiner Meinung nach umfasst die menschliche Psyche viel mehr als bewusste Inhalte, nämlich all das, was wir als Erinnerungen, Intentionen, Wünschen, Begehren besitzen. Dessen sind wir in weiten Teilen nicht gewahr, sie sind unserer Wahrnehmung nicht unmittelbar zugänglich. Und trotzdem beeinflussen diese unbewussten Inhalte, obwohl sie zum Teil nie ins Bewusstsein gelangen, den Bereich des bewussten Denkens und Handelns. Was wir uns mit Freud und anderen modernen Neuropsychologen zufolge im Außen wie im Inneren gewahr sind, ist Wahrnehmung, die in ihrer Qualität bereits sowohl bewusste als auch unbewusste psychische Inhalte repräsentiert (ebd.).

Nach der modernen Auffassung innerhalb der Neuropsychologie werden auch mentale Funktionen von komplexen Systemen erzeugt – ähnlich wie körperliche Funktionen der Verdauung und Atmung durch unterschiedliche Gewebe reguliert werden. Ihre einzelnen Bestandteile können auf verschiedene Hirnstrukturen und -regionen verteilt sein. NeuropsychologInnen vermuten, dass Funktionen wie Emotion, Gedächtnis und das Bewusstsein selbst durch eine Wechselwirkung zwischen verteilten Netzwerken von Hirnstrukturen erfüllt werden. Dieses Konzept wird als *funktionelles System* bezeichnet (Solms/Turnbull 2007: 77). Die Frage, wie die Informationen zusammenkommen, um eine Wahrnehmung als bewusste Erfahrung zu konstituieren, bezeichnen sie als *Bindungsproblem* (vgl. ebd.). Wir folgen der Annahme von Solms und Turnbull, dass das, »was unsere äußeren Wahrnehmungen bindet, [...] die Tatsache [ist], dass sie in unseren *inneren* Wahrnehmungen gründen – das heißt, in der Wahrnehmung unseres *körperlichen* Selbst« (Solms/Turnbull 2007: 90). Dieses Gebundensein an die Existenz in einem singulären Körper bindet oder vereinheitlicht das Bewusstsein (ebd.).

Aus Sicht der Neurophysiologie allerdings gibt es nicht *das* Bewusstsein, sondern vielmehr viele Bewusstseinsformen. Diese haben nach Roth (2002) nur *eins* gemeinsam: Sie werden bewusst erlebt.

Andere Neurowissenschaftler unterscheiden zwischen zwei Ebenen des Bewusstseins: dem einfachen (Kernbewusstsein) und dem reflexiven (Solms/Turnbull 2007) bzw. reflektiven (Siegel 2007) Gewahrsein (erweitertes Bewusstsein). Einfaches Gewahrsein bedeutet demnach die Aufnahme und Verarbeitung sinnlicher Eindrücke, wie beispielsweise des Sehens, in den dafür zuständigen Bereichen des primären visuellen Cortex beider Hirnhemisphären.

Um jedoch über visuelle Eindrücke reflektieren, nachdenken zu können, muss die visuelle Erfahrung in etwas wie Worte, im Inneren wie im Äußeren, umgewandelt werden. Diese Fähigkeit geht verloren, wenn die linke der beiden Gehirnhälften, die für Sprache zuständig ist, von der ursprünglichen visuellen Erfahrung abgekoppelt wird. Aus den Erkenntnissen der wissenschaftlich sehr gut erforschten Verarbeitung visueller Eindrücke wurde abgeleitet, dass reflexives Gewahrsein eng mit der linken Hirnhälfte und damit mit Worten bzw. dem »inneren Sprechen« verbunden ist (vgl. Solms/Turnbull 2007). Das heißt auf der anderen Seite, dass eine ganze Hälfte des Vorderhirns, nämlich die rechte, sinnliche Impulse unbewusst verarbeiten kann. Auch dies wurde in der Neuropsychologie durch zahlreiche Versuche nachgewiesen.

Viele wissenschaftliche Befunde, insbesondere im Zusammenhang mit der Behandlung von Patientinnen und Patienten, die im Koma lagen, sprechen dafür, dass das, was landläufig unter bewusst (im Gegensatz zu bewusstlos), als Zustand des Wachseins, des bewussten und aufmerksamen Wahrnehmens verstanden wird, von Strukturen tief im Hirnstamm gebildet wird, genauer von bestimmten Gehirn-Kernen. Verletzungen in diesen Regionen können ebenso wie auch Vollnarkosen dazu führen, dass das Wachbewusstsein ausgelöscht wird. Das bedeutet, dass »Bewusstsein nicht durch spezifische kortikale Zonen [innerhalb des Großhirns; B. K.] erzeugt [wird], sondern vielmehr dadurch, dass diese tief im Inneren des Gehirns gelegenen Strukturen [Nervenzellkerne; B.K.] spezifische kortikale Zonen *aktivieren*« (Solms/Turnbull 2007: 102 bis 103). Auf diese Weise entsteht Bewusstsein als Zusammenfassung der Verarbeitung einer Vielzahl von Daten (Sinneseindrücke, Erinnerung, Emotionen usw.). Antonio Damasio wies nach, dass die Kerne tief im Inneren des Gehirns an der Modulierung und Regulierung der *viszeralen Zustände* des Körpers (d. h. Körpertemperatur, Blutzuckerspiegel, Sauerstoffbedarf usw.) beteiligt sind, welche über Neurotransmitter und Hormone über die Blutbahn und die *Gehirn-Rückenmarksflüssigkeit* gesteuert werden. Er konnte

folgenden Zusammenhang zwischen Cortex und Hirnstamm auf-
zeigen: Zum einen wird das Material bzw. der *Inhalt* von Bewusstsein (die sensomotorischen Informationen) in den kortikalen Bereichen, welche die Impulse der Außenwelt organisiert verarbeitet.
Der *Zustand* des Bewusstseins wird zum anderen durch die Akti-
vierungssysteme des Hirnstamms, der das innere Milieu steuert,
reguliert (Damasio 1999).

Inhalt und Zustand von Bewusstsein bedingen sich so gegenseitig immer wieder aufs Neue, indem wir in der Welt sind und uns
in ihr bewegen und agieren. Ebenso wie die Inhalte des Bewusstseins eng verbunden sind mit der Gedankenaktivität und den innerlich erzeugten Bildern über sie, so repräsentieren auch die Zustände des Bewusstseins sowohl den augenblicklichen Status als
auch die Veränderungen in den Netzwerken unserer körperlichen
Vorgänge je nach Befindlichkeit.

Bewusstsein und Emotion

Aus Sicht der Neurobiologie findet Bewusstsein *nur* in Teilen der
Großhirnrinde statt, wobei der größte Teil der Großhirnrinde selbst
allerdings nicht bewusstseinsfähig ist. Das heißt, dass Bewusstsein
nicht das ausschließliche Produkt der Großhirnrinde ist, sondern
dass an der Herstellung von Bewusstsein viele Zentren beteiligt
sind. Diese arbeiten vollkommen unbewusst, das heißt, deren Wirkung nehmen wir überhaupt nicht wahr. Was wir also beispielsweise beim Anblick einer Blume wahrnehmen, ist aus dieser Sicht
das Endprodukt der Arbeit der Milliarden von Neuronen, die sich
im *Okzipitallappen* (am Hinterhaupt, zum Beispiel primäres Sehzentrum) befinden. Was uns an Bildern, Gefühlen und Empfindungen bewusst wird, wenn wir »Blume« sehen, ist das Ergebnis
der gespeicherten Informationen eines nur kleinen Teils des *Tempo-
rallappens* (Schläfenlappen), der wichtige Strukturen des Gedächtnisses enthält und Kontakt zum limbischen System hat. *Bewusst* ist
also, was sich als Erinnerung im vorderen Teil der Großhirnrinde,
im Stirnhirn (Neocortex) befindet. Dieser Bereich hat nicht nur

die Aufgabe, Wahrnehmung zu verarbeiten, sondern einzuschätzen und zu bewerten, was daraus als nächste Aktivität folgt. Es sortiert das Wahrgenommene hinsichtlich seiner Relevanz für die folgende Handlungsentscheidung (vgl. Roth 2006).

Wenn nun etwas Neues geleistet werden soll, müssen neue Nervennetze angelegt werden. Soll das bewusst geschehen, muss es in der Großhirnrinde passieren. Stimuli dafür, wie detailliert diese Nervennetze anzulegen sind, werden über neuronale Systeme gesteuert, die auf Aspekte wie »neu?«, »wo?«, »was?« und »wichtig?« reagieren und oftmals völlig unbewusst sind. Ist ein Inhalt neu *und* wichtig, dann beginnen Synapsen zu feuern und Netzwerke knüpfen sich um. Somit hat die Großhirnrinde die Aufgabe, in Sekundenschnelle neue Netzwerke anzulegen bzw. umzustrukturieren, die uns in die Lage versetzen, unbekannte Situationen zu bewältigen. Wäre eine Situation *vollkommen* neu, beispielsweise im Rahmen eines psychosozialen Konflikts (zum Beispiel Beziehungskonflikt), dem Verlust von psychosozialer Unterstützung (zum Beispiel Umzug) oder dem Verlust psychosozialer Kompetenz (zum Beispiel Arbeitsplatzverlust), dann würde die Großhirnrinde erst einmal streiken. Tatsächlich führt die ungewohnt hohe Informationsdichte, die es zu bewältigen gilt, zunächst zu verstärkten Ausschüttungen von *Glutamat* (Neurotransmitter) und dem körpereigenen Stresshormon *Cortisol*, um die hohen Anforderungen an die Synchronisationsleistungen der Nervenzellnetzwerke bewältigen zu können. Während Glutamat und Cortisol bei normalen Herausforderungen den Aufbau von Nervenzellnetzwerken anregen, wirken sie in derartigen Überforderungssituationen destabilisierend und gegebenenfalls sogar zerstörerisch; dies wird als *neuronaler Zelltod* bezeichnet.

Schwere Beeinträchtigungen von Nervenzellnetzwerken können als Folge für die Psyche traumatisierend sein: Die Komponenten eines Ereignisses (sensomotorische und haptische Empfindungen, Gefühle) können nicht in einer integrierten Form vom Gehirn verarbeitet, gespeichert und vom Individuum als Erinnerung bewusst wieder abgerufen werden. Fakten und Emotionen, die zu diesem Ereignis gehören, liegen somit dissoziiert, das heißt abgespalten und ohne Sinnzusammenhang vor und bleiben ausschließlich auf einer dem Bewusstsein nicht zugänglichen Ebene unterschwellig weiter aktiv. Somit muss ein neues Erlebnis in seiner inhaltlichen und emotionalen Intensität und Qualität bearbeitbar sein, damit das Gehirn lernen kann und wir uns bewusst an das Erlebnis erinnern können (vgl. Roth 2006).

Die Neuropsychologie geht das Thema von einer anderen Seite her an, kommt aber zu ähnlichen Ergebnissen: Hier ist Bewusstsein gleichbedeutend mit Gefühlen und umgekehrt. In diesem Sinne ist Bewusstsein in dem Sinne verkörpert, als dass es bewertet. Die Bewertung unseres Bewusstseinszustands erfolgt physiologisch in den Vermittlungsstrukturen des Hirnstamms, der den körperlichen Zustand überwacht. Diese Informationen werden zur Großhirnrinde gesendet, wo sie mit dem reichen Schatz der dort abgelegten Wahrnehmungsqualitäten verbunden werden. Neuropsychologisch erklären Solms und Turnbull die Entstehung dieses verkörperten, bewertenden Bewusstseins, dass sich »dieser Mechanismus offenbar nur deshalb entwickelt [hat], weil Körper *Bedürfnisse* haben. Das Bewusstsein wurzelt daher tief in einem uralten biologischen *Bewertungssystem*. Diese Bewertungen sind das, was die Gefühle *sind* und Bewusstsein *ist* Fühlen« (Solms/Turnbull 2007: 109).

Für die bewusste Erinnerung eines Erlebnisses brauchen wir also die Chance, ein Ereignis nachfühlen zu können. Fühlen ist immer und ausschließlich nach innen ausgerichtet. Diese Sinnesmodalität wird als *Emotion* bezeichnet (lat.: *ex* = heraus; *motio* = Bewegung, Erregung). Sie ist ein psychophysiologischer Prozess, der durch bewusste und unbewusste Wahrnehmung und Interpretation eines Objekts oder einer Situation ausgelöst wird und geht einher mit physiologischen Veränderungen, spezifischen Kognitionen, subjektivem Gefühlserleben und möglicherweise auch mit einer Veränderung in der Verhaltensbereitschaft. Sie enthält keine unmittelbar aus der Umwelt stammenden Informationen. Die Wahrnehmung der Emotion und das, was die Emotion wahrnimmt, konstituieren gleichermaßen die eigene subjektive Reaktion auf einen Vorgang, ein Erlebnis, eine Begebenheit. Das heißt auch, dass jeder Mensch unmittelbar nur seine eigenen Emotionen wahrnehmen kann. Tatsächlich empfinden Menschen und höhere Säugetiere Emotion nicht nur, sondern wollen sie auch ausdrücken. In dem Sinne, wie Emotion also auf das eigene Verhalten zurückwirkt, ist sie nicht nur bloße Wahrnehmung, sondern sie bewirkt, dass wir etwas tun wollen. Die motorischen Komponenten der Emotion sind sowohl nach außen als auch nach innen gerichtete Entladungsprozesse der emotionalen Energie.

Bestimmte Emotionen, beispielsweise Freude, Angst, Panik, Flucht- und Erstarrungsreflexe, aber auch Erröten, Lachen, Weinen, bezeichnen Neuropsychologen und -biologen als Basisemotionen. Sie werden als für das Überleben unverzichtbar angesehen und bestehen sehr wahrscheinlich aus festen, über lange Zeiten auch bereits genetisch festgelegten Verknüpfungen zwischen bestimmten äußeren biologisch signifikanten Situationen und inneren subjektiven Reaktionen. Alle Säugetiere teilen diese basisemotionalen Steuerungssysteme und die entsprechenden Gefühle. Dieses gemeinsame biologische Erbe verkörpert die Urerfahrungen unserer Ahnen, und Neurobiologen sehen sie als »Set gemeinsamer biologischer ›Bewertungen‹, die uns alle im Kampf mit den Aufgaben des Lebens vereinen« (Solms/Turnbull 2007: 128). Emotionen sind also fest in und mit unserem Kernbewusstsein verbunden, sind tiefster Ausdruck unserer inneren Quelle uralter kollektiver Erfahrungen und unserer ganz eigenen Individualität gleichermaßen.

Manifestationen in Form und Gestalt

Vergegenwärtigen wir uns noch einmal, dass wir unser Wissen über den Körper aus zwei Quellen beziehen: dem viszeralen und dem sensomotorischen Körper. Das viszerale innere Milieu wird vom Hirnstamm gesteuert, während der motorische Apparat seine Informationen zur kortikalen Oberfläche des Vorderhirns sendet.

Dazwischen befinden sich Regionen *(Konvergenzzonen)*, die sämtliche sensomotorischen Informationen miteinander vermitteln und in der Nähe derjenigen Bereiche liegen, auf dem die viszeralen Informationen abgebildet werden. Auf diese Weise bekommt derjenige Teil des Gehirns, in dem die Emotionen erzeugt werden (Hirnstamm), direkten Kontakt mit den Mechanismen, die Aktionen initiieren. Diese Aktionen haben je nachdem, welche emotionalen und damit viszeralen Bedürfnisse gerade im Spiel sind, unterschiedliche Qualitäten. Dies kann die unspezifische Suche nach etwas zum (Kennen-)Lernen sein, was beispielsweise die Lust und das Bedürfnis nach der Befriedigung von Hunger, Nähe, Sicherheit, Sexualität befriedigt. Es kann die Reaktion auf etwas sein, was Unlust, Frustration, Ärger und/oder Wut erzeugt hat und als Aggression im Verhalten ausgedrückt wird. Oder es ist die Reaktion auf etwas, was Angst und Furcht ausgelöst und Reflexe wie Angriff, Flucht oder Erstarrung zur Folge hat.

Während Such- und Lustmotivationen in spezifischen Bereichen des Hypothalamus im Zwischenhirn in Verbindung mit Vorderhirnregionen und Amygdala vermittelt sind, werden Wut- und Angsteffekte in ganz entscheidendem Maße im limbischen System vermittelt. Darüber hinaus gibt es noch eine Reihe anderer bekannter und physiologisch erforschter basaler Systeme der Umwandlung von Emotion bzw. Motivation in Emotionsausdruck. Dies sind beispielsweise die Systeme der (Verlassenheits-)Panik, der Fürsorge oder des Spiels.

Wichtig

Alle basisemotionalen Steuerungssysteme werden durch Mechanismen des Lernens und der Erfahrung beeinflusst. Das heißt: Die Grundanlage der Systeme ist angeboren, in ihrer qualitativen Ausprägung aber veränderbar. Das Prinzip der Veränderbarkeit gilt bis ins Erwachsenenalter fort.

Hier schließt sich das Konzept der Nervenzellnetzwerke an. In ihnen sind grundlegende individuelle Vorerfahrungen abgespeichert, die ein Mensch bisher gemacht hat. Sie sind und bleiben zum großen Teil unbewusst und werden immer dann automatisch aktiv, wenn neue aktuelle Ereignisse auf diese oder jene bereits erfahrene oder erprobte Art bewertet werden müssen. So erfolgt die sekundenschnelle, automatische und größtenteils unbewusste Bewertung aktueller Ereignisse stets durch einen Abgleich mit den individuellen Vorerfahrungen.

Sowohl positive als auch unangenehme und angstbesetzte Erfahrungen werden im biographischen Verlauf in besonderer Weise im Gehirn abgelegt. So addieren sich positive und negative Erfahrungen zu unterschiedlich gespeicherten Gedächtnisinhalten in Nervenzellnetzwerken. Sie manifestieren sich als innere Muster und Konzepte, die auf unseren physischen als auch mentalen Körper zurückwirken und uns psychisch-emotional sowohl zuversichtlich, lebensfroh, vertrauensvoll erscheinen lassen oder auch ängstlich, lebensmüde oder resigniert (vgl. Bauer 2006a: 40). Oder, auf die Ebene der Körperhaltung und -konstitution bezogen, bewirken psychisch manifestierte Muster Konsequenzen in der Spannung der Muskulatur und der Körpergewebe und damit auch die Art des Zusammenspiels der Organe sowie die Ausprägung der Anatomie und Stellung der Knochen und Gelenke zueinander. Nehmen wir das Beispiel Angst: Jede/jeder von uns entwickelt ihre/seine eigene Form, mit ihr umzugehen: indem wir auf eine eigentümliche Art den Atem anhalten, die Bauchdecke spannen, den Kopf neigen, die Beckengelenke steif halten. Das heißt: Wir entwickeln darin unsere Eigenart, unsere persönliche Haltung (vgl. Feldenkrais 1992). Tatsächlich kann sich das im Yogaunterricht in der Befürchtung von Anfängerinnen und Anfängern darstellen, in Umkehrhaltungen, zum Beispiel im Hund *(adho mukha shvanasana)*, mit Händen und Füßen allzu schnell wegzurutschen oder in vorbereitenden Übungen für den Kopfstand nicht mit dem Becken über die Höhe des Kopfes hinauszugehen. Bewusst wird das Wechselspiel zwischen psychischen und physischen Mustern ebenfalls in Drehungen: Sie sind zum einen Haltungen in polaren Räumen mit ihren spezifischen und individuell ausgeprägten energetischen Qualitäten (bspw. rechte und linke Seite, symbolisch bezeichnet als Sonne-Mond-Qualitäten). Zum Zweiten eröffnet sich in ihnen das persönliche konstitutionelle Körpermuster, mit dem wir spüren, auf welcher Seite uns die Drehung leichter und auf welcher sie uns schwerer fällt. Energetischer und konstitutioneller Aspekt sind eng miteinander verbunden.

Körper-Haltung ist in den meisten Fällen selbstgemacht. Oder mit den Worten Feldenkrais' beschrieben: »Fehlhaltung drückt immer den Gefühlsstress aus, durch den sie entstanden ist« (ebd.: 90) – und wirkt wiederum auf dieses Gefühl verstärkend zurück. Über eine gewisse Zeit beibehalten, werden Haltungsmuster so sehr zur Gewohnheit, dass sie nicht mehr gespürt werden. Sie können mit den Jahren Veränderungen am Skelett bewirken, die sich in einer Kettenreaktion durch den ganzen Körper fortsetzen und beispielsweise in einem schiefen Becken, Verformungen der Wirbelsäule, Verschiebungen im Schultergürtel oder vom Becken ausgehend nach unten in einer Veränderung der Beinachse oder in Fehlstellungen in den Knien, Sprunggelenken und Füßen enden (vgl. Cantieni 2006). Und damit wirken Körperhaltungen schließlich auch wieder zurück auf die innere Haltung *(Body feed-back)*. Die Psychologin Carolyn Gotay und der Psychologe John Riskind wiesen in den 80er Jahren des letzten Jahrhunderts in verhaltensexperimentellen Untersuchungen nach, dass eine gekrümmte Körperhaltung Mutlosigkeit, Depression und Aufgeben aktivieren kann. Das wiederum führt zu einer *kognitiven Voreinstellung*, die in einer schwierigen Situation schneller zu Mutlosigkeit mit entsprechenden Verhaltenskonsequenzen führt, als dies ohne diese Voreinstellung der Fall wäre.

Frühe Kontakte legen die Erfahrungspfade und -potentiale unserer seelischen und körperlichen Abläufe an, die wir in der Regel bis zum Erwachsenenalter noch vertiefen. Ein großer Teil der Informationen, die der Mensch tagtäglich wahrnimmt, aufnimmt sowie verarbeitet, verbleibt in unterschiedlicher Qualität unterhalb der Bewusstseinsgrenze, geschützt und getragen durch die autonomen, nicht bewussten Prozesse des Körpers. Wir hinterfragen sie möglicherweise erst dann, wenn wir in Situationen geraten, die wir mit den uns bekannten und bewährten Mustern allein nicht mehr lösen können.

Die emotionslösende Wirkung von Körperarbeit

Körpererfahrung und Körperarbeit spricht stets beides an: den physischen Körper wie auch die Gedanken, Gefühle, Bilder, die kontinuierlich durch unsere Psyche und unsere Wahrnehmung strömen. Hier zeigt sich unmittelbar, dass Körper und Geist in einem konstanten Fluss sind und sich in jedem Moment verändernd in Resonanz zum vorangegangenen Prozess setzen, dessen Ausdruck sie wiederum sind: das Wechselspiel von Entstehen und Vergehen unser Körperzellen, das Strömen des Atems, der Nahrung und der Flüssigkeiten. Sie werden begleitet und moduliert durch die sensorischen Eindrücke und Impulse unserer inneren und äußeren Welt, die unser Nervensystem beeinflussen und sich wiederum bis auf die unterste zelluläre Ebene fortsetzen.

Im Yoga sind die Wechselwirkungen zwischen innerer und äußerer Haltung sowie die emotionale Verfassung im Zusammenhang mit den individuellen Lebensumständen und Krankheitssymptomen der Menschen im Verlauf vieler Jahrhunderte intensiv beobachtet worden. Ähnlich wie die moderne Psychosomatik sind diese Beobachtungen zu dem Ergebnis gelangt, dass zunächst unbewusste seelische Inhalte in Form körperlicher Symptome in Erscheinung treten können. Im Umkehrschluss wurde davon ausgegangen – und das hat die jahrhundertelange Übungspraxis als Erfahrungswert hervorgebracht –, dass eine bewusst eingenommene Körperhaltung eine nachweisbare Wirkung auf das seelische Befinden und die Stimmung eines Menschen haben kann. An dieser Stelle zeigt sich die Bedeutung der Übungspraxis im Yoga mit ihren regulierenden Funktionen auf sowohl körperliche als auch psychisch-seelische Konstitution: So kann beispielsweise ein Mensch, der sich gerade in einer ängstlichen und depressiven Verfassung befindet, durch eine Yogaposition, die den Brustkorb weitet, im ersten Schritt äußerlich eine Haltung der Offenheit »nachahmen«. Obwohl diese äußere Haltung noch nicht der inneren entspricht, kann sie doch erste Impulse auslösen, dem Fluss der Energie eine neue Richtung zu geben. Möglicherweise wird sich schon bald das innere Gefühl entsprechend verändern (vgl. Michel/Wellmann 2003).

Begleitend dazu spricht der Yoga über Symbolisierungen der Haltungen selbst sowie durch Energiearbeit und Visualisierungen auf eine gute und pflegliche Weise die eigene Vorstellungskraft an. Vorstellungen verändern das Gehirn: Neue ungewohnte Bilder, symbolische und philosophische Betrachtungen zum Leben aktivieren dieselben Gehirnzellen wie die entsprechende Handlung selbst. Die eigene Vorstellungskraft zu nutzen und die Aufmerksamkeit bewusst auf das innere körperliche und seelische Erleben zu richten, legt daher auf Dauer Erlebnis- und Erfahrungspfade in der psychisch-seelischen Konstitution an (vgl. auch Hüther 2006). Sie können auf lange Sicht sehr unterstützend darin wirken, in einen eigenen Flow zu kommen, ohne in unsicheren, depressiven, mutlosen Momenten möglicherweise von Angst- und Panikattacken als unbewusste, tief eingeschriebene Abwehrmechanismen überwältigt zu werden.

WAS IST ERINNERUNG?

Erinnerung ist eine Vritti

Erinnerung ist das Bewahren
einer bewussten Erfahrung in unserem Geist.

YOGA-SUTRA, 1.11, DESIKACHAR 1997: 28

Erinnerung ist eine Wahrnehmung, welche auf einer vergangenen,
noch nicht völlig verschwundenen Situation basiert. Erläuterung:
Manchmal wird die Wahrnehmung durch Gefühle und Gedanken
aus der Erinnerung an frühere, ähnliche Situationen ergänzt.

SRIRAM 2006: 41

Ich (A. T.) erinnere mich an meinen ersten Schultag. Ich sehe mich
vor dem Tor des düsteren Baus der Grundschule stehen. Ich trage
einen korallenroten Mantel aus neumodischem Diolen mit einer
rot-weiß gestreiften Borte, mein Haar ist zu einem kleinen Dutt
zusammengezurrt, der mitten auf meinem Kopf thront, und in den
Armen trage ich eine große Schultüte. Ich lächle fröhlich und zeige
meine Zahnlücken, während neben mir meine Eltern eher besorgt
in die Zukunft schauen. Und dann ist da noch das Wichtigste: der
kleine schwarze Königspudel aus Plastik, der an einem Knopf meines Mantels hängt und mich durch diesen ersten Schultag geleiten
soll.

Ich sage: »Ich erinnere mich.« Tatsache aber ist, dass ich mich an
keinen Moment dieses Tages erinnere! Wenn nicht meine Mutter
und mein viel älterer Bruder mir immer wieder erzählt hätten, dass
ich mich so sehr auf die Schule gefreut hätte und wie fröhlich und
aufgeregt ich gewesen sei – und wenn da nicht dieses Foto im Post-
kartenformat wäre, das Mantel, Dutt, Schultüte, Zahnlücke, El-

tern und vor allem den geliebten Pudel zeigt –, dann würde ich heute nur noch wissen, dass ich irgendwann eingeschult wurde, dass der Bau düster und für meine Verhältnisse riesig war und dass ich eine liebe, mütterliche Klassenlehrerin hatte. Das Erlebnis der Einschulung hätte ich ohne die Erzählungen und das Foto komplett vergessen. Da es aber beides gibt – die Erzählungen und das Foto –, erinnere ich mich.

Ich meine mich zu erinnern. Obwohl ich nichts mehr von diesem Tag weiß. Obwohl ich nichts mehr von diesem Tag weiß, benutze ich doch etwas, das ich Erinnerung nenne, als Anhaltspunkt und Trittstein, wenn es darum geht, dem Kind wieder nahezukommen, das ich einmal war.

Im Laufe der Zeit habe ich diesen »Trittstein« so gestaltet, dass er naht- und fugenlos in das Konzept passt, dass ich mir von mir als Kind zum Zeitpunkt der Einschulung gemacht habe.

Von dem, was meine Eltern und mein Bruder aus ihrer Sicht und auf der Grundlage ihrer Hoffnungen, Erwartungen und Befürchtungen mir über diesen Tag erzählt haben, hat mein Verstand selektiv das herausgefischt, was passte. Und wahrscheinlich alles noch etwas ausgeschmückt, um das innere Erinnerungsbild zu ergänzen und abzurunden. Wenn ich heute von meiner Einschulung erzähle, dann erfinde ich das Geschehen. Und zwar von A bis Z!

»Bewusste Erfahrungen hinterlassen in uns einen Eindruck und werden als Erinnerung gespeichert. Allerdings kann oft nur schwer unterschieden werden, ob eine Erinnerung dem Erlebten wirklich entspricht oder ob sie falsch, unvollständig oder womöglich reine Einbildung ist«, beschreibt Desikachar in seiner Erläuterung diesen Sachverhalt (Desikachar 1997: 28).

Trotzdem – auch wenn das Erlebte »falsch, unvollständig oder womöglich reine Einbildung ist« (ebd.), erzähle ich vielleicht, dass ich aufgrund der Erfahrung der Einschulung hinterher zu einer guten/nicht so guten, fleißigen/faulen, artigen/unartigen Schülerin wurde, die gefördert und unterstützt wurde – oder auch nicht.

Ich meine mich zum Beispiel auch zu erinnern, dass ich in Mathe nie gefördert wurde. *Deswegen* bin ich noch heute unfähig, beim Anblick von vielen Zahlen oder selbst einfachen Berechnungen einen klaren Geist zu behalten. Die vermeintliche Erinnerung an etwas, was 40 bis 50 Jahre zurückliegt, mischt sich selbst heute immer wieder in mein Leben ein. Ich klage meine LehrerInnen an. Dabei hatte ich vielleicht einfach keine Lust auf Zahlen? Oder bin sogar echt unbegabt dafür, mathematisch zu denken? Ich weiß es nicht; dafür ruhe ich mich nun schon seit Jahrzehnten auf meiner Erinnerung aus, einfach nicht genug Unterstützung und Förderung bekommen zu haben.

Dieses Beispiel ist völlig harmlos. Problematisch wird es, wenn Menschen unbewusst ihr ganzes Leben auf der Grundlage solcher trügerischen und ungewissen Erinnerungen aufbauen. Da gibt es die, die einmal Liebesleid erfahren haben und denen von der gesamten Beziehung nur diese leidvolle Erfahrung als Eindruck übriggeblieben ist. Solche Menschen neigen dazu, diesen Eindruck immer wieder zu zitieren und hervorzuholen, wenn sie überlegen, sich erneut mit einem Partner zu verbinden. In der Regel überwiegt die Vorsicht, die auf der schlechten Erfahrung gründet, und der Mensch entscheidet, vorsichtshalber weiterhin allein durchs Leben zu gehen, als diese Erfahrung noch einmal machen zu müssen. Dass der Mensch, der jetzt in sein Leben getreten ist, mit dem, der das Leid verursacht hat, gar nichts zu tun hat, interessiert nicht. Die Erinnerung ist so mächtig – das heißt, es wurde ihr so viel Macht gegeben –, dass sie ein angemessenes Handeln in der Gegenwart verhindert.

Jedes Erzählen schmückt das Erlebte, das wir zu erinnern meinen, weiter aus. Jedes Mal verbinden wir uns wieder mit der Emotion, die das Erlebte begleitet hat. Je öfter wir uns damit beschäftigen, desto mehr beginnt die Erinnerung, ein Eigenleben zu führen. Die Hirnforschung hat sich inzwischen damit ausführlicher beschäftigt und nennt einen solchen Tatbestand *False Memory Syndrom*. Er kann sich zum Beispiel nachhaltig auf die Bewertung von

Zeugenaussagen bei Gericht auswirken und führte dazu, dass auf der Grundlage nur einer einzigen Aussage keine Verurteilung mehr ausgesprochen wird.

Dass »falsches Erinnern« überhaupt möglich ist, hat damit zu tun, dass das, was da vermeintlich erinnert wird, im Hirn auf Verschaltungsmuster trifft, die durch die Vorstellung einer solchen Situation oder die Erfahrung einer ähnlichen (bzw. subjektiv als ähnlich empfundenen) Situation aktivierbar sind. Wenn wir niemals etwas erlebt hätten, was wir in dieser Weise empfunden haben, dann wäre es nicht möglich, dem Gehirn (dem Verstand) so etwas einzureden. Es muss also etwas im »Betriebsklima« (Hüther) unseres Gehirns gegeben haben, was eine solche Vorstellung möglich macht und sie uns folglich wahrscheinlich erscheinen lässt. Wenn das Betriebsklima zum Beispiel kein Vertrauen gedeihen ließ und wir uns als Kind nicht sicher, geborgen und geschützt fühlten und stattdessen Furcht oder sogar Angst die Atmosphäre zwischen uns und unseren Eltern prägten, dann braucht es nur wenige Reizwörter, um das alte Gefühl des Unbehagens und der Unsicherheit wieder aufleben zu lassen. In ihm können dann alle möglichen Erinnerungen auftauchen, die vielleicht nicht konkret stimmen, aber atmosphärisch sehr zutreffend sind.

Erinnern und Gefühle gehören zusammen

Erinnern ist immer an Emotionen gebunden. Wie wir gesehen haben, wählt das Gehirn das aus dem ständigen Überangebot von Informationen nur aus, was ihm bedeutsam erscheint. Ist die Information dann einmal als bedeutsam qualifiziert, reicht das noch lange nicht, um sie vom Kurzzeit- ins Langzeitgedächtnis zu bringen. Wie oft meinten wir schon, etwas aus tiefstem Herzen eingesehen und uns fest vorgenommen zu haben, aufgrund dieser Erkenntnis nun gewisslich unser Verhalten zu ändern – und haben dieses Vorhaben alsbald wieder komplett vergessen. Solche Erfahrungen sind wie ein kurzes Aufflackern, wie ein Strohfeuer im Gehirn, das schnell wieder erlischt.

Damit unser Gehirn die Information, das Gelernte, das Erkannte behält und später auch verlässlich darauf als Erinnerung zurückgreifen kann, braucht es starke Gefühlsregungen – denn damit erhöht sich die Bedeutung der Information beträchtlich. Diese Gefühlsregungen entstehen in der Amygdala, dem Gefühlszentrum des Gehirns. Sein Aktivwerden macht, dass Erinnerungen in uns immer wieder lebendig werden können, da sie sich – im Moment des Erinnert-Werdens – mit den ursprünglichen Gefühlen verbinden.

Die enge Beziehung zwischen Erinnerung und Gefühl betrifft auch die Art und Weise, wie wir uns selber und unserer Vergangenheit erinnern.

»Wie wir gesehen haben, ragen alle Erlebnisse, die mit Gefühlen verbunden sind, wie Leuchttürme aus dem Meer der Gleichförmigkeit hervor und formen so starke Orientierungspunkte in der Lebensgeschichte«, heißt es bei Siefer und Weber (Siefer/Weber 2006: 165). Das »Meer der Gleichförmigkeit« dagegen, den Alltag mit seinen vielen Routinetätigkeiten, vergessen wir so schnell und so gründlich, dass wir oft am Ende eines Tages Mühe haben, uns an das zu erinnern, was wir am Morgen erlebt haben.

Eigentlich könnte man sagen, dass wir die Erinnerung an uns selbst weitgehend aus den Bestandteilen zusammensetzen, denen wir Bedeutung gegeben haben oder die uns von unseren nächsten Mitmenschen als bedeutungsvoll geschildert wurden.

Unsere Autobiographie ist also eigentlich viel mehr der »Roman unseres Lebens« als eine Dokumentation über alles das, was wir bisher erlebt, getan, gedacht und gefühlt haben. Gleichzeitig ist es aber das, was wir als unsere Autobiographie betrachten, das, was uns eine – *unsere!* – Geschichte verleiht. Es ist das, wodurch wir uns von anderen Menschen unterscheiden und was uns also einzigartig macht. »Das von sich selbst wissende Gedächtnis ist es, das ›Ich bin ich‹ sagt. Es verankert den Menschen in einem Kontinuum von Raum und Zeit … Das autobiografische Gedächtnis gibt uns eine Gewissheit für unsere Stellung in der sozialen Gruppe, in der

Gesellschaft und in der Welt ganz allgemein« (ebd.: 166). Das ist möglich, weil wir zu jeder Erinnerung noch einen Kontext erinnern, oder, besser gesagt, einen stimmigen Kontext dazu erfinden, in den wir die Erinnerung einbetten können. Wenn wir all die Versionen, die wir im Laufe unseres Lebens schon von einer bestimmten Begebenheit erzählt haben, einmal aufgeschrieben oder aufgenommen hätten, dann würde uns schnell klarwerden, dass wir uns nicht nur an eine Version unserer Vergangenheit erinnern, sondern an viele. Und wichtig ist immer nur diejenige, die sich in den aktuellen Kontext am besten einfügt und die uns im Moment des Erinnerns am meisten hilft.

»Evolutionär gesehen macht das durchaus Sinn. Denn die Neuronen sind biologische Gebilde und nicht dafür gebaut, die Vergangenheit wie in einem Voice Recorder im Cockpit eines Flugzeugs oder wie die Festplatte eines Computers festzuhalten. Die Evolution hat uns nicht mit einem Gedächtnis ausgestattet, damit wir über die Vergangenheit nachdenken, sondern damit wir Probleme in der Gegenwart lösen können«, verdeutlichen Siefer und Weber (ebd.: 171). Wenn wir die Vritti Erinnern aus evolutionärer Sicht zu verstehen lernen, können wir erkennen, dass Erinnern vor allem als *Werkzeug* gedacht ist. Siefer und Weber führen ihren Gedankengang treffend aus: »Der Evolution geht es um das Heute. Sie ist ein Opportunist, der Organismen selektiert, die im Hier und Jetzt tüchtig sind. Folglich hat das Gedächtnis die Aufgabe, eine Person immer wieder in der voranschreitenden Gegenwart zu verankern und ihr eine Rechtfertigung zu geben, Entscheidungen so und nicht anders zu treffen, und möglichst gut vorherzusehen, was die Zukunft bringen könnte« (ebd.: 172).

Dass wir überhaupt Lebenserfahrungen sammeln können, beruht auf der Vritti Erinnerung[*]. Und auf der Grundlage dieser Lebenserfahrung treffen wir jede Entscheidung, die ansteht. Dabei

---

[*] Gerade über diese Vritti ließe sich noch viel schreiben und wir können in diesem Zusammenhang nur die äußerst erhellenden (und oft genug schockierenden) Ausführungen von Siefer und Weber zur weiteren vertiefenden Lektüre empfehlen.

greifen wir in den allermeisten Fällen blind auf das zurück, von dem wir erfahren haben, dass es für uns günstig war.

Immer wenn wir uns auf unsere Erinnerungen stützen, betreten wir dünnes Eis. Der Gedächtnisforscher Daniel L. Shacter (Harvard University) spricht in diesem Zusammenhang von den »sieben Sünden des Gedächtnisses«, welche da sind: Flüchtigkeit, Unaufmerksamkeit, Blockade, falsche Zuordnung, Suggestivität, Vorurteil und Verhaftetsein (Persistenz) (Siefer/Weber 2008: 155). Mit diesen Kategorien beschreibt er nichts anderes als die ganz normalen Fehlleistungen, die uns immer wieder im Alltag geschehen, wenn wir uns auf unser Gedächtnis meinen verlassen zu können – und es uns im Stich lässt, weil es entweder gar nichts ans Tageslicht befördert (durch Flüchtigkeit, Unaufmerksamkeit oder Blockade, zum Beispiel durch Angst), nur Bestimmtes hervorholt (durch Suggestivität, Vorurteil und Persistenz) oder sogar etwas als Erinnerung deklariert, was sich ganz anders verhielt (falsche Zuordnung).

Wenn Patañjali uns also im Yoga-Sutra rät, auch diese Vritti zu schwächen und sogar mal ganz abzuschalten, dann deshalb, weil er sowohl die einzelnen Erinnerungen als auch die Gesamtheit unserer Biographie als eine äußerst fragwürdige Festlegung begreift. Dabei sind unsere Erinnerungen etwas, womit wir uns wie mit kaum etwas anderem identifizieren. Da wir meinen, dass wir unsere Erinnerung als die oder der, der wir geworden sind, verkörpern, haften wir hartnäckig an ihnen an. Stattdessen könnten wir uns eigentlich immer wieder neu erfinden und mit Hilfe der unglaublichen Plastizität unseres Gehirns lernen, alles das verschwimmen und undeutlich werden zu lassen, was uns in unserer Vergangenheit belastet und beschwert hat, und uns viel mehr all den Erinnerungen zuwenden, deren innere Bilder uns Weite und Offenheit schenken.

Wie und unter welchen Umständen das Gehirn das Gelernte ablegt

Die Erfahrungen, die wir in unserem Leben machen, prägen nicht nur die spezifische Struktur der bewussten und unbewussten Verarbeitungsmuster in unserem Gehirn, sondern sie schreiben sich auch tief in unseren Körper ein. Jede und jeder, der oder die mit der Bearbeitung psychosomatischer Schmerzen zu tun hat, kann aus unmittelbarer Erfahrung sehr gut das enge Wechselspiel zwischen Geist und Körpergedächtnis nachvollziehen.

Koordination zwischen Gehirn und Motorik

Als Kind lernen wir kontinuierlich, immer komplexere Bewegungen zu meistern, bis wir uns schließlich aufrichten und später gehen können. Das Drehen gehört bei aufrechter Haltung zu den häufigsten Bewegungen, die wir machen: Wir drehen uns beim Gehen und beim Laufen. Wir drehen uns, um zu schauen, zu hören und mit jemandem zu reden. Wir drehen uns, um etwas zu greifen. All diese Bewegungsmöglichkeiten erfolgen um unsere Wirbelsäule als Drehachse. Um diese Achse drehen sich alle Bewegungen für die sensorische Aufnahme von Impulsen aus der Umwelt über das Schauen, Hören, Riechen, das Halten des Gleichgewichts sowie die Rückmeldungen aus den Bewegungen von Wirbelsäule und Becken beim Gehen.

In der Koordination zwischen Nervensystem und Anatomie sind zwischen Gehirn und Muskeln mehrere Schritte in der Gestaltung von Bewegung vorgegeben: Zunächst bestimmt unser Gehirn die Ziele, die Intention unserer Bewegung. Auf der Grundlage dieser Vorgaben aktiviert das Gehirn die Aufmerksamkeit, wodurch alle für die motorische Planung und die Wahrnehmung der Bewegung notwendigen Nervenzentren vorbereitet werden. Anschließend werden die Bewegungsmuster geplant, indem das Gehirn über den Bewegungsfluss und die Kraftentfaltung während der Bewegung entscheidet; hier werden auch die Muskellänge und die Abfolge der

Muskeltätigkeit bestimmt. Während die Bewegung abläuft, wird das Gehirn stets über Impulsrückkoppelungen darüber informiert, was sich alles im Körper vollzieht. Falls notwendig, korrigiert es die Bewegung und richtet sie zielgerecht aus. Diese Bewegungsmuster sind zum einen die Grundlage unseres Bewegungslebens und zum anderen die Voraussetzung für die sensorische Aufnahme von Informationen aus unserem inneren und dem uns umgebenden Milieu.

Leider wird diese Vielfalt im Laufe der biographischen Entwicklung ebenso kontinuierlich, wie sie sich ausdifferenziert hat, meist auch wieder reduziert, indem wir uns in Gewohnheitsmustern, in »Bewegungskomfortzonen«, einrichten. Dies geschieht zum Beispiel durch Gewohnheit, Stress, Verletzungen, Bestrafungen oder Gesellschaftsregeln über sogenanntes anständiges Verhalten: Frühere Bewegungsmöglichkeiten werden nach und nach ausgeglättet. Wir scheiden sie aus unserem Bewegungsrepertoire aus und bleiben in engeren, tieferen »Gewohnheitstälern« stecken. Die ursprüngliche Vielfalt ist damit aus unserem Leben verschwunden (vgl. u. a. Todd 2003 und Triebel Thome 2004).

Der Mensch ist ein »Gewohnheitstier«

Dieser Prozess hat starke Konsequenzen darauf, was wir mit zunehmendem Lebensalter noch an neuen Dingen auf- und wahrnehmen können bzw. andersherum: was sich aufgrund unseres eingeschränkten Bewegungs- und damit auch Wahrnehmungsrepertoires langsam und nachhaltig beginnt, unserer Aufmerksamkeit zu entziehen. Er hat Auswirkungen darauf, wie offen und neugierig wir sind und wie bereit und mutig, uns immer wieder konstruktiv und selbstkritisch mit dem eigenen Erleben und dem Zusammenleben mit anderen auseinanderzusetzen.

Das wirft im Kern die Frage auf: Wie bestimmt das Gehirn die Ziele und Intentionen unserer Bewegung und unseres Strebens und gibt es darin einen freien Willen? Welche Konsequenzen hat dies darauf, wie veränderungs- und lernwillig wir in der Wahrnehmung und Aufmerksamkeit für uns und unsere Umgebung sind und bleiben? Oder, wieder andersherum: Wie stark bleiben wir irgendwann in unseren einmal gefassten Mustern und gebildeten Konzepten verhaftet?

Das Phänomen der Wahrnehmung ist aus ganz unterschiedlichen Gründen sehr schwer zu fassen, zu »be-greifen«. Was unsere Sinne aufnehmen und was unser Gehirn anschließend daraus macht, welche Schlüsse es zieht, unterliegt Prozessen, die zutiefst individuell und bezogen auf eine gemeinschaftlich wahrgenommene Sache in der Interpretation derselben höchst unterschiedlich sein können. Unser Citta, unser Mind, das Feld unseres Geistes oder, um noch einmal Sriram zu zitieren, unser »meinendes Selbst« ist die Instanz, die Wahrnehmung, Denken und Empfindung im Verlauf unserer biographischen Entwicklung in komplexer Weise miteinander zu einer spezifischen persönlichen Gestalt der Erfahrungsverarbeitung integriert. Sie ist ein Ergebnis des kontinuierlichen Abgleichs im Gehirn zwischen der Aufnahme von Impulsen aus der äußeren Welt, Impulsen aus dem inneren Milieu des Körpers und dem bereits im frontalen Cortex gespeicherten Erfahrungswissen.

Dieses hochdifferenzierte Empfindungs- und Erfahrungsgedächtnis einerseits, aber auch dessen manchmal tiefsitzende Veränderungsresistenz, was angestrebte Alternativen zum gegenwärtigen Denken, Fühlen, Wollen und Begehren angeht, wird im Yogaüben oftmals sehr schnell an einer interessanten Tatsache deutlich: In den Übungen machen wir Bewegungserfahrungen mit uns selbst und tauchen über möglichst *achtsames reflektives Wahrnehmen* in die emotionalen Qualitäten unserer momentanen Befindlichkeit ein. Dem jeweiligen Tun sind meist unzählige Versuche vorausgegangen, in denen wir bereits entsprechende Erfahrungen mit uns selbst gemacht haben. Wir haben Bereiche in unserem Körper (wieder-)entdeckt, die unserer bewussten Wahrnehmung bisher oder ab einem bestimmten Zeitpunkt nicht mehr zugänglich waren und haben vielleicht im wahrsten Sinne Sensationelles im Ausprobieren neuer Bewegungs- und Wahrnehmungsmuster entdeckt. Nachdem wir eine Haltung oder einen Ablauf längere Zeit geübt haben, stellt sich plötzlich ein Effekt ein, den wir dann oft schon gar nicht mehr wirklich bewusst merken. Eine Bewegung ist selbstverständlich geworden. Sie ist plötzlich be-kannt, »be-wusst« geworden und der Körper nimmt sie auf Ansage ganz automatisch, also mit »abgeschaltetem« Gehirn ein: »Das kenn ich. Da kann ich mir jetzt das bewusste Sein (= Bewusstsein) sparen!« Dies geschieht deshalb, weil jede Sekunde der Aufmerksamkeit und des Bewusstseins für den Gehirnstoffwechsel wahre Energiefresser sind! Hier ist anscheinend etwas passiert, was auf der einen Seite unseren Körper zwar weiterhin Entspannung, Dehnung, Kräftigung etc. erfahren lässt, was wir aber auf der anderen Seite nicht mehr bewusst willentlich begleiten müssen. Der Körper macht seine Gymnastik, und wir sind in unserem Geiste längst schon wieder – oder immer noch – damit beschäftigt, vorauszudenken, was vielleicht nachher noch alles erledigt werden muss.

Die Bewegungen sind automatisiert, wir haben sie sozusagen »intus« (lat. für innen, inwendig); sie sind in das Gedächtnis unseres Organismus eingegangen. Beim Yogaüben zeigt sich, ähnlich wie in automatisierten Alltagshandlungen, dass auch hier tatsächlich die Bewegung beginnt, sich unserem Bewusstsein zu entziehen.

Jetzt stellt sich die Frage: Haben Körper und Geist *gelernt*, und macht sich der Geist gerade deswegen selbständig, weil der dazugehörige Körper Bewegungsabläufe bereits so tief und nachhaltig abgespeichert hat, dass der Organismus sie gar nicht mehr bewusst begleiten müsste? Im Yoga zumindest verfolgen wir langfristig ein anderes Ziel, nämlich das Üben des achtsamen Gewahrseins. Und das bedeutet, dass versucht wird, jede Bewegung, jede Haltung und jede Handlung immer wieder neu zu erfahren, damit sich solche Automatismen nicht einschleichen und dadurch alten Mustern (den *Samskaras*) wieder Tür und Tor öffnen.

Denken, lernen, vergessen – Spuren des Gedächtnisses

Die etymologische Bedeutung des Wortes *lernen* gibt erste interessante Anhaltspunkte zu der vorausgegangenen Frage. Der Begriff *lernen* gehört zur Wortgruppe von *leisten*, was ursprünglich für »einer Spur nachgehen, nachspüren, schnüffeln« steht. In Verbindung mit der indogermanischen Wurzel *leis* von »Spur, Bahn, Furche« vermittelt der Begriff zweierlei: einerseits das Bild des aktiven Einer-Sache-Nachgehens, des Nachspürens und andererseits das Bild eines passiven Spuren-Hinterlassens. In diesem Sinne können wir sagen, dass längeres Yogaüben schon seine Erinnerungsspuren, seine Erinnerungsbahnen in Gehirn und Nervensystem hinterlassen hat. Die Haltungen sind bekannt. Ganz schnell kann sich scheinbar aber das Nach-Spüren und Nach-Schnüffeln reduzieren und wieder in ein – jetzt mit einem breiteren Bewegungsrepertoire ausgestattetes – Business as usual übergehen. Warum ist das so?

Im Alltag sind wir darauf angewiesen, dass Erlebnisse oder beobachtetes Verhalten uns ein »sofort verfügbares, intuitives Wissen über den weiteren Verlauf eines Geschehens vermittelt. Intuitiv zu spüren, was zu erwarten ist, kann vor allem dann, wenn es auf eine Gefahrenlage hinausläuft, überlebenswichtig sein« (Bauer 2006c: 13). Das heißt, Lernen und die Verarbeitung der Informationen im Gehirn zu Handlungsmustern, die uns in einer konkreten Situation sofort, unmittelbar und ohne großes Nachdenken zur Verfügung stehen, sind für unser alltägliches Leben in der Gesellschaft außerordentlich wichtig. Wie könnten wir uns beispielsweise einigermaßen sicher und schnell im Straßenverkehr bewegen, wenn wir bei jedem Verkehrsteilnehmer, der uns begegnet – egal ob per Auto, Motorrad, Fahrrad, zu Fuß –, erst mal einen langwierigen Reflexionsprozess darüber starten müssten, zu welcher Seite wir ausweichen sollten, Vortritt nehmen oder geben, unsere Geschwindigkeit erhöhen oder verlangsamen oder stoppen sollten? Nein, wir haben eigene, unserer körperlichen Konstitution und unserem Wahrnehmungsvermögen, unserem Sicherheitsbedürfnis und auch unserem persönlichen Selbstverständnis entsprechend angemessene Muster gelernt, mit denen wir uns durch den öffentlichen Raum bewegen – um ein vergleichsweise einfaches Beispiel zu nennen.

Lernen wirkt also, indem es im Gedächtnis Spuren hinterlässt. Dies wirkt für das Individuum subjektiv gestaltend und drückt sich wiederum über die nachfolgenden Handlungen auch gestaltend in Umwelt und Beziehungen aus. So hat Lernen ganz vielschichtige und auf unterschiedlichen Ebenen liegende aktive und passive Anteile und Auswirkungen im Organismus. Lernen kann absichtsvoll im Rahmen eines bewussten Willensakts geschehen; dann sprechen wir von intentionalem Lernen. Oder es geschieht beiläufig, nebenher und auf eher unbewussten Bahnen, dann wird von implizitem Lernen gesprochen. Sowohl intentionales als auch implizites Lernen von geistigen, körperlichen, sozialen Kenntnissen, Fähigkeiten und Kompetenzen hat Konsequenzen auf unser Denken, Fühlen, Wollen und Verhalten, indem es diese stets aufgrund von Erfahrungen, daraus gewonnenen Einsichten und deren Verarbeitung verändert und gestaltet.

Auf diese Weise ist die Fähigkeit zu lernen für Menschen und Tiere eine Grundvoraussetzung dafür, sich den Gegebenheiten des Lebens und der Umwelt anpassen zu können, sich darin zu orientieren und im Sinne des Überlebens zu agieren sowie die Umwelt gegebenenfalls im eigenen Interesse zu verändern. Für Menschen ist Lernen eine Voraussetzung für Bildung, also die Kompetenz, über Wissen und Erfahrung ein reflektiertes Verhältnis zu sich selbst zu entwickeln und in einen Austausch mit anderen Menschen und der Umgebung gehen zu können.

Lernen und Kognition

Lernen wäre ohne die Fähigkeit unseres Gehirns zur Neuroplastizität nicht möglich. Das Gehirn verarbeitet neu Erfahrenes auf unterschiedlichste Weisen und speichert das Gelernte an unterschiedlichsten Orten unserer Großhirnrinde in Nervenzellnetzwerken ab. Das heißt, mit Lernen eng verbunden sind Erinnerung des

Erlernten, sein erneutes Abrufen und die Umsetzung in konkrete Handlung.

Mit Blick auf Erkenntnisse der Neurowissenschaften beziehen wir uns in der folgenden Diskussion über Lernen und Gedächtnis auf einen ganz konkreten und mit beidem zusammenhängenden Aspekt, nämlich den der Kognition (von lat.: *cognoscere* = erkennen, erfahren, kennenlernen). Mit diesem Begriff wird die von einem verhaltenssteuernden System ausgeführte Informationsumgestaltung bezeichnet. Als ein solches verhaltenssteuerndes System wird bei höher entwickelten Lebewesen das Gehirn angesehen. Mit Kognition ist hier meist »Denken« im umfassenden Sinne gemeint.

Obwohl beim Menschen viele kognitive Prozesse bewusst sind, haben Kognition und Bewusstsein nicht die gleiche Bedeutung. So können bestimmte Prozesse im Menschen unbewusst und dennoch kognitiv sein. Automatisiertes Üben im Yoga ist ein Beispiel dafür, wie – ähnlich wie beim Fahrrad-, Motorrad- oder Autofahren – etwas mit bewusstem Willensakt Gelerntes langsam in unbewusstere Schichten unseres Cortex hinabsinken kann. Es geht in unser Handlungsrepertoire über und steht uns in den entsprechenden Situationen unmittelbar ohne viel Nachdenken zur Verfügung.

Als kognitive Fertigkeiten werden unter anderem bezeichnet: Aufmerksamkeit, Erinnerung, Lernen, Kreativität, Planen, Orientierung, Imagination/Vorstellung, Argumentation, Introspektion, Willensakt und Glaube.

Es gilt als gesichert, dass die Gehirne von Wirbeltieren, zu denen die Säugetiere und dazu die Primaten inklusive wir Menschen gehören, die gleichen Bestandteile haben. Daraus folgt, dass kognitive Prozesse nicht nur uns Menschen zukommen. Dabei ist es jedoch wenig sinnvoll, alles, was im Gehirn geschieht, als kognitiv zu bezeichnen. Aus Sicht der Neurobiologie wird Kognition als physiologischer Informationsverarbeitungsprozess verstanden, der neuronal durch Wissen im Gedächtnis repräsentiert wird. Da dieses Wissen unter anderem auf präkognitiven Leistungen sowie grundlegenden körperphysiologischen Zuständen aufbaut, sind beide nicht scharf voneinander abgrenzbar.

Im *konstruktivistischen Sinne** umfasst Kognition all die internen Vorstellungen, oder um im Bild der Yogaphilosophie zu bleiben: die Konzepte, die sich ein Individuum von der Welt (subjektive Realität) und sich selbst konstruieren kann. Auf diese Weise wird das Gehirn als dynamisches System betrachtet, das auf Prinzipien der Selbstorganisation und Selbstregulation aufbaut.

Gedächtnis und die zeitliche Dauer der Informationsspeicherung

Der Begriff *Gedächtnis* bezeichnet zahlreiche ganz unterschiedliche mentale Funktionen. Über den Akt des Sich-Erinnerns, also dem Abrufen von zuvor im Gehirn verarbeiteten und als Wissen gespeicherten Informationen, den wir oft mit Gedächtnis verbinden, steht dieser Begriff darüber hinaus auch für dieses Wissen selbst. Das heißt, Gedächtnis ist zum einen jener Teil unseres mentalen Apparates, der die »erhalten gebliebenen *Einflussspuren* der Vergangenheit enthält« (Solms/Turnbull 2007: 154) und zum anderen der Prozess des Erwerbs von Wissen über Lernen und Erinnern (ebd.).

Bestimmte Aspekte des Gedächtnisses reagieren besonders empfindlich auf Hirnverletzungen oder -erkrankungen, während andere Gedächtnisbereiche nahezu unzerstörbar sind. Forschungen in diesem Bereich haben zu der These geführt, dass in der Regel eine Beeinträchtigung von Gedächtnisinhalten durch neurologische Erkrankungen umso geringer ist, je älter sie sind. Diese Tatsache wird hirnphysiologisch mit dem Begriff der *Konsolidierung* bezeichnet. Erinnerungen werden festgeschrieben und kontinuierlich auf immer tieferen Speicherebenen im Gehirn gesichert, bis sie sich irgendwann unserer bewussten Erinnerung entzogen haben (vgl. Solms/Turnbull 2007), aber durchaus noch wirksam sind (vgl. Roth 2002).

---

* *Konstruktivismus* bezeichnet einen wissenschaftlichen Ansatz, der davon ausgeht, dass Wissen, Erkenntnisse, Zusammenhänge, Ideen und andere Inhalte vom Menschen konstruiert, also nicht naturgegeben sind.

In Bezug auf den Faktor Zeit wird Gedächtnis im Allgemeinen in ein *sensorisches Gedächtnis*, ein *Arbeits-* und ein *Langzeitgedächtnis* unterschieden. Das sensorische Gedächtnis behält Informationen aus der Außenwelt für Millisekunden bis Sekunden; diese Informationen erreichen das Gehirn über die Sinnesorgane. Es ist für jeden unserer Sinne, also das Sehen, Hören, Schmecken, Riechen, Fühlen über die Haut, spezifisch. Im sensorischen Gedächtnis werden weitaus mehr Informationen als im Arbeitsgedächtnis aufgenommen; allerdings zerfallen diese auch schon wieder nach wenigen Zehntelsekunden. Untersuchungen haben gezeigt, dass das visuelle sensorische Gedächtnis Informationen über etwa 15 Millisekunden, das auditorische sensorische Gedächtnis hingegen über etwa 2 Sekunden speichern kann (Sperling 1960).

Bei dieser Art der Erinnerung spielen zentrale, steuerbare Prozesse von Bewusstsein und Achtsamkeit keine Rolle. Sie werden jedoch bei der Übertragung der Informationen ins Arbeitsgedächtnis wichtig.

Das Arbeits- oder auch Kurzzeitgedächtnis *(short-term memory, STM)* speichert Informationen über einen längeren Zeitraum, wobei die landläufige Meinung, dies seien im Gegensatz zum Langzeitgedächtnis nur wenige Minuten, nicht ganz zutrifft. Das Arbeitsgedächtnis wird als der Pool von Informationen begriffen, der uns in diesem Augenblick bewusst zur Verfügung steht. Diese Informationen können auch Wahrnehmungen sein, die eventuell einige Sekunden oder aber mehrere Tage alt sind. Sie gehen uns bewusst durch den Sinn und sind uns gegenwärtig. Entweder ist das so, weil sie sich unserem Bewusstsein aus bestimmten Gründen noch nicht wieder entzogen haben, oder wir halten zum gegenwärtigen Zeitpunkt aktiv an ihnen fest oder rufen sie gerade als Wissen aus unserem Langzeitgedächtnis ab. Der Teil der Informationen, der sich dem Bewusstsein noch nicht entzogen hat und somit in der bewussten Erinnerung gegenwärtig ist, ist das sogenannte *unmittelbare Gedächtnis*. Die aktive und mit einem Willensakt verbundene kognitive Gedächtnisleistung wird demgegenüber als das tatsächliche *Arbeits*gedächtnis bezeichnet (vgl. Solms/Turnbull 2007: 157).

Beide Begriffe beziehen sich auf äußerlich *und* innerlich erzeugte Bewusstseinsinhalte. Diese Inhalte werden so lange in einem Gedächtnispuffer gehalten, bis Mechanismen einsetzen, die sie allmählich aus diesem Puffer herausdrängen. Da der Puffer des Arbeitsgedächtnisses eine sehr begrenzte Kapazität hat, kann nicht alles, was wir erleben, festgeschrieben und gespeichert werden. Hier setzt der Prozess der zu Beginn dieses Kapitels schon erwähnten Konsolidierung ein. Er bewirkt zweierlei: Zum einen schreibt er das fest, was im Gedächtnis behalten wird. Darüber hinaus sortiert er Erinnerungsinhalte, die wir nicht behalten wollen oder können, aus. Das, was im Gedächtnis behalten wird, geht in den Bereich des Langzeitgedächtnisses über.

Das Langzeitgedächtnis *(long-term memory, LTM)* beginnt wenige Minuten vor dem jeweils gegebenen Augenblick. Zu ihm gehören sowohl frische als auch alte Erinnerungen. Langzeiterinnerungen werden an verschiedenen Orten im Gehirn gespeichert und zwar über vier Prozesse:

- *Lernen und neues Einspeichern* von Informationen
- *Konsolidierung*, das heißt die Bewahrung von Informationen
- *Erinnern*, das heißt *Reproduzieren* und *erneutes Abrufen* von gespeicherten Informationen
- *Vergessen*, das heißt das Sich-wieder-Auflösen von Erinnerungsspuren

WissenschaftlerInnen aus dem Bereich der Neurophysiologie nehmen im Hinblick auf Kurz- und Langzeitgedächtnis an, dass sich beide strukturell grundlegend voneinander unterscheiden. So wird vermutet, dass am Kurzzeitgedächtnis in sich geschlossene Nervenzellkreise gemeinsam miteinander feuern, also zwischeneinander elektrische und chemische Impulse übertragen. Solange das Feuerungsmuster aktiviert ist, bleibt auch die Information aktiv, also in unserem Bewusstsein präsent. Je stärker diese Kreise miteinander feuern, desto nachhaltiger erhalten sie sich gegenseitig aufrecht und intensivieren sogar noch ihre Vernetzungen und synaptischen Verdrahtungen. Das hat folgende Konsequenzen: Die Reaktionsschwelle der beteiligen Synapsen, die Zellen in einem Kreis miteinander verbinden, sinkt und gleichzeitig steigt die Wahrscheinlichkeit, dass sie sich schneller zum wiederholten Feuern anregen lassen. Sie werden sozusagen durchlässiger. Physiologisch betrachtet heißt das, dass über das kontinuierliche Feuern bestimmter Zellverbindungen innerhalb dieser Zellen genetische Mechanismen aktiv werden, die das Wachstum weiterer Synapsen an dieser Stelle fördern.

Als Konsequenz finden wir dies in der Yogapraxis, wenn wir Haltungen viele Male wiederholen, dem Körper und dem Nervensystem also wiederholt die gleichen Abfolgen, Positionen, Möglichkeiten zum Nachspüren anbieten. So kann das Nervensystem allmählich Informationen aus neuen Empfindungen und Körpererfahrungen in entsprechend neue neuronale Muster integrieren.

Wie genau diese Mechanismen physiologisch erklärt werden, steht im Mittelpunkt des folgenden Kapitels. Bis hierhin halten wir zunächst fest:

Wichtig

Aktive, feuernde Nervenverbindungskreise üben einen dauerhaften Einfluss auf alle beteiligten Zellen aus und erzeugen eine erhöhte Dichte des neuronalen Gewebes. Dieses Wachstum ist also aktivitätsabhängig. Das heißt umgekehrt: Werden bestimmte Nervenzellkreise nicht mehr aktiviert, dann sterben diese Synapsen ab. Die »*Use it or lose it!*«-Regel (= Nutz es oder lass es!) spielt insbesondere in der frühen Gehirnentwicklung eine große Rolle. Vor diesem Hintergrund können wir davon ausgehen, dass für das Überführen und Konsolidieren von neuen Gedächtnisinhalten in das Langzeitgedächtnis Üben wichtig ist. Das bewusste Abrufen und Zirkulieren von Informationen im Arbeitsgedächtnis und schließlich deren Verankerung im Langzeitgedächtnis hinterlässt Spuren, sogenannte *Gedächtnisspuren (Engramme)*. Sie sind der unmittelbare Ausdruck für die persönliche Relevanz der Inhalte sowie deren emotionale Bedeutung.

Wie wir uns selbst erinnern –
der Prozess des Gewordenseins

Das Langzeitgedächtnis speichert Informationen dauerhaft. Mit der zeitlichen Synchronisation von Wahrnehmungsinhalten über die Synchronisation von Gedächtnisinhalten zwischen Arbeits- und Langzeitgedächtnis ist eine spezifische räumliche Informationsverteilung im Gehirn gekoppelt. Für diese räumliche Verteilung spielt die subjektive Relevanz der Inhalte eine sehr große Rolle, das heißt, ihre Wichtigkeit und damit aufs engste verbunden die emotionale Bedeutung, die die Wahrnehmung in dem Augenblick sowie darüber hinaus für uns hatte. Entscheidend ist also, welchen »Eindruck« das Erlebte und Wahrgenommene in uns hinterlassen hat und wie nachhaltig sich diese Gedächtnisspuren in uns eingegraben haben.

Bewusste und unbewusste Erinnerungsspuren

Diese Erkenntnis deutet aus Sicht der Neurobiologie auf zwei wichtige Aspekte hin: Erstens ist komplexe Wahrnehmung und deren Verarbeitung notwendig mit der gleichzeitigen Aktivität vieler räumlich getrennter Hirnzentren verbunden, und zweitens: Es gibt kein oberstes kognitives Zentrum in unserem Gehirn. Vielmehr sind viele verschiedene Informationen aufnehmende und verarbeitende Bereiche so miteinander verknüpft, dass nur im Rahmen einer komplexen Wechselwirkung verschiedener Hirnzentren deren Wahrnehmung, Verarbeitung, Konsolidierung und Speicherung geschehen kann. Zahlreiche der an diesem Prozess beteiligten Gehirnregionen sind bewusst nicht zugänglich. Außerdem sind diese Bedingungen die Grundlage für die neuronalen Prozesse unserer mentalen Aktivitäten des Bewusstseins und des Denkens. Sie bilden die uns ganz persönlich eigene Erlebniswelt, unsere subjektive Wirklichkeit (Roth 1997).

Die Verarbeitung komplexer Wahrnehmung durch das Zusammenspiel räumlich getrennter Gehirnzentren und das Fehlen eines allen übergeordneten kognitiven Gehirnzentrums stehen vor folgendem Hintergrund: Das Gehirn wird über unsere Sinnesorgane erregt, indem es von ihnen Impulse erhält. Diese Erregungen erhalten jedoch keine schon mit Bedeutung versehenen Informationen über unsere Umwelt. Sie sind nicht die Farbe, das Bild, die Landschaft, der Duft, die Melodie *an sich*. Erst im Gehirn wird über den Vergleich der Informationen mit sensorischen Impulsen aus dem Inneren des Körpers sowie mit dem schon bestehenden internen Vorwissen und Kriterien aus den Informationen *das Konzept* eines Bildes, eines Dufts, einer Melodie, einer Empfindung etc.

Roth resümiert daran anknüpfend: »Gehirne [...] können die Welt grundsätzlich nicht abbilden; *sie müssen konstruktiv sein* [d. h. konstruierend; kursiv im Original; B. K.], und zwar sowohl von ihrer funktionalen Organisation als auch von ihrer Aufgabe her, nämlich ein Verhalten zu erzeugen, mit dem der Organismus in seiner Umgebung überleben kann« (Roth 1997: 23).

Die uns umgebende tatsächliche Umwelt sowie unser interner mentaler und emotionaler Zustand sorgen für die entsprechenden Verknüpfungen der Synapsen und Nervenzellen im Gehirn. Darüber werden bestimmte Nervenzellkreise aktiviert, stabilisiert und eingeschrieben und andere, die weniger bis gar nicht aktiviert werden, sterben ab. Dieser Prozess wird als neuronales *Pruning* (= Sprossen, Austreiben) bezeichnet. Entsprechend der »Use it or lose it!«-Regel bleibt dieser dynamische Vorgang im Gehirn ein Leben lang bestehen.

Auf diese Weise findet eine neuronale Verarbeitung von Informationen im Gehirn vor allem dann statt, wenn sie mit einer von uns versehenen Bedeutung, einer Zuschreibung an die aufgenommenen Informationen versehen sind. Dies setzt meist ein, wenn wir mit etwas konfrontiert sind, was uns bis dahin unbekannt war. Konstruktive Verwirrung herrscht, wenn neue Haltungen oder Abläufe im Yoga geübt werden und unsere Aufmerksamkeit, unser bewusstes Wahrnehmen in diesem Augenblick ganz scharf wird: Eine Empfindung ist plötzlich nicht mehr bekannt, ist nicht trivial. Die meisten trivialen Dinge, die zu Rückmeldungen des Gehirns führen wie »das ist unwichtig«, »das kenne ich schon«, nehmen wir überhaupt nicht wahr. Die Wahrnehmung muss also zumindest eine minimale Neuigkeit haben, damit im Gehirn Impulse entstehen, die signalisieren, dass etwas irgendwie neu und beachtenswert ist.

Das bedeutet im Umkehrschluss jedoch nicht notwendigerweise, dass grundsätzlich nur das, was bewusst ist, erinnert werden kann, oder andersherum Erinnerung grundsätzlich nur aus bewussten Gedächtnisinhalten besteht. Tatsächlich sprechen Neurophysiologen von bewusstem und unbewusstem Erinnern als zwei existierenden, aber vollkommen unterschiedlichen Phänomenen. So können *Erinnerungsspuren* sehr wohl ohne einen bewussten Erinnerungsprozess aktiviert werden. Wir mögen uns zwar an konkrete, längst vergangene Ereignisse aus der Kindheit nicht mehr bewusst erinnern, aber die Spuren, die sie in uns hinterlassen haben, können ständig unterschwellig in unserem Denken, Fühlen und Handeln aktiv sein oder gepaart mit den entsprechenden sensomotorischen Impulsen sofort wieder aktiviert werden.

Erinnerung und Gedächtnis haben also viel damit zu tun, wie eine Erinnerungsspur im Langzeitgedächtnis abgelegt und wie sie (re-)aktiviert werden kann. Indem sich mehrere Formen der Informationsspeicherung überschneiden und gegenseitig verstärken, ist der Gedächtnisprozess aus mehreren Gründen ausgesprochen redundant:

- Langzeiterinnerungen werden an verschiedenen Orten im Gehirn kodiert.
- Sie sind über die weite Verzweigung der Nervenzellen im Gehirn damit auch anatomisch festgeschrieben.
- Über die dichte und mehrfache Vernetzung von Neuronenverbänden in sich und untereinander führt das Ausfallen der Aktivitäten einzelner Zellen nicht sofort zum Erlöschen der Informationen. Zerfallene Spuren von Erinnerungen können »in etwa« rekonstruiert werden.

• Erinnerung wird auf verschiedene Arten und Weisen in einer Vielzahl von Gedächtnis-Subsystemen kodiert. (Vgl. Solms/ Turnbull 2007)

Wird eine Erinnerungsspur im Langzeitgedächtnis (re-)aktiviert, ohne dass damit eine Erfahrung als bewusste Erinnerung wieder auftaucht, wird diese Erinnerung als *implizit* bezeichnet. Wird eine Erinnerungsspur aus dem Langzeitgedächtnis (re-)aktiviert und gelangt in das bewusste Gewahrsein, dann ist sie dem oben erwähnten temporären Puffer des Arbeitsgedächtnisses zugänglich und wird *explizit* genannt. Entsprechend ist vom expliziten Gedächtnis (oder deklarativen Gedächtnis, unserem Wissensgedächtnis) oder impliziten (prozeduralen Gedächtnis, Verhaltensgedächtnis) die Rede. Sie ersetzen heute in den Neurowissenschaften vielfach die entsprechenden Begriffe von »bewusster« und »unbewusster« Erinnerung.

Deklaratives, prozedurales, episodisches und Vertrautheitsgedächtnis

Das sogenannte *Ribot'sche Gesetz* in der Neuropsychologie[*] besagt, dass die ältesten Erinnerungen die widerstandsfähigsten sind, was heißt, dass sie oft nur scheinbar vergessen werden. Tatsächlich sind sie dem bewussten Gewahrsein nicht zugänglich, doch implizit wirken sie kontinuierlich weiter. Vier Subsysteme von Gedächtnis mit ihren je unterschiedlichen Speicherqualitäten sind das bereits erwähnte deklarative, prozedurale, episodische sowie das Vertrautheitsgedächtnis, wobei das episodische teilweise auch zum deklarativen Gedächtnis gezählt wird.

---

[*] Théodule Armand Ribot (1839–1916): Gesetz der Regelhaftigkeit des Gedächtnisabbaus nach Gehirnverletzungen bzw. als Folge des Altersabbaus: Gedächtnisverluste entsprechen einem Gradienten, innerhalb dessen die jüngst erworbene Information am labilsten abgespeichert ist, die am längsten zurückliegende am sichersten. Daher sind Letztere am ehesten sicher gegen Hirnschäden, insbesondere degenerative Hirnschäden. Vom Gedächtnisabbau als erste betroffen sind neue Erinnerungen sowie affektive, ungewohnte und komplexe Erinnerungseindrücke, dann erst verschwinden ältere Erinnerungen.

Das deklarative semantische Gedächtnis

Das *deklarative Gedächtnis*, auch *Wissens-Gedächtnis* oder *explizites Gedächtnis* genannt, speichert Tatsachen und Ereignisse, die bewusst wiedergegeben werden können. Dieses können semantische Informationen sein, also solche, die keine Erfahrungen kodieren, sondern konkrete Informationen: Namen, Ortsbezeichnungen, grammatische Regeln der eigenen Sprache oder das Wissen, dass Dinge, wenn wir sie nicht festhalten, nach unten und damit zu Boden fallen. Im Allgemeinen speichert semantisches Wissen viele Informationen über die Umwelt und das Umfeld, in dem Menschen aufwachsen; sie werden früh, meist schon im Grundschulalter, gelernt. Dieses *semantische Gedächtnis* ist von der Qualität der gespeicherten Informationen überpersonal, aber eng verbunden mit dem Wissen aus dem prozeduralen Gedächtnis. Die automatisierte Handbewegung beispielsweise, um etwas festzuhalten, was gerade zu Boden rutscht, ist auf der motorischen Ebene dem prozeduralen Gedächtnis zuzuschreiben; das Wissen darum, dass, wenn der Gegenstand nicht festgehalten würde, er beim Aufprall kaputtginge, ist hingegen semantisches Wissen.

Semantisches abstraktes Wissen, wie bestimmte Sprach- und Gesellschaftsregeln, aber auch das Wissen um die Regeln im öffentlichen Straßenverkehr, wird in unterschiedlichen Nervenzellnetzwerken des Gehirns gespeichert. In der Neurophysiologie bezeichnet man diese Tatsache als »materielle Spezifität«; damit eng verbunden ist die sogenannte »modale« Spezifität: Nervenzellnetzwerke bestimmter Regionen der Hirnrinde kategorisieren Informationen, so dass in unserem Gehirn einerseits ein konkretes Bild, ein konkretes Konzept von einem Gegenstand oder einer Person entstehen kann, also visuell-spezifische Bilder. Oder aber es erschafft auditorisch-spezifische Bilder wie Namen oder geographische Bezeichnungen. Die Landkarte, die im Kopf parallel zu einer geographischen Bezeichnung entsteht, wäre das visuell-spezifische Pendant zum auditorisch-spezifischen Bild.

Das semantische Gedächtnis wird von einem Netzwerk von Assoziationen und Konzepten gebildet, welche in der Neurophysiologie als *Verzeichnisse* oder *Karten* bezeichnet werden. Sie sind in der Großhirnrinde in jenen Assoziationsfeldern lokalisiert, die die verschiedenen unimodalen (nur einen Modus, eine Art aufweisend) Cortex-Regionen miteinander verbinden.

Ein großer Teil dessen, was uns ganz selbstverständlich die Welt so erscheinen lässt, wie sie sich »augenscheinlich« für uns darstellt, ist also eher das, was wir über sie gelernt haben und woran wir uns zu gegebener Zeit und gegebenem Anlass erinnern. Vieles, was wir für unmittelbare Wahrnehmung halten, ist höchstwahrscheinlich Erinnerung. Aus konstruktivistischer Perspektive geschaut, ist die Realität, die wir wahrnehmen, eine Konstruktion aus Modellen, die wir längst in unserem Gehirn gespeichert haben. Indem wir unsere Erwartungen – als Resultate von Konzepten und Erinnerungsspuren – fortwährend auf unsere Umwelt projizieren und sie damit innerlich wie äußerlich konstruieren, bewegen wir uns stets in einer Dichotomie (Aufspaltung) von zwei Polen: Zum einen wählt unser Wahrnehmungsapparat ständig und anhand interner Parameter lediglich bestimmte Merkmale der Umwelt aus. Er tut dies in Kooperation mit unserem Gedächtnis, welches zum Zweiten die ausgewählten wahrgenommenen Merkmale auf der Grundlage früherer Erfahrungen »zu wiedererkennbaren *Objekten* organisiert und transformiert« (Solms/Turnbull 2007: 169).

Das jahrhundertealte zwischen Yogalehrenden und Yogalernenden vermittelte Erfahrungswissen kann aus dieser Perspektive als semantisch bezeichnet werden. Das heißt, indem wir uns im Miteinander-Üben, -Lehren, -Vortragen und -Schreiben immer wieder über Haltungen und deren Konsequenzen auf unsere (westliche) Körperkonstitutionen und -bilder verständigen oder Übungskonzepte immer wieder verorten im Spannungsfeld von östlicher Tradition und westlichen Gesellschaftskonzepten, arbeiten wir bewusst an unseren Yogakonzepten. Konzepte, wertfrei betrachtet als Hilfsmittel, uns strukturiert mit unserer Umwelt oder einem

Thema auseinanderzusetzen und in der Konsequenz sie auch immer wieder zu verändern, modulieren darüber auch immer wieder unsere »Landkarte« des Yoga.

Das prozedurale Gedächtnis

Während im deklarativen Gedächtnis Informationen und Fakten abgespeichert werden, speichert das *prozedurale Gedächtnis* Fertigkeiten und Fähigkeiten habitueller motorischer Art. Körperliche Lernprozesse werden als Erinnerungen abgelegt, mit deren Hilfe wir die Kompetenz erwerben, die für uns im Alltag notwendigen Bewegungen und Tätigkeiten abzurufen und durchzuführen, wann immer wir sie brauchen. Das betrifft beispielsweise das Wissen darüber, wie Laufen, Spielen, Fahrradfahren und Bewegungsabläufe im Yoga funktionieren. Diese *ideomotorischen Fähigkeiten* lernen wir nach und nach. Sie haben mehrere zentrale Aspekte:

- Sie müssen über lange Zeit immer wieder geübt, das heißt kontinuierlich wiederholt werden.
- Sie werden wesentlich tiefer im Gehirn abgespeichert als semantische Informationen.
- Sie sind daher extrem widerstandsfähig gegen zeitlichen Verfall.

Das deutet schon an, dass die evolutionären Wurzeln des prozeduralen Gedächtnisses wesentlich tiefer liegen als diejenigen des semantischen Gedächtnisses: Beim Lernen von Fertigkeiten sind in der anfänglichen Einübungsphase Cortex-Areale beteiligt, insbesondere die motorischen und präfrontalen Gebiete. Sobald diese Fertigkeiten gewohnt und damit anatomisch fester konsolidiert sind (= *habitualisiert*), verlagern sich die entsprechenden motorischen Programme zunehmend in subkortikale Strukturen (vor allem in Kleinhirn und Basalganglien). Ab dann können wir zum Beispiel unsere Sonnengrüße im Yoga gewissermaßen »wie im Schlaf« und verlernen sie auch nicht mehr. Dasselbe gilt auch für ergonomisch sinnvolle Bewegungsmuster, die aufrechte Haltung, die tiefe Atmung etc.

Interessanterweise werden viele motorische Fertigkeiten sowohl in prozeduraler als auch semantischer Form gespeichert; insofern hängen prozedurales und semantisches Gedächtnis eng zusammen. So werden beispielsweise bei der Haltung des Drehsitzes prozedurale Gedächtnisanteile für die Form dieses Asana sowie der Ausrichtung des Körpers im Raum aktiviert. Um zu verstehen, warum in der Haltung zunächst in die Höhe zu streben ist und erst dann in die Drehung zu gehen, bedarf es der Kenntnis über die flexible Konstruktion der Wirbelsäule und über die Gefahr einer Stauchung und Beeinträchtigung der Wirbelkörper und Bandscheiben, wenn diese Höhe nicht gesucht wird. Dieses Wissen, diese Übungsregel ist im semantischen Gedächtnis gespeichert.

Ähnliches kommt in Umkehrhaltungen zum Tragen. Begebe ich (B. K.) mich beispielsweise in einen Handstand, so gestalte ich die Haltung in einer komplizierten Wechselwirkung von Kraft, Streckung, Koordination, Balance und einer komplett veränderten Ausrichtung (Umkehr) im Raum und in der Schwerkraft. Durch das Üben habe ich mit der Zeit eine innere Vorstellung und eine für mich stimmige äußere Form gefunden. Diese Fertigkeiten habe ich über einen sehr langen Zeitraum gelernt und mache sie automatisch. Ich bin in meiner Koordination, wenn es gut läuft, sozusagen »in Balance« mit meinem inneren und äußeren Zustand. Meine Bewegungen sind tief im prozeduralen Gedächtnis gespeichert, und dieses habituelle Wissen steht mir im Augenblick des Eingehens in die Haltung implizit zur Verfügung. Falls etwas in mir (zum Beispiel Angstattacke, Schreck, Unkonzentriertheit) mich allerdings dazu brächte, darüber nachzudenken, wie ich das Gleichgewicht halte, mich aufrecht halte oder meine Extremitäten ausrichte, wenn ich mir vorstellte, was körperlich passieren könnte, wenn alle diese Mechanismen nicht mehr richtig funktionierten, wenn ich mich gar daran erinnerte, dass ich mich bei früherem Üben nicht auf den Händen halten konnte, würde dieses Wissen plötzlich explizit. Es würde semantisch, also als Fakten, die mir jetzt als Wissen unmittelbar zur Verfügung stehen (im Arbeitsgedächtnis), und episodisch, das heißt mit einer individuell erfahrenen und verarbeiteten Geschichte verbunden. In einem solchen Augenblick beginne ich, verunsichert, verwirrt und nachdenkend zu werden – und schon falle ich aus der Balance heraus. Ich werde unaufmerksam, fange eventuell an zu wackeln, kann meine Kraft nicht mehr angemessen einsetzen oder falle gar um. Dieses Beispiel soll verdeutlichen:

1. Erfahrungen werden auf verschiedene Weise kodiert (und damit auch räumlich in verschiedenen Bereichen des Gehirns abgespeichert).
2. Sie bilden ein Set von Erfahrungsepisoden mit abstrakten Fakten und habituellen Reaktionen.
3. Auf der Grundlage dieser Redundanz wird unser einer Situation angemessenes, das heißt erfolgreiches Verhalten von innerpsychischen Kräften und Vorgängen beeinflusst, die uns vielfach nicht (mehr) bewusst sind.
4. Das Zusammenspiel dieser verschiedenen Wissensformen kann reibungslos funktionieren, aber auch durch Impulse aus unserem persönlichen inneren Zustand heraus, die uns in dem Augenblick nicht bewusst sind, unterbrochen und empfindlich gestört werden.

Das episodische Gedächtnis

Das *episodische Gedächtnis* ist der Teil, welcher uns bewusst erinnern lässt und zwar nicht nur die Fakten eines Ereignisses oder Erlebnisses, sondern auch die dazugehörigen emotionalen Zustände. Wenn ich sage: »Ich kann mich noch genau an die Yogawoche vor 15 Jahren im Sommer in der Eifel erinnern, an den warmen Wind und an das Freiheitsgefühl, nach dem Üben durch die Felder zu laufen« oder aber: »Ich spüre noch das Gefühl der Hilflosigkeit, als ich mich einfach nicht getraut habe, im sicheren Zusammenhang der Gruppe einen Kopfstand zu üben, weil mich die Erinnerung, als Kind auf den Rücken gefallen zu sein, einholte«, dann spreche ich aus dem episodischen Gedächtnis heraus. Es ermöglicht, »uns *explizit* persönlicher Erlebnisse« zu entsinnen, »die die *Besonderheit* unseres Lebens ausmachen« (Schacter 1996, zitiert in Solms/Turnbull 2007: 174). Diese Erinnerungen sind bewusst, weil sie mit dem Wiedererleben früherer Erfahrungsmomente gekoppelt sind. Solms und Turnbull beschreiben dies als »momentane Koppelungen von Selbst-Zuständen und gleichzeitigen Ereignissen in der Außenwelt«, in denen das »Bewusstsein [...] das Medium und zugleich die Botschaft solcher Koppelungen darstellt« (ebd.: 174).

Die erinnerte Yogawoche beispielsweise ist das Wiedererleben eines Ereignisses aus einer *gelebten Erfahrung* heraus. Äußere Vorgänge, wie beispielsweise prozedurale Informationen über die motorischen Fertigkeiten, in den Drehsitz oder eine Umkehrhaltung zu kommen, und semantische Informationen darüber, wie die Haltung am ergonomischsten aufzubauen ist, damit sie dem Organismus nicht schadet, können auf erworbenen und sekundär unbewussten Kompetenzen beruhen, nicht aber das episodische Erleben. Dies ist *immer* mit einem ins Bewusstsein hochgekommenen oder im Bewusstsein verankerten Gefühl, einer Emotion, verbunden und unterscheidet sich damit wesentlich von semantischen Überzeugungen und prozeduralen Gewohnheiten. Die Wahrnehmung dieser Empfindungen hängt entscheidend mit unserem Selbst-Verständnis und unserem Selbst-Gefühl zusammen. Eine episodische Erinnerungsspur mit allen dazugehörigen weiteren Gedächtnisinhalten muss mit dem Gewahrsein unseres fühlenden Selbst in diesem Augenblick verbunden sein, um das Erlebte bewusst nachzuerleben und es als zusammenhängende Episode erinnern zu können.

Das episodische Gedächtnis stützt sich somit auf frühere Wahrnehmungsvorgänge, die bereits durch entsprechende synaptische Nervenzellnetzwerke repräsentiert und uns mehr oder weniger bewusst zugänglich sind. Sie machen unser autobiographisches Gewahrsein aus sowie die Art und Weise, Geschichte(n) über und von uns zu erzählen. In gewisser Weise bestimmt es die Form, mit der wir uns im Kontakt mit unserer Umwelt selbst stets aufs Neue entwerfen.

Dies führt aus neuropsychologischer Sicht zu einem weiteren wichtigen Aspekt. Das, was wir in Bezug auf unsere Erfahrungen empfinden, macht »sie anfällig für die ›Verdrängung‹« (Solms/Turnbull 2007: 176). »Unbewusste Erinnerungen an Ereignisse (unbewusste episodische Erinnerungen; B. K.) sind ›Als-ob‹-episodische Erinnerungen. Sie existieren nicht als *Erfahrungen*, solange sie nicht durch das *gegenwärtige* SELF [Selbst-Bewusstheit; B. K.] reaktiviert werden. In der Zwischenzeit bleiben sie lediglich in Form prozeduraler und semantischer Spuren (Gewohnheiten und Überzeugungen) erhalten« (Solms/Turnbull 2007: 176).

Dass hier auch Potentiale für Verdrängungsmechanismen naheliegen, zeigen die Erfahrungen aus Psychoanalyse und Psychotherapie sowie die Erkenntnisse aus der Neurophysiologie darüber, dass die neuronalen Netzwerke, die für das episodische Gedächtnis zuständig sind, zu großen Teilen in Hirnregionen liegen, die unserem Bewusstsein nicht zugänglich sind. Wir rufen Ereignisse in einer episodischen Form ab, indem wir uns erinnern, wie sie sich angefühlt haben. Gefühle aber werden insbesondere über das limbische System gesteuert, welches eben genau ursprünglich nicht im funktionalen Zusammenhang mit Gedächtnis, sondern mit ausschließlich inneren Zuständen repräsentierenden Emotionen steht.

Auf dieser Basis können wir festhalten:

- Prozedurale und semantische Gedächtnisinhalte sind eng mit episodischen Erinnerungen verbunden.
- Dies prägt unser autobiographisches Selbst.
- Das episodische Gedächtnis speichert die bei einer Erfahrung und einem Ereignis empfundenen Gefühle.
- Wir können uns daher *nur dann explizit* an ein Geschehnis erinnern, wenn das episodische Gedächtnissystem an der Kodierung einer Erfahrung beteiligt war.
- Wird bei einem Erlebnis die dazugehörige Emotion nicht mit den entsprechend anderen gedächtnisrelevanten Informationen verknüpft oder liegt sie gar dissoziiert vor, dann kann dieses Erlebnis nicht bewusst erinnert werden. Die impliziten

Auswirkungen des prozeduralen und semantischen Gedächtnisses, also Verhalten und Überzeugungen, bleiben jedoch implizit erhalten und aktiv. Diese Zusammenhänge spielen insbesondere in der Trauma-Therapie eine zentrale Rolle.

Das Vertrautheitsgedächtnis

Viele Gedächtnisinhalte werden mit zunehmender Vertrautheit allmählich in tieferen Schichten des Gehirns abgespeichert – dieser Zustand wird als *Vertrautheitsgedächtnis* bezeichnet. In ihm wird deklarativ-semantisches, prozedurales und episodisches Wissen für Ereignisse und Erfahrungen abgelegt; es ist ein hochautomatisiertes Gedächtnis. Hier können wir informationsmäßig nichts mehr über eine Empfindung aussagen außer: »Ich kenne das!« Aber wir erinnern keine Details; das geschieht beispielsweise, wenn wir einen Film anschauen, der uns irgendwie bekannt vorkommt, oder wenn wir mit einer Person, einem Gesicht, einem Namen, einem Geschehnis oder einer Umgebung konfrontiert sind, wir aber keine Einzelheiten (mehr) wissen (vgl. Roth 2003, 2006).

Das Entstehen von Handlung und Erinnerung

Bis hierhin haben wir uns mit den zeitlichen und räumlichen Qualitäten der Wissenslandschaften unseres Gehirns beschäftigt. Welche *Mechanismen* aber tragen dazu bei, diese Qualitäten neurophysiologisch im Gedächtnis zu speichern? Was passiert auf der Ebene einzelner Neurone sowie kleineren und größeren Neuronenverbänden, wenn beispielsweise ein Affe nach einem Gegenstand greift? Welche neuronalen Prozesse laufen im Gehirn eines Menschen ab, wenn er oder sie Sprache wahrnimmt und das Gehörte verstehen möchte? (Vgl. Roth 1997) Und schließlich: Wie wird ein Erlebnis zu einer Erfahrung?

Um es vorwegzunehmen: Bisher ist es bei keinem tierischen, geschweige denn menschlichen Gehirn gelungen, den Weg von der

Sinnesempfindung und seiner Verarbeitung, Speicherung, Konsolidierung, (Re-)Aktivierung bis hin zur Handlung oder Reaktion vollständig aufzuzeigen. Entsprechend schwierig bis unmöglich ist es auch, naturwissenschaftlich zu untersuchen, was Geist, bewusste Wahrnehmung und freier Wille in ihrem Wesen sind. Was die Neurobiologie jedoch sehr wohl verstehen möchte, ist, wie Wahrnehmung, Bewusstsein, Denken und Kognition unsere Erlebniswelt, unsere erlebte Wirklichkeit in der oben beschriebenen Weise konstituieren und welches die neuronalen Bedingungen dieser Vorgänge sind.

Rein physiologisch braucht das Gehirn fünf Umweltreize, die verlässliche Informationen enthalten, um ein für das Überleben notwendiges Verhalten zu erzeugen (vgl. Roth 1997: 108 f.):

1. Dies ist zunächst die *Modalität* (lat. für Art und Weise, Möglichkeit, Bedingung, Ausführungsart) des Reizes: Ist der Reiz visuell (sehen), auditorisch (hören), haptisch (tasten), olfaktorisch (riechen) oder gustatorisch (schmecken)?

2. Die *Qualität* des Reizes innerhalb dieser Modalität: Dies wären beim Sehen zum Beispiel die Farbe, Helligkeit oder Kontraste, beim Schmecken wären es Schärfe, Süße, Säure etc., beim Hören die Tonhöhe und die Lautstärke.

3. Die *Intensität* des Reizes: also laut oder leise, hell oder dunkel, intensiv oder schwach (zum Beispiel im Geschmack).

4. Die *Zeitstruktur* des Reizes: Wann beginnt er? Wie lange dauert er? Kommt er regelmäßig, selten oder gar nicht wieder?

5. Der *Ort des Reizes*: Wo wird er empfunden, im Seh-, Hör-, Geruchs-, Geschmacksraum, auf der Haut etc.?

Die Intensität eines Reizes wird neurophysiologisch über die Messung der Stärke der *Depolarisierung* (Abfall des elektrischen Spannungspotentials) oder *Hyperpolarisierung* (Erhöhung des elektrischen Potentials) der Rezeptormembran am synaptischen Spalt bestimmt. Die zeigen, dass die Stärke der De- oder Hyperpolarisierung für jede Art von Sinnesnervenzellen spezifisch ist. Tatsächlich ist jedoch die Übersetzung von Reizstärke in Frequenz von Aktionspotentialen und Entladung nicht linear: Die Reaktion vieler Nervenzellen, die hochfrequent, also mit einem hohen Entladungspotential zu Beginn des Reizes antworten, fällt bei anhaltendem Reiz stark ab oder erlischt vollständig. Andere Zellen gewöhnen sich an gleichbleibende Reize und verlieren dadurch an Intensität. Oder aber es entsteht das Phänomen, dass eine niedrige Reizintensität ein überdurchschnittlich hohes Entladungspotential bewirken kann und höhere Reizstärken vergleichsweise unterdurchschnittlich beantwortet werden. Das heißt, die Reizintensität gibt noch keine eindeutige Information, keinen eindeutigen Gehalt, keine eindeutige Form oder eindeutiges Muster dafür, um welchen Reiz es sich handelt. Das schließt die Zeitdauer des Reizes – Beginn und Ende – mit ein. Auch die Modalität und die Qualität des Reizes können nicht über die Aktivität des einzelnen Neurons bestimmt werden. Keine Nervenzelle gibt direkt Information über Farbe, Helligkeit, Lautstärke, Intensität einer Berührung etc. an.

Wie also entsteht über unsere Sinneswahrnehmung eine Farbe, ein Bild, eine Tonabfolge, ein Duft oder eine sensorische Information zu unserer Körperhaltung in unserer Wahrnehmung im Gehirn? Hier kommt der Verarbeitungsort zum Tragen: Er bestimmt die Qualität und Modalität einer bestimmten Erregung durch Interpretation. Diese Interpretationen finden im Gehirn durch die primären und sekundären visuellen, auditiven, olfaktorischen, sensomotorischen Felder im Cortex und im Zwischenhirn statt. Qualität und Modalität einer Wahrnehmung werden durch entsprechende Verarbeitungszentren im Gehirn bestimmt. In diesem Sinne interpretiert das Gehirn diejenigen Reize als Sehen, die den visuellen Cortex erregen, als Hören, was den auditiven Cortex erregt. Diese Cortex-Regionen sind in Form einer spezifischen Topologie anatomisch und funktional im Gehirn angeordnet. Ganz generell wird so der Ort einer Wahrnehmung aus der Umwelt einerseits durch den Reizort auf den entsprechenden sensorischen Oberflächen (zum Beispiel Haut, Netzhaut, Trommelfell) in elektrische Impulse umgewandelt *(codiert)*, die dann ihrerseits in den sogenannten primären Karten der sensorischen Zentren des Gehirns abgebildet werden. Das heißt, im Gehirn werden unspezifische Informationen von aufgenommenen Reizqualitäten (Farbe, Helligkeit, Lautstärke), die auf der Ebene der Nervenzellen möglicherweise unspezifische und physikalisch ähnliche Entladungspotentiale und -frequenzen haben, in den nachgeordneten Gehirnzentren in spezifische neuroelektrische Erregungszustände und ihre neurochemischen Äquivalente, die Neurotransmitter oder Neuromodulatoren, umgewandelt.

Auf der Basis naturwissenschaftlicher Nachweismethoden heißt das zusammengefasst: Das Gehirn interpretiert primär neutrale Ereignisse mit Hilfe bestimmter interner Kriterien (die physikalisch und chemisch gemessen werden können) in Bezug auf Modalität, Qualität, Zeitstruktur, Intensität und Ort dieser Reize. Roth drückt es so aus: »Die Komplexität der Umwelt wird ›vernichtet‹ durch ihre Zerlegung in Erregungszustände von Sinnesrezeptoren. Aus diesen muss das Gehirn wiederum durch eine Vielzahl von Mechanismen die Komplexität der Umwelt, soweit sie für das Leben relevant ist, erschließen. Dabei werden durch Kombination auf den vielen Stufen der Sinnessysteme jeweils neue Informationen, neue Bedeutungen erzeugt« (Roth 1997: 115). Bei dieser De-Konstruktion und anschließenden Re-Konstruktion geht der Charakter des Originals unwiederbringlich verloren. Dies ist ein weiteres Argument dafür, dass Wahrnehmung – aus Sicht der Neurobiologie – konstruierend ist. Die Konstruktionen sind spezifisch in der Weise, als dass sie sich an Kriterien orientieren, welche teils angeboren sind, frühkindlich erworben werden oder auf späterer Erfahrung beruhen. Damit sind sie nicht unserem subjektiven unmittelbaren Willen unterworfen (vgl. ebd.).

Komplexe kognitive und im Erwachsenenalter erfahrungsabhängige Leistungen haben immer mit der Aktivität von Nervenzellen in den assoziativen Cortex-Arealen zu tun. Und doch: Obwohl diese Zentren als Integrationszentren der Wahrnehmung gelten, können sie ihre Leistung nur zusammen mit subkortikalen Zentren erbringen.

Das Zusammenspiel von kortikaler und subkortikaler Ebene

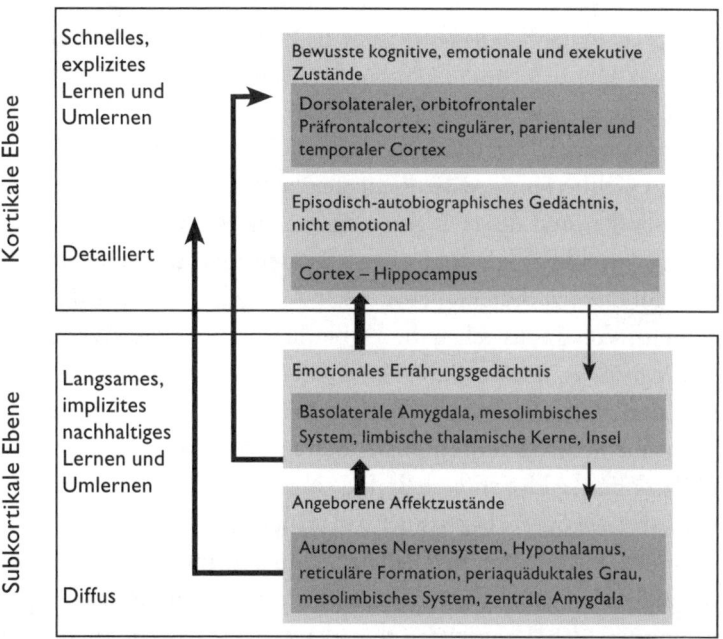

Quelle: Verändert übernommen aus: Roth 2001, Bearbeitung B. Knothe

Was passiert, wenn etwas neu ist?

Wenn etwas wichtig ist und bekannt, dann greift das Gehirn, symbolisch gesehen, in eine Schublade und initiiert etwas, was wir ohne großes Bewusstsein tun. Auf diese Weise verrichten wir tagtäglich höchst komplizierte Dinge ohne explizites Bewusstsein – vorausgesetzt, die Dinge, die wir wahrnehmen, sind nicht neu. Je vertrauter eine Situation ist, »desto weniger ›Eckdaten‹ benötigt mein Wahrnehmungssystem, um ein vollständig empfundenes Wahrnehmungs-bild zu erzeugen, was zu den Eckdaten passt« (Roth 1997: 268).

Im Gegensatz dazu wird etwas *unbewusst wahrgenommen*, aber *bewusst* erlebt, wenn es keine dafür vorbereiteten Nervennetze und Nervenzellnetzwerke gibt, die entsprechende Gedächtnisinforma-tionen in für uns sinnhafter Weise codieren. In diesem Augenblick sind wir nicht in der Lage, routinemäßig darauf zu reagieren, son-dern jetzt muss die Großhirnrinde in Verbindung mit dem limbi-schen System sich damit befassen, das heißt, sie muss neue Nerven-netze anlegen (vgl. Roth 2002).

Im Normalfall werden, sehr vereinfacht beschrieben, Reize, die für das Gehirn eine gewisse Neuigkeit bedeuten, von den primären Sinneszellen und deren Zentren über Strukturen im Hirnstamm an die Großhirnrinde und zum Thalamus geleitet, von dort aus zum limbischen System, genauer zur Amygdala und zum Hippo-campus. Von da aus gehen die Verbindungen über den Hypothala-mus zurück zu den beiden Gehirnhälften, dort zu den Sprachzen-tren und zum Vorderhirn. Dies geschieht zum Beispiel, wenn im Yoga eine neue Übung, ein neuer Bewegungsablauf oder eine neue philosophische Idee vorgestellt und eingeführt wird. Dieser Prozess wird als *Cool System* bezeichnet (vgl. Huber 2003: 44).

In den Tiefschlafphasen beginnt dann eine innere Verarbeitung der aufgenommenen Reize vom eher kleinen Speicher des Hippo-campus in den Langzeitspeicher der Großhirnrinde. In diesem Sinne ist der Hippocampus der Organisator des Bewusstseins, in-dem er all das Wissen, was wir über uns selber haben, verwaltet. Er entscheidet darüber, wann was wo und in welchem Kontext einge-speichert wird und wie es sich konsolidiert und wie leicht oder wie schwer es wieder abgerufen werden kann (siehe die folgende Abbil-dung: der hohe Weg der Informationsverarbeitung).

Wenn etwas neu und gefahrvoll ist, das heißt im Falle einer äu-ßeren Situation, die von Großhirn und limbischem System als Ri-siko oder Gefahr bewertet wird, werden Alarmsignale dieser beiden Gehirnregionen außer an den Hypothalamus auch noch an den untersten Teil des Gehirns, den Gehirnstamm (Kerne der Formatio reticularis innerhalb der Medulla oblongata) zurückgesendet, dessen Nervenzellen die Frequenz von Atmung, Puls und Blutdruck kontrollieren. Auch einer der wichtigsten Nerven für die Regulation von Herz, Magen und Darm, der Vagusnerv, der im Gehirnstamm seinen Ausgang hat, wird entsprechend beeinflusst. In der Medulla oblongata eintreffende Alarmsignale führen zur Ausschüttung der Nervenbotenstoffe (Neurotransmitter, siehe nächsten Abschnitt) Adrenalin und Noradrenalin, welche die Herzfrequenz, Puls und Kreislauf hochtreiben. Dieser als stressreich identifizierte Reiz wird als *heiß* bezeichnet. (Ausführlicher im Kapitel: Ich – Selbst – Identität aus Sicht der Gehirnforschung; siehe auch in der folgenden Abbildung den »niedrigen Weg der Informationsverarbeitung«.)

Der hohe und der niedrige Weg der Informationsverarbeitung

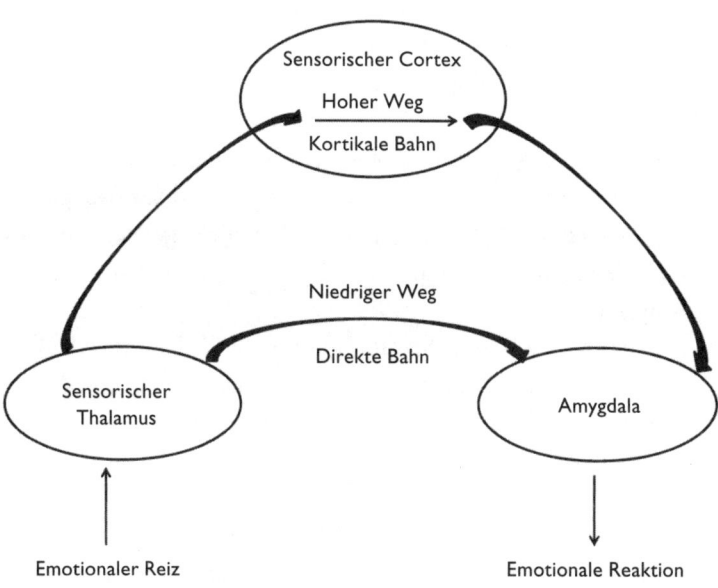

Quelle: Verändert übernommen aus: Storch/Krause 2002, nach LeDoux 2001, Bearbeitung B. Knothe

Der erste Kontakt mit einer Yogagruppe oder eine Lehrprobe beispielsweise kann zu einem stressreichen Ereignis mit extremer Reizüberflutung werden, insbesondere wenn es früher Versagens- und Schamgefühle im Hinblick auf Schule, Eltern, Freunde und Freundinnen etc. gegeben hat. Das Gleiche kann für Teilnehmende einer ersten Yogastunde gelten: Bilder und Vorstellungen von körperlich anspruchsvollen Yogahaltungen aus Zeitschriften und Büchern können unmittelbare Empfindungen von Angst und Scham vor einer vermeintlichen Blamage hervorrufen. Was für die einen zur interessanten Herausforderung wird – zum Beispiel in einen Handstand zu gehen –, kann für andere eine zutiefst stressreiche Situation darstellen.

Das System der Neuromodulation

Neuromodulation bezeichnet eine langsame und über chemische Prozesse stattfindende Informations- und Reizweiterleitung an den Synapsen der Nervenzellen. Neuromodulatorische Systeme vermitteln der Großhirnrinde auf spezifische Art und Weise, was sie im Augenblick des jeweiligen Erlebnisses zu tun hat. Es existieren mehrere Systeme:

- Das *noradrenerge System*: Noradrenalin; noradrenerge Nervenfasern verlaufen zum Hippocampus und zur Amygdala.
- Das *dopaminerge System*: Dopamin; dopaminerge Nervenfasern verlaufen zum Präfrontalcortex, Hippocampus und zur Amygdala.
- Das *serotonerge System*: Serotonin; serotonerge Fasern verlaufen zur Großhirnrinde und zum Hippocampus.
- Das *cholinerge System*: Acetylcholin; cholinerge Fasern versorgen die Großhirnrinde.

Alle vier Systeme haben unsere Psyche und unser Bewusstsein mit den Worten Roths »im Griff«. Sie umfassen zusammen ca. 500 000 Neurone, die wiederum 100 Milliarden andere Neurone bestimmen. Sie bilden kleine Inseln im Gehirn, die Fasern haben, welche durch die ganze Großhirnrinde ziehen und ihre Stoffe (Neuromodulatoren) dort verteilen. Diese Systeme wirken vorwiegend über *metabotrope* (an Eiweißmoleküle gekoppelte) *Rezeptoren**, im Gegensatz zu *ionotropen Rezeptoren***. Signale, die die Großhirnrinde von peripheren Hirnregionen erreichen, sind zunächst bedeutungsfrei. Ob die Signale dort ankommen, entscheidet die mediale Formatio reticularis als unspezifischer Filter, der Nucleus reticularis thalamio (spezifischer Filter), der Hippocampus und die Amygdala im Rahmen des limbischen Systems. Letztere steuern die Neuromodulatoren. Das limbische System bestimmt also mit seinen reticulären Kernen und mit Hilfe der Neuromodulatoren, was in der Großhirnrinde vor sich geht.

Alle diese Stoffe erzeugen in unendlicher Kombination und unter Vermittlung von unendlich vielen Rezeptoren und Unterrezeptoren ein Gewirr von psychischen Zuständen – eine Störung dieser Systeme zieht schwerste psychische Folgen nach sich. Diese Stoffe sind Moleküle. Sie haben symbolisch betrachtet den Charakter von Druckbuchstaben in der Schrift, das heißt, sie sind die Signale, aber sie sind nicht der Inhalt selber. Der Inhalt kommt aus den Systemen, die sich wiederum dieser Systeme bedienen. So wie eine schriftliche Botschaft in einem Bedeutungszusammenhang einen Sinn ergibt, muss es im Gehirn Systeme geben, die diesen neuro-

---

* Als *Rezeptor* wird in der Biologie auf zellulärer Ebene eine spezialisierte Zelle bezeichnet, die bestimmte äußere und innere chemische oder physikalische Reize in eine für das Nervensystem verständliche Form bringt. Auf molekularer Ebene kann ein Rezeptor ein Protein oder ein Proteinkomplex sein, welches bzw. welcher entweder aus der Oberfläche einer Biomembran herausragt und für die Bindung verschiedener Partikel sorgt, die dann in die Zelle importiert werden und im Inneren der Zelle biochemische Signalprozesse auslösen. Oder der Rezeptor kann sich in der Zelle selbst befinden und vor Ort solche Signalprozesse auslösen. Der Rezeptor besitzt eine spezifische Bindungsstelle für einen physiologischen Agonisten (imitiert oder ersetzt einen bestimmten Botenstoff, bspw. einen Neurotransmitter, in seiner Wirkung).
** Bei *ionotropen Rezeptoren* findet an einem Makromolekül sowohl die Bindung des *Liganden* (Substanz) als auch die erste Stufe der Signalübertragung statt. Durch die spezifische Bindung des jeweiligen natürlichen Liganden ändert sich durch Öffnung des Kanals die Leitfähigkeit der Zellmembran. Dies zieht eine Änderung des Membranpotentials nach sich. Beispiele für ionotrope Rezeptoren sind der Acetylcholinrezeptor an der motorischen Endplatte eines Muskels, d. h. der Synapse zwischen Motoneuronen und Skelettmuskelfasern, sowie Glutamatrezeptoren im Zentralnervensystem.

modulatorischen Systemen primär oder sekundär Bedeutung zuweisen: Das macht das limbische System.

Aktivitäten der neuromodulatorischen Systeme

Noradrenerges System Noradrenalin Es wird im *Locus coeroleus* gebildet.	Aktivierung, Erregung, unspezifische Aufmerksamkeit; Träger der 1. Stressantwort. Bei anhaltendem Stress kommt die 2. Stressantwort mit Adrenalin und Cortisol.
Serotonerges System Serotonin Es wird in den *Raphe-Kernen* gebildet.	Antagonist zum noradrenergen System; Dämpfung, Beruhigung, Wohlempfinden: »Cool bleiben und relaxen«. Folge von Serotoninmangel: schwere Depressionen, d.h.: »beunruhige dich, sei besorgt«. Das Gehirn ist dabei stets im Alarmzustand. Ursächliche Ängste beim Kleinkind sind darauf zurückzuführen, dass das serotonerge System nicht funktioniert.
Dopaminerges System Dopamin Es wird im *ventralen tegmetalen Areal* und im *Nucleus accumbens* gebildet.	Antreibend, Belohnung versprechend, Neuigkeit. Doch: Dopamin an sich impliziert zwar eine Belohnung, es *belohnt* aber nicht. Es bewirkt eine Ausschüttung endogener Opiate. Dopamin ist immer wichtig zu Beginn des Einübens einer neuen Handlung, es treibt sozusagen an in Richtung einer Neuigkeit. Das Gehirn tut nichts Neues, wenn es nicht ein Dopamin-Signal bekommt. Das heißt, dass Gehirn tut etwas, wenn eine Belohnung in Aussicht steht. Dies kann auch die Vermeidung von etwas Negativem sein (bspw. kann das Aussetzen von Bestrafung als positiv erlebt werden). Dopamin ist der Stoff, der uns antreibt; ohne Dopamin läuft nichts.

Cholinerges System	Gezielte Aufmerksamkeit,
Acetylcholin	Gedächtnissteuerung.
Es wird im *basalen Vorderhirn*	
gebildet.	

Quelle: Roth 2002, Vorlesungen

Was passiert unter anhaltenden Stressbedingungen?

Die Grundlage für Stress auslösende Situationen werden im Alltag immer wieder erfahren und mit ihnen haben wir es dann auch im Yoga zu tun. Dies können zum Beispiel Aufmerksamkeitsstörungen in der Körperwahrnehmung sein, ein »eingefrorener Atem«, Körper-Panzerungen etc., das heißt unbewusste emotionale Befindlichkeiten, die sich in Haltung und psychosomatischer Konstitution ausdrücken. Sie sind zumeist Ergebnisse all jener Erfahrungen, die das Nervensystem viel früher in der Biographie überfordert haben und somit unverarbeitet verdrängt wurden *(Dissoziation)*. Teilnehmende erinnern sich an nichts Genaues, leiden aber unter den Auswirkungen der aus dem Unterbewussten wirkenden Erinnerungen, die im Gehirn nur noch aus Einzelbildern und kurzen Sequenzen ohne Kontinuität und sinnhaften Zusammenhang bestehen. Das emotional-körperlich und in einzelnen Bildern und Sequenzen gespeicherte fragmentarische Material ist unverarbeitetes und damit nicht in einer konsistenten Form in das Gedächtnis abgelegtes Material, welches sich in Körperhaltung, Körperkonstitution sowie in der Motivation gegenüber bestimmten Haltungen widerspiegelt.

Schauen wir uns den physiologischen Prozess für Stress beispielhaft an: Stressgefühle wie Verunsicherung, Angst, Überforderung setzen im Gehirn ein Gen namens *CRH*-Gen *(Coricotropin-Releasin-Hormon)* in Gang. Daraufhin wird von den Nervenzellen des Hypothalamus vermehrt das *Hormon CRH* produziert und in ein unter dem Hypothalamus gelegenes Nachbargebiet, die Hypophyse (Hirnanhangdrüse), geleitet. Durch das CRH wird dort ein zweites Gen, *POMC (Propriomelanocortin),* aktiviert. Sein Produkt, das Hormon *ACTH (adenocoricotropes Hormon)*, wird in den Blutkreislauf freigesetzt, verteilt sich im Körper und veranlasst in der *Nebenniere* die Bildung von Cortisol. Es erzeugt unter anderem den emotionalen Zustand innerer Unruhe und Angst (vgl. Bauer 2006a: 25 ff.).

Eine anhaltende Produktion beispielsweise von Cortisol in Dauerstresszuständen führt zu einer zunehmenden Schwächung des Immunsystems, indem es eine Reihe der dazugehörigen Gene für die Produktion von Immunbotenstoffen hemmt. Viele Immunbotenstoffe können dann von den zum Immunsystem gehörenden Zellen nicht mehr in der erforderlichen Menge hergestellt werden (vgl. Bauer 2006a: 27 ff.). Auch für das Gehirn selbst bleibt die anhaltende Aktivierung von Genen auf Grund belastender Erfahrungen oder durch Stress nicht folgenlos: Über längere Zeit auftretende erhöhte Cortisol-Werte können den Nervenzellen des Gehirns großen Schaden zufügen. Insbesondere in Kombination mit dem Nervenbotenstoff Glutamat kann es zu einer Zerstörung von Nervenzellen kommen, vor allem im Bereich des Hippocampus. Darüber hinaus haben Forschungen gezeigt, dass Nervenzellen sogenannte Nervenwachstumsfaktoren produzieren, mit denen sie sich nachhaltig anregen und am Leben erhalten. Diese Faktoren werden dann produziert, wenn ihre Gene in den zuständigen Nervenzellen aktiviert und ihre Produktion eingesetzt werden.

Seelischer Stress führt dazu, dass das Gen des Nervenwachstumsfaktors BDNF *(Brain Derived Neutropic Factor)* abgeschaltet wird. In den Regionen des Gehirns, wo die Herabregulation des BDNF-Gens durch Stress am stärksten ist, sind die Beschädigungen von Hirnstrukturen am deutlichsten.

Das heißt: Zwischenmenschliche Belastungen, Überforderung und Stress aktivieren die Gene, die verantwortlich sind für die Produktion von Stresshormonen; gleichzeitig hemmen sie die Aktivität von Genen, die die Produktion von den Nervenwachstumsfaktoren anregen (vgl. Bauer 2006a: 32 ff.).

Fassen wir die letzten Abschnitte zusammen:

- Die unmittelbare Erinnerung im Gedächtnis hängt nicht vom Eingespeicherten als solchem ab, sondern vielmehr von der Organisation der im Gehirn gespeicherten Informationen.
- Beim Erinnern werden unserem Bewusstsein wieder Informationen zugänglich. Dazu gehört die Chance, dass der Hippocampus an das Material herankommen kann oder ob es fragmentiert abgelegt wurde.
- Die spezifische Organisation des Eingespeicherten beruht auf persönlichen, angeborenen Eigenschaften, den Einflüssen des unmittelbaren sozialen Umfelds sowie den traditionellen kulturellen, historischen, sozioökonomischen Weltbildern einer Gesellschaft, in die das Individuum eingebunden ist.

Das Thema Stress wird im Kapitel: »Wie die Techniken des Yoga auf unser Gehirn wirken« noch einmal unter dem Aspekt der stress-lösenden Wirkung der Meditation bearbeitet.

WIE WIR LERNEN

Lernen ist ein Bewusstseinsvorgang, der ganz auf der Nutzung und dem Ausbau vorhandener neuronaler Netzwerke, ihrer Stabilisierung und Stabilerhaltung beruht. Dieser Vorgang entspricht gut dem, was wir im Deutschen mit dem Verb »einprägen« bezeichnen – und selbstredend lernen wir das am allerbesten, was wir als »einprägsam« empfinden.

Fast alles, was wir brauchen, um unser Leben bestreiten zu können, also alle grundlegenden Fähigkeiten wie Sprache und sonstige Kommunikationsstrategien, Bewegungssteuerung und -koordination, Triebsteuerung, soziales und altruistisches Verhalten und vieles mehr, lernen wir in einem Zeitraum, in dem unser Gehirn noch nicht richtig ausgereift ist und wir größtenteils noch nicht in der Lage sind, über das, was wir lernen und warum wir es lernen, nachzudenken oder gar zu reflektieren. Das bedeutet, dass wir, wenn wir – meist rund um das 18. Lebensjahr – beginnen, uns all diese Fragen zu stellen, auf ein großes Reservoir an gelerntem Verhalten, gelernten Fähigkeiten und Wissen schauen, von dem wir überhaupt nicht wissen, wann, wieso und warum wir es uns angeeignet haben. Unsere Verhaltensmuster, unsere Fertigkeiten und auch unser Wissen sind so sehr ein Teil von uns selbst geworden, dass der Eindruck entstehen kann, als wäre es schon immer mit uns und bei uns gewesen. Wir können gehen, aber haben keine Vorstellung und vor allem kein Gefühl mehr dafür, wie wir es gelernt haben, ob es uns leicht- oder schwerfiel und vor allem nicht, ob das Resultat dieses Lernvorgangs funktionell und ökonomisch ist.

Im Yoga nun setzt man genau dort an und beginnt, diese unbewussten und selten aufmerksam und achtsam hinterfragten Haltungs-, Verhaltens-, Gefühls- und Denkmuster einer genauen Betrachtung zu unterziehen. So beobachten wir zum Beispiel in der

Regel in jeder Yogastunde genau, wie wir sitzen, aufstehen, stehen, uns vorwärts und rückwärts beugen, uns drehen, wie wir dabei atmen und wie sich unser Geist dabei verhält. Dadurch lernen wir zu verstehen, was uns zur Gewohnheit geworden ist, und beginnen einzuschätzen, ob das Erworbene und in den neuronalen Netzwerken unseres Gehirns Verfestigte eigentlich günstig ist – und damit Bestand haben kann – oder eher ungünstig ist und bearbeitet oder sogar verändert werden muss.

Alles Neue ist uns ungewohnt

Alles, was wir meinen, bearbeiten und ändern zu sollen, müssen wir in gewisser Weise neu lernen. Die alten Muster im Gehirn sind mächtig: Durch ihre stetig wiederkehrende Aktivierung über einen langen Zeitraum hinweg sind sie uns zur Gewohnheit geworden. Und das Gewohnte ist etwas, auf das wir immer wieder unbewusst zurückgreifen, weil es – ob nun ungünstig oder nicht – bisher einigermaßen zufriedenstellend funktioniert hat. In einem solchen Fall, also dem Rückgriff auf (scheinbar) Bewährtes, mit dem wir mehr oder weniger gut gefahren sind, schaltet unser Gehirn gewissermaßen auf Autopilot. In diesem Zustand wissen wir im wahrsten Sinne des Wortes gar nicht, was wir tun, und oft wissen wir noch nicht mal, dass wir etwas tun!

In dem Moment jedoch, wo wir etwas Neues versuchen, wird uns das, was wir tun, wieder bewusst, denn Neues ist ungewohnt und irritiert erst einmal. Das erklärt, warum wir Menschen – bei aller Neugier – in der Regel eine tief verwurzelte Abneigung gegen Ungewohntes zu hegen scheinen. Der Volksmund kennt das auch: »Der Mensch ist ein Gewohnheitstier!«

Wenn wir uns zum Beispiel angewöhnt haben, auf einem Bein zu stehen – also mit Beckenschiefstand und einer daraus resultierenden Seitverschiebung der Wirbelsäule –, dann fühlt sich subjektiv das Schiefe richtig an; richtig, weil gewohnt.

Lernen wir dann, uns *ordentlich* auf unsere zwei Beine zu stellen, mit gerade ausgerichtetem Becken und einer zur Mitte hin orientierten Wirbelsäule, dann fühlt sich das zuerst vollkommen falsch an. So falsch, dass wir, kaum dass Aufmerksamkeit und Achtsamkeit ein bisschen nachlassen, sofort in das ungünstige – aber wunderbar gewohnte – Muster zurückgleiten. Dann gibt unser Gehirn Ruhe, denn nun ist die alte, vertraute Anordnung aller Gelenke und die bekannte Spannung in allen beteiligten Muskelfasern wiederhergestellt.

Selbst wenn wir etwas scheinbar so Einfaches lernen, wie das Stehen auf zwei Beinen, dann müssen wir für alle beteiligten Strukturen des Körpers, vor allem aber für die neuronale Verschaltung für Körperhaltung ein ganz neues Lernprogramm starten. Deswegen ist es für uns genauso schwierig, ein einmal eingeprägtes Haltungs- oder Bewegungsmuster zu korrigieren, wie unser Verhalten zu verändern oder sich gar in neue Denk- und Gefühlsmuster einzufinden.

Lernen bedeutet, das Gehirn neu zu vernetzen

Die alten neuronalen Vernetzungen können nicht anders, als immer weiter die alten Muster zu (re-)produzieren. Hüther benutzt dafür gerne den Vergleich, dass wir über die Abfolge der hintereinandergeschalteten synaptischen Verbindungen stets auf dieselbe »Autobahn« im Gehirn geleitet werden – und dann auf ihr festsitzen. Wenn wir also nicht auf der Autobahn landen, das heißt, einen anderen Weg nehmen wollen, dann müssen wir sehr genau darauf achten, wo dieser andere Weg (das neue Verhalten) abzweigt bzw. ab wo wir unweigerlich wieder in das gewohnte und festgebahnte Verhalten geführt werden, ab wo wir keinen Abzweig mehr finden. Diesen neuen Weg werden wir nur in den seltensten Fällen zufällig finden, nein, solche Veränderungen müssen mit Nachdruck und Beharrlichkeit durchgesetzt werden, sonst bleibt alles beim Alten, und das Gehirn geht wieder zur Tagesordnung – also zum Autopilot-Modus – über.

Yoga ist bewusstes Tun

Alle großen Yogatraditionen streben an, die Menschen in einen möglichst bewussten und klaren Geisteszustand zu bringen – so etwas wie ein Autopilot-Modus ist dabei nicht vorgesehen. Vielmehr soll im Laufe der Zeit (oder im Laufe des Lebens) erreicht werden, dass jeder Moment so von Bewusstheit durchdrungen ist, dass jede unserer Handlungen zu bewusstem Tun werden kann.

Um das zu ermöglichen, haben die Meister des Yoga nicht nur viele Methoden, Techniken und Übungen entwickelt, sondern sie haben sich auch über die Jahrtausende hinweg viele Gedanken darüber gemacht, wie diese Wandlung vom unbewussten und unklaren zum bewussten und klaren Sein vollzogen werden kann.

Lernen, klar zu werden

Der erste Schritt auf diesem Weg ist das Betrachten dessen, was man bisher alles angesammelt hat an innerer und äußerer Haltung.

In einem zweiten Schritt versucht man, möglichst viel davon auf den Prüfstand zu stellen mit Hilfe der Fragestellung: Ist das, was ich vorfinde, geeignet, mich zu mehr Sammlung und Klarheit im Geist zu führen? Ermöglicht es mir, zu einem harmonischen Gleichgewicht im Körper zu finden? Hilft es mir, zu verhindern, immer wieder dieselben leidvollen Situationen zu erfahren? Ist es günstig und förderlich für mein inneres Wachstum?

Diese Fragestellungen zeigen, dass es darum geht, zu überprüfen, ob das Verhalten sich daran orientiert, das eigene Potential zu vergrößern – und nicht darum, sich seine Fehler vorzuhalten. Es geht nicht um richtig oder falsch und kann es auch gar nicht gehen, denn schon die ersten beiden Vrittis – die richtige und die falsche Wahrnehmung – stellen in Frage, ob wir überhaupt weiter mit den Kategorien wahr und falsch operieren können.

In einem dritten Schritt überlegt man, welche Veränderungen der äußeren und inneren Haltung wünschenswert sind. Damit deklariert man seine diversen Baustellen (im Sinne des englischen

Work in Progress) und entscheidet sich, welchen von ihnen man Priorität gibt. Sinnvollerweise sind es die, bei denen wir durch das ungünstige Muster den größten Schaden erleiden.

Im vierten Schritt entscheidet man über Methoden und Mittel, um weiteren Schaden abzuwenden und günstige Muster zu etablieren.

Und dann geht die eigentliche Arbeit los: Üben! Üben! Üben!

Abhyasa und Vairagya (Beharrlichkeit und Gleichmut)

Unsere alten Muster neuronaler Verschaltungen, nach denen wir bisher mehr oder weniger erfolgreich funktioniert haben, sind im Laufe der Zeit so stabil und breit geworden, dass sie wirklich den erwähnten Autobahnen gleichen. Wenn wir nun ein anderes Verhalten anbahnen und damit einen neuen Weg wählen möchten, dann müssen wir das Neue konsequent und beharrlich einüben. Diese auf Einsicht und Überzeugung gegründete Beharrlichkeit wird im Yoga-Sutra *Abhyasa* genannt: Es ist das stete Üben, das Dranbleiben und die nicht erlahmende Achtsamkeit, die bewirken, dass wir lernen können, unseren Gewohnheiten zu widerstehen und die bequeme Fahrt über die immer wieder genutzten neuronalen Verbindungen (die »Autobahn«) aufzugeben.

Stattdessen finden wir uns, um im Bild zu bleiben, auf einem unebenen und unbefestigten engen Weg wieder, dessen Benutzung unsere ganze Aufmerksamkeit fordert. Diese Einübung der Benutzung ist es, was uns ermöglicht, die Strukturen des Gehirns umzugestalten. Eine solche Umgestaltung kann nur prozesshaft geschehen und braucht als *Work in Progress* Zeit und Geduld.

Geduld ist die zweite Qualität, auf die uns das Yoga-Sutra hinweist. Sie ist für den Umgestaltungsprozess überaus wichtig, denn aus dieser Geduld erwachsen Gelöstheit und Gleichmut – *Vairagya* genannt –, die ein günstiges »Betriebsklima« schaffen, also Zeit- und Spielraum, wo sich das Neue einrichten kann.

Wenn wir nur üben und dabei lediglich auf Erfolg ausgerichtet sind, ist die Wahrscheinlichkeit groß, dass dadurch sowohl eine bestimmte Verbissenheit entsteht (bis hin zum Fanatismus) als auch die Gefahr, selbst bei kleinstem Versagen sofort frustriert zu sein. In einem solchen durch Leistungs- oder gar Perfektionsdruck geprägten Betriebsklima kann Lernen nicht gut gedeihen. Deshalb finden wir im Yoga-Sutra *Abhyasavairagya* als ein Wort, also wie zwei Seiten derselben Medaille, zueinander gehörend, einander bedingend und – idealerweise – in einem ausgewogenen Verhältnis zueinander.

Das Prinzip der gewerteten, bewährten Wiederholung

Für Pátañjali bedeutet Lernen und inneres Wachstum im Yoga stets, dass dabei unser Geist allmählich immer ruhiger (d. h. weniger zerstreut) und klarer wird. Aus der Ruhe und Klarheit soll dann eines Tages die Fähigkeit erwachsen, ganz in sich zu ruhen und ganz eins mit sich zu sein, also frei von all den Anhaftungen, die jetzt noch dazu führen, dass wir uns immer wieder mit all unseren Konzepten (wie zum Beispiel dem Ego) identifizieren.

In großer Klarheit schildert er im Yoga-Sutra, welche Hindernisse wir in uns entwickeln, um den großen Schritt in das Neue doch nicht machen zu müssen. Beispielhaft nennt er neun solcher Verhaltensweisen wie geistige Trägheit, übermäßiger Zweifel, fehlende Umsichtigkeit aufgrund von Hast, Mangel an Eifer, Ablenkung oder falsche Selbsteinschätzung, die unseren Wandlungsprozess verlangsamen oder gar zum Stoppen bringen können. Diese und andere Hindernisse können selbst bei größter Einsicht und besten Vorsätzen unseren Geist so weit in Probleme verwickeln, dass unsere Baustellen unserer Aufsicht entgleiten – und wir wieder auf die alten Muster zurückgreifen.

Die genaue Schilderung der Hindernisse und ihrer Auswirkungen auf Körper, Atem und Geist soll uns helfen, die inneren Prozesse achtsam zu begleiten, ganz im Sinne von »Gefahr erkannt – Gefahr gebannt«.

Damit die Hindernisse in uns keine Wurzeln schlagen und vor allem nicht gedeihen können, schlägt uns Patañjali vor, an dem Weg (den Methoden), den wir für uns gefunden haben, festzuhalten und uns beharrlich zu bemühen, ihn auch zu gehen. Und zwar am besten so oft wie möglich, bis sich das Neue in uns stabilisiert hat und wir in jeder Situation – also auch im Stress – auf das gewählte günstige Muster zurückgreifen können.

Es ist diese ständige Wiederholung, die bewirkt, dass die neuronalen Verschaltungen in unserem Gehirn tatsächlich umgebaut werden. »Use it or lose it! – Nutz es oder lass es!« lautet das Motto. Wenn wir geduldig und unermüdlich den neuen Weg ansteuern und begehen, wird aus dem Trampelpfad bald ein ebener Weg, später eine Straße usw. Das alte Muster – selbst wenn es mal eine Autobahn war – wird dann bei konsequenter Nichtnutzung überwuchert und verschwindet allmählich immer weiter, idealerweise so weit, bis wir vergessen, dass es ein solches Muster einmal in uns gab.

Aber vergessen wir nicht, dass noch viele andere Muster bearbeitet werden wollen! Oder, wie Hüther klarstellt: »Das Gehirn ist eine Baustelle, und zwar nicht nur während der Kindheit, sondern lebenslang. Und das ist gut so« (in: Storch/Cantieni/Hüther/Tschacher 2006: 91).

Mit anderen Worten: Die Bearbeitung der einen Baustelle wird unweigerlich Konsequenzen haben, und zwar, indem sie die Beachtung vieler anderer Baustellen automatisch nach sich zieht. »Ändern könnte man sich also schon«, meint Hüther. »Das ist nicht das Problem. Was aber eine tatsächliche Veränderung so außerordentlich schwer macht, ist der Umstand, dass alles so eng miteinander verknüpft ist« (ebd.: 93). Es werden nämlich »nicht nur die neuronalen Schaltungsmuster umgebaut, die an einer neuen Leistung beteiligt sind, sondern ebenso alle anderen, die damit auf irgendeine Weise in Verbindung stehen« (ebd.: 92). Diese *Koppelung* wirkt natürlich aufs engste auf unser körperliches und seelisch-geistiges Erleben, bezieht sich aber vor allem darauf, dass alles, was sich in unserem Bewusstsein abspielt, mit unseren Gefühlen verknüpft ist, da wir ja alles, was wir im Äußeren und Inneren erleben, auch als Gefühl erfahren.

Daraus ergibt sich nach meiner (A.T) Ansicht fast zwingend, dass wir den Prozess der inneren Reinigung, der Wandlung und der Erneuerung unseres Selbst, sobald er einmal richtig in Gang gekommen ist, nicht mehr stoppen können. Sobald wir es geschafft haben, ein neues Körpermuster tatsächlich so einzuüben, dass es stabilisiert ist, wandelt sich dadurch ganz von allein auch unsere innere Haltung. Nehmen wir das Beispiel, zu lernen, statt auf einem Standbein und einem Spielbein auf beiden Beinen bei gleicher Belastung zu stehen. Wir erleben dabei, was es heißt, »mit beiden Beinen im Leben zu stehen«, wir erfahren, was Stabilität und Standfestigkeit bedeuten und wie sich Verwurzelung und Erdung anfühlen. Dadurch kann sich in der Folge unser ganzes inneres Erleben ändern, so dass wir uns in der Lage fühlen, unseren Standpunkt zu vertreten, nicht so schnell einzuknicken, wenn man uns Widerstand entgegenbringt, und aus der Stabilität zu mehr Ruhe und Gelassenheit zu finden.

Veränderung bedeutet also immer ein größeres Projekt, eines nämlich, das den ganzen Menschen erfasst und umfasst und ihm die Möglichkeit gibt, sich selbst neu zu erfinden und neu zu gestalten.

Bewegung in Konzepten

Der Mensch lernt durch Wiederholung. Dieses erste Erziehungs- und Bildungs-Prinzip fasst sehr treffend zusammen, was wir bisher erörtert haben. Tatsächlich beruht alles erlernte und aus dem Gedächtnis mehr oder weniger bewusst abrufbare Wissen unter anderem auf zwei zentralen Prinzipien:

1. Wie wurde ein Ereignis oder eine Erfahrung subjektiv bewertet?

2. Wie bewährt sich dieses Wissen mit all seinen integrierten Überzeugungen (Semantik) und prozeduralen Gewohnheiten, wenn wir es im Alltag wiederholen (wollen)?

Unser Gehirn ist so beschaffen, dass es unsere persönliche Realität (im Kopf) stets anhand interner Modelle, die es bereits gespeichert hat, (re-)konstruiert. Sie sind entsprechend stabil und, je öfter wir sie angewendet, geübt, rekapituliert und reaktiviert haben, teilweise automatisiert. Die Yogaphilosophie verortet diese Modelle und Konzepte je nach Qualität in die Reiche der *Samskaras* und *Vasanas*. Sehr viel von dem, was wir wahrnehmen, wird zwar im Gehirn kurzfristig aufgezeichnet, aber wir haben nicht unbedingt einen bewussten Zugang dazu, es sei denn, diese Wahrnehmung verbindet sich mit einer Emotion oder einem Ereignis, das als Teil einer früheren Erfahrung bereits in unseren mentalen und physiologischen Körper integriert ist.

Diese Bedingung hat zwei Seiten: Sie ist ein Segen und eine Kompetenz einerseits, denn wir sind in der Lage, uns im Alltag auf das Wesentliche zu konzentrieren. Die Kehrseite – und manchmal Fluch – ist: Wir denken immer in denselben Bahnen. Die Summe unserer Erinnerungen bestimmt mit, was wir Tag für Tag sehen. Dies vereinfacht uns das Leben. Andererseits sehen wir nur das, was wir, besser: unser Sinnessystem, *erwartet*. Aus dieser Perspektive heraus betrachtet, sieht jeder Mensch eine andere Welt – basierend auf vereinfachten Modellen, den sogenannten »Mind-Sets« in seinem Gehirn. Nur vermittels dieser eigenen Sets ist jeder und jede wirklich in der Lage, etwas unmittelbar zu erforschen und zu erfahren.

Qualitäten sensorischer Informationen

Symbolisch betrachtet sprechen die Erlebnisse und Erfahrungen in uns verschiedene Sprachen, haben unterschiedliche Farben und Töne. Wenn wir unser Denken, Fühlen, Wollen und Handeln also besser kennenlernen möchten, dann macht es Sinn, sich näher mit diesen verschiedenen Sprachen, Farbspektren und Symphonien vertraut zu machen; das heißt aber nicht, dass wir alle ihre Dialekte, Farbanteile, Ganz- oder Halbtonschritte bis ins Detail analysieren müssen. Wichtig ist vielmehr, die Existenz dieser Vielfalt anzuerkennen und aushalten zu lernen. Genau das tun wir in der Anfangsentspannung im Yoga beim Body-und-Mind-Scan (der bewussten Erforschung des aktuellen Zustandes von Körper und Geist): anerkennen, was jetzt gerade ist, und versuchen, dies bewusst auszuhalten. Das bedeutet, aufmerksam und bewusst auf dem Weg auch entgegen der gewohnten Chronologie des Einschreibens bekannter Denk- und Gewohnheitsmuster zu wandern. Dies erfordert einerseits analytisches, selbstkritisches Geschick, den Mut zur Dekonstruktion von Mustern und dazu eine große Portion Selbst-Verständnis und Selbst-Liebe.

Wie können uns zum Üben von achtsamem Gewahrsein im Yoga die Erkenntnisse aus den modernen Neurowissenschaften unterstützen? Eines vorab: Alles das, was wir sind, unser körperliches, seelisches und mentales Gewordensein bis zu diesem Moment, ist völlig in Ordnung. Es gibt nichts Falsches auf dem Weg, sondern im Gegenteil: Wir sind so, wie wir sind, lebendige, materiale, seelisch-geistige Geschichte. Unser Körper, unsere Seele und unser Geist (Mind) bilden zusammen die Ressource, mit der wir uns weiter auf den Weg machen und die unsere Basis darstellt – ebenso wie die Tatsache, dass wir bis zu diesem Augenblick, in dem wir diese Zeilen lesen, unseren Lebensweg in einer für uns bisher stimmigen Weise zurückgelegt haben. Alle unsere Kompetenzen, Muster, Konzepte haben uns immer wieder so weit unterstützt, dass wir bis genau hierhin die Tatsache anerkennen müssen, dass wir *sind*. Der Punkt ist somit zu fragen: Wo will ich ab jetzt hin?

Dass neurophysiologische Prozesse zwischen Gehirn und Körper aufs engste miteinander verbunden sind, haben die vorigen Kapitel gezeigt. Viele Forschungsergebnisse aus den unterschiedlichsten Disziplinen belegen inzwischen diese enge Wechselwirkung, so dass glücklicherweise die in der Vergangenheit oft propagierte

Trennung oder hierarchische Zuschreibungen zwischen Körper und Geist ad acta gelegt werden können.

Sie, liebe Leserin und lieber Leser, kennen Ihre spezifischen Empfindungen in Ihrem Körper und Ihrem Mind am besten und wissen, wovon die Rede ist, wenn es an dieser Stelle um Erfahrungen mit Verspannung und Entspannung geht, darum, sich weit oder eher blockiert und eng zu fühlen oder festzuhalten bzw. loszulassen. Beginnen wir mit einem Alltagsbeispiel, das in der Öffentlichkeit mittlerweile intensiv diskutiert wird: das psychosomatische Spannungsfeld der chronischen Rückenschmerzen.

Schmerzzyklen

Rund 85 Prozent der bundesdeutschen Bevölkerung haben im Laufe des Lebens irgendwann Rückenschmerzen; im Jahr 2006 waren es 62 Prozent der Erwachsenen, die darunter litten. Oft bleibt es bei einmaligen oder seltenen Episoden; immerhin bei 12 Prozent jedoch treten die Schmerzen regelmäßig oder dauerhaft auf. Bei 90 Prozent der Patientinnen und Patienten wird kein klarer Grund gefunden, die Ärzte sprechen von *unspezifischen Rückenschmerzen* (vgl. Stern – Gesund Leben 4/2007: 11). Tatsächlich besuchen viele Menschen Yoga-Kurse gerade wegen Rückenschmerzen und chronischer Verspannungen im Nacken-Schulter-Bereich. In ganz Europa werden bis zu 15 Prozent aller Krankschreibungen durch Rückenschmerzen verursacht; in Deutschland sollen es noch mehr sein. Meistens wird darunter der Bereich der Lendenwirbelsäule verstanden; sie ist tatsächlich mit einem Anteil von drei Vierteln aller Fälle der am häufigsten betroffene Wirbelsäulenabschnitt, es folgen Hals- und eher seltener Brustwirbelsäule (vgl. Tempelhof 2005: 10).

In der Mehrzahl der Fälle liegen bei Rückenschmerzen keine dauerhaften Gewebeschäden oder anatomischen Veränderungen vor, welche lebenslang bleiben würden. Auf der anderen Seite weisen viele sogenannte Rückengesunde, also Menschen ohne schmerzhafte Rückenbeschwerden, Veränderungen an der Wirbelsäule bis hin zu Bandscheibenschäden auf, die offenbar keine Schmerzen ausgelöst haben. Das heißt, dass Verschleißerscheinungen der Wirbelsäule und Bandscheibenvorfälle auch bei schmerzfreien Menschen in nahezu gleicher Häufigkeit auftreten wie bei denjenigen, die von Schmerzen geplagt werden (vgl. Tempelhof 2005).

Inzwischen sprechen Expertinnen und Experten von dem Phänomen des *Schmerzgedächtnisses*, wenn sie nach den Gründen für unspezifische Schmerzen suchen. Das Schmerzgedächtnis steht im Zentrum einer *Chronifizierung von Schmerzen* und dies zeigt, dass die sensomotorischen Nervenzellen genauso lernfähig sind wie das Großhirn. Werden sie immer wieder Schmerzimpulsen ausgesetzt, so verändern sie ihre Aktivität. Schon ein leichter, sensibler Reiz oder eine Berührung reicht, um vom Nervensystem als Schmerzimpuls wahrgenommen und als unangenehmes Gefühl empfunden zu werden. Spielt sich diese Beziehung ein, dann wird aus einem akuten ein dauerhafter Schmerz, obwohl der eigentliche Auslöser schon längst nicht mehr auftritt.

Diese Erkenntnisse haben zu einer neuen Sichtweise geführt. Rückenschmerzen werden heute zunehmend als Symptom, also als Krankheitszeichen für einen viel komplexeren Zusammenhang und nicht mehr als eigenständige Krankheit betrachtet. Entsprechend stärker in den Vordergrund gerückt ist die Bedeutung von Schmerzverarbeitungsstörungen auf der Basis von emotionalen, psychischen und sozialen Einflussfaktoren. Welche Rolle spielt das Gehirn in diesem Geschehen?

Wir fühlen, was wir denken

Gefühle verursachen Reaktionen des ganzen Körpers. Im Falle eines »schlechten Gefühls« hat es der Verstand extrem schwer, das Denken in eine andere Richtung zu lenken. Diese Reaktion läuft – einer Gefahr und Bedrohung gleich – reflexartig im ältesten unserer Gehirnteile, im Stammhirn, ab. Jetzt ist verstandesmäßig Klärung nicht mehr möglich: Der Körper signalisiert Alarm! Blutdruck, Herzschlag und damit die Durchblutung der Gefäße steigen, Magen und Darm krampfen sich zusammen, der Verstand jedoch setzt aus. Die Muskulatur resp. die Rückenmuskulatur spannt sich an, die Angst kriecht den Rücken hinunter oder hinauf. Bei all denjenigen, die stark körperlich auf Emotionen reagieren, ist es sehr wahrscheinlich, dass Spannungen sich im Bereich des Nackens, Schultergürtels und/oder des unteren Rückens manifestieren. Dies bedeutet, und das kann die Hirnforschung mittlerweile auch nachweisen, dass seelische Belastungen und die Schlüsse, die wir aus vorangegangenen Erfahrungen gezogen haben, Schmerzen auslösen können. Überlastung, Überforderung, seelische Verletzungen wie Zurückweisung, fehlende Anerkennung, Ausgrenzung, mangelnde Zugehörigkeit und ein Mangel an all den Gefühlen, die ein zufriedenes Seelenleben bereiten, können die schmerzverarbeitenden Zentren im Gehirn aktivieren.

Nicht alle seelischen Belastungen werden bemerkt. Viele Konflikte werden zunächst gar nicht erkannt, weil sie, wie bereits beschrieben, tief in der Psyche verborgen liegen und die auslösenden Erfahrungen unverarbeitet und dissoziiert in unterschiedlichen Bereichen des Gehirns abgelegt sind – dies gilt insbesondere für alle Formen traumatisierender Belastungen. Diese Erfahrungen tauchen im Verlauf des Lebens in unterschiedlichsten Situationen und in ganz unspezifischer Weise als mehr oder weniger belastende Befindlichkeitsstörungen immer wieder auf. Bei Rückenschmerzen muss es natürlich nicht dieser »Worst Case« sein, jedoch handelt es sich in der Mehrzahl der Fälle von unspezifischen Schmerzen um verdrängte Probleme oder um Kummer, die über den somatischen Weg ins Bewusstsein drängen.

Im Sanskrit gibt es die zwei Begriffe, die den geistigen Zustand der Psyche umschreiben: *Manas* und *Citta*. Manas bezieht sich auf die Psyche, genauer gefasst ist es aber der Ausdruck für einen Zustand, der noch sehr nahe an der Sinneswahrnehmung lokalisiert ist. Citta demgegenüber ist nicht so sehr mit den Sinneswahrnehmungen verbunden, sondern dieser Zustand liegt näher am Bewusstsein. Desikachar sieht eine fließende Bewegung der Psyche zwischen Manas und Citta, je nachdem, in welchem psychophysiologischen Zustand sie sich befindet. Ist der Mensch aufgeregt oder verwirrt, tendiert der psychische Zustand von Citta in Richtung Manas. Wird der Geist aufmerksamer und klarer, wandelt sich Manas in Richtung Citta (vgl. Desikachar/Krusche 2007: 49). Dieses Pendeln der psychischen Verfassung zwischen zwei Zuständen wird in der psychoanalytischen Perspektive als integrierend bzw. desintegrierend beschrieben. Der Zustand der Desintegration herrscht, wenn wir verwirrt sind und uns fürchten; in dieser inneren Situation können wir keinen positiven Gedanken fassen und keine gedanklichen Zusammenhänge entwickeln. In einer integrierenden inneren Situation hingegen sind Nachdenken und Verstehen möglich.

Die Ursachen für den Stress und Schmerz sind also nicht immer offensichtlich. Viele Gründe liegen tief in der Biographie und der Psyche des Patienten oder der Patientin begraben. Verdrängte und vom Bewusstsein abgespaltene Erlebnisse treiben im Verborgenen ihr Eigenleben und wirken auf Psyche und Körper. Oftmals fühlen wir auf diese Weise, was wir – mehr oder weniger bewusst – denken. Rückenschmerzen beispielsweise, und hier insbesondere die unspezifischen, können so chronisch werden, und die Betroffenen geraten in einen Teufelskreis: Aus Angst vor dem Schmerz schonen sie sich und vermeiden kritische Bewegungen. Durch Unterbeanspruchung lässt dann allmählich die Leistungsfähigkeit der Muskulatur nach. Belastungen werden noch schwerer und die Unsicherheit wird wieder größer. Schließlich ziehen diese Menschen sich aus der Welt und aus ihren Aktivitäten zurück und ihre Schonhaltung wird zur Lebensphilosophie (Stern – Gesund Leben 4/2007: 20 ff.).

Das subjektive Empfinden von Schmerz

Beim Yogaüben zeigt sich besonders deutlich, dass jeder Mensch ein eigenes neuromuskuläres Profil hat. Die Verbindung und Wechselwirkung zwischen der Aufnahme von Impulsen aus der äußeren Welt und ihrer Weiterverarbeitung im inneren Milieu des

Körpers beginnt damit, dass die nach außen gerichteten Sinnesorgane Informationen aus der Umwelt aufnehmen und sie funktionsspezifisch an die mittleren und hinteren Bereiche der beiden Hirnhälften weiterleiten. Diese projizieren die Informationen weiter auf entsprechende Bereiche der Großhirnrinde. Dort werden sie mit Informationen bereits gespeicherter Erfahrungen/Konzepte, welche aus den Assoziationsfeldern der mittleren und hinteren Hirnhälften stammen, abgeglichen. Beide Informationsquellen werden weitergeleitet an den frontalen Assoziationscortex, also an die im vorderen Teil des Kopfes gelegenen kortikalen Assoziationsfelder. Die anfänglich unspezifischen Reize erhalten hier ihre spezifische Qualität von Form, Farbe, Ton, Gestalt etc. und werden als Erinnerungsspuren integriert. Verbunden mit Informationen über den Zustand im Inneren des Körpers, die vom Hypothalamus und dem limbischen System stammen, werden sie episodisch und erinnerbar. Vermittelt über den Hypothalamus werden diese im Gehirn verarbeiteten Informationen einer Erfahrung unter anderem über den Hirnstamm und das Rückenmark in die somatischen Strukturen des Körpers (Muskeln, Faszien, Organe) zurückgeleitet. In diesem Prozess ist die Aktivität der inneren Organe für unser subjektives Erleben im psychologischen Sinne von entscheidender Bedeutung. Sie bildet die Grundlage für unsere basalen Motivationen oder, in der Bezeichnung von Sigmund Freud, unsere »Triebe«. Alles, was diese Motivationen beeinflusst oder verändert, wird vor allem als Emotion erlebt (vgl. Solms/Turnbull 2007). Physiologisch bedeutet dies, dass Informationen aus nervösen Verbindungen zwischen Nervennetzwerken und Organ- sowie anderen Körpergeweben aus dem Inneren des Körpers durch das Rückenmark ins Gehirn zum Hypothalamus im Zwischenhirn geleitet werden. Dieser gibt die Informationen in andere Strukturen weiter, die über das limbische System in spezifische andere Gehirnstrukturen verteilt werden. Solms und Turnbull bezeichnen das limbische System in seiner Gesamtheit auch als »Assoziationsfeld der viszeralen Informationen« des Körpers (Solms/Turnbull 2007: 44). »Auf diese Weise wird der augenblickliche Zustand des Körpers zu den in der Außenwelt wahrgenommenen Objekten in Beziehung gesetzt, und diese Verbindungen [...] werden im Gedächtnis gespeichert. [...] Die Wahrnehmung viszeraler [sensorische Informationen aus den Geweben der Eingeweide; B. K.] Informationen wird bewusst als *Gefühl* und (durch Assoziation) als Erinnerung erlebt [...]« (ebd.). Über dieses Erleben beeinflusst das viszerale Gehirn wiederum die nach außen gerichtete Aktion, allerdings statt mit willkürlichem Verhalten durch *stereotypisierte Muster*. Diese erfolgen augenblicklich und sind nicht durch den bewussten Willen bedingt. Sie werden als Grundlage des Instinktverhaltens und des Emotionsausdrucks (spontanes Lachen, Weinen, Erröten, Angstgefühle, Affekte von Angriff, Flucht, Erstarrung etc.) begriffen (vgl. ebd.).

Auf diese Weise schließt sich der Kreis zwischen Informationsaufnahme, Abgleich mit dem inneren emotionalen Zustand, Verarbeitung und Integration im Gehirn, den inneren Organen, Geweben, Muskeln etc. Vereinfacht ausgedrückt werden so zu jeder Zeit im individuellen Leben die emotionalen Erfahrungen gespeichert und bleiben in jeder Körperzelle, in jedem Organ, welche über das zentrale und periphere Nervensystem enerviert werden, als Information erhalten.

Wechselspiele zwischen Emotion und Körperhaltung

Die automatische und größtenteils unbewusste Bewertung aktueller Geschehnisse wird stets durch einen Abgleich mit den individuellen Vorerfahrungen eines Menschen vorgenommen.

Wie können wir uns vor dem Hintergrund dieser Erkenntnisse die enge Verknüpfung körperlicher und mentaler Funktionen, die unserem Alltagsbewusstsein oftmals nicht mehr zugänglich sind, vorstellen?

Bleiben wir beim Beispiel des Rückens.

Entlang der vertikalen Achse der Wirbelsäule liegen die röhrenartigen Systeme für Blutkreislauf, Atmung und Verdauung, also die zentralen Versorgungsstränge. Geschützt durch den knöchernen

Wirbelkanal, verläuft dort auch unser wichtigster »Kommunikationsstrang«, das Rückenmark. In diesem Sinne wird die Wirbelsäule zur Kraft-, Schutz- und Koordinationszentrale der strukturellen und organischen Körperprozesse (vgl. Todd 2003).

So kommt in unserer Körperhaltung die Koordination vieler kleiner Bewegungen im Raum zum Tragen. Um der jeweiligen Gewichtsbelastung unter den gegebenen Raum-Zeit-Bedingungen angemessen zu begegnen, sind die Bewegungen zeitlich und energetisch perfekt aufeinander abgestimmt. Diese feine und exakte Koordination erfolgt unterhalb der Bewusstseinsschwelle. Auf diese Weise kann der Mensch seine Einheit bewahren und gleichzeitig den Anforderungen der Umwelt begegnen. Dabei bilden die Zellen unseres Körpers diejenigen Struktur- und Gewebegruppen, die als muskuläres, knöchernes, nervales Haut-, Gefäß- oder Drüsensystem bezeichnet werden. Während Drüsen vorwiegend auf emotionale Veränderungen reagieren, führen Muskeln Bewegungen aus, wobei beide Prozesse auf Reize reagieren, die vom Nervensystem übermittelt werden (vgl. Todd 2003). Neben kinästhetischen (über Bewegung und Muskelempfindung wahrgenommenen) und vestibulären (den Gleichgewichtssinn betreffenden) Sinnesreizen gelangen auch Reize von Verdauungstrakt und Gefäßsystemen zum zentralen Nervensystem, wo sie dann verarbeitet werden. Eindrücke von Organen führen unter Einbeziehung des Gehirns zu komplizierten Reflexen und entsprechenden Bewegungen. Muskeln, Knochengelenke, Gehirn und die inneren Organe erzeugen so ständig entsprechende komplizierte koordinatorische Reflexe. Sie werden auf unterschiedliche Weise mit anderen Sinneseindrücken, vor allem der Augen und der Haut, abgestimmt. Für die Bearbeitung dieser Informationen sind vor allem die Basalganglien und das Cerebellum, also das Kleinhirn, zuständig. Darin laufen die meisten Vorgänge, die der Ausführung und Kontrolle unserer Körperbewegungen dienen, unbewusst ab. Das heißt, die ursprünglichen Signale und Reflexketten gelangen nicht in die bewussten Verarbeitungsmechanismen der Großhirnrinde.

Auf diese Weise existieren eine Vielzahl feiner und feinster Anpassungen des Körpers und einzelner Teile, die zum Ausgleich von Schwerkraft und Trägheit erforderlich sind und uns im Alltag unsere Frau bzw. unseren Mann im wahrsten Sinne des Wortes stehen lassen. Diese Grundmuster der Reaktion sind Millionen Jahre alt und sie alle hängen von Nervenreflexen ab. Der Tonus der Muskeln und der sie umgebenden Gewebe *(Faszien)* und der benachbarten Bänder ist so im konstanten Rhythmus von Aufbau, Halten und Abbau von Spannung. In diesem Sinne bestimmt der Gewebe- und Muskeltonus im besonderen Maße unsere Haltung und unseren Halt. Der Muskeltonus entscheidet über die Ausdauer des Körpers. Muskeln mit normalem Tonus, das heißt in einer bestimmten konstanten leichten Grundspannung, ermüden nicht so schnell, weil nicht alle Muskelfasern gleichzeitig verkürzt sind, vielmehr werden einzelne nacheinander aktiviert und deaktiviert (vgl. Todd 2003). Sobald Muskeln jedoch durch permanente, unter Stress ausgelöste Impulse unnötigerweise angespannt werden, summieren sich diese Impulse allmählich in ihrer Wirkung und lassen sie schließlich in einem ermüdeten Zustand verharren. Halten die Ermüdungssignale an, beispielsweise wenn die Muskeln ohne Ruhepause zu lange kontrahiert sind und darüber die Durchblutung zunehmend behindert wird, schaukelt sich der Effekt so weit auf, bis das Nervensystem reagiert. Dies geschieht auch, wenn die Kontraktion schon längst nicht mehr spürbar ist. Zusätzliche und eigentlich für die notwendige Bewegungskoordination nicht nützliche Signale führen zur Aktivierung von ganz anderen, nunmehr psychischen Reaktionen: So lassen beispielsweise hochgezogene und nach vorne zusammengezogene Schultern nicht nur den Atem und den Brustraum eng werden, sondern diese Haltung erzeugt psychisch ebenfalls eine Enge der Wahrnehmung und damit verbunden auch eine gedrückte Stimmung. Oder ein gebeugter Rücken in Verbindung mit nach vorn geneigtem Hals und Kopf veranlasst, dass die Sinneswahrnehmung statt nach vorn in den Raum vor uns schauend eher gesenkt zum Boden erfolgt und eine depressive Verstimmung nur noch verstärkt. Dies bedeutet, dass eine Ermüdungsreaktion weitgehend vom emotionalen Gleichgewicht des Menschen abhängt und in der Körperhaltung gleichzeitig auch wieder auf die Psyche zurückwirkt. Auch wenn viele Ängste, Sorgen, Befürchtungen nichts mit der aktuellen Situation zu tun haben, so spiegeln sich doch unsere unterschwelligen Emotionen in unserer Körperhaltung wider, sei es durch versteifte Nacken-, Schulter- und/oder Lendenmuskeln, wenn Mut- und Lustlosigkeit den Körper zusammensacken lassen oder wenn der Atem eingeschränkt ist (vgl. Todd 2003).

Atemphysiologie und Nervensystem

Die muskuläre Überbelastung eines Körperteils zugunsten der Entlastung eines anderen wirkt sich immer nachteilig auf das Gesamtsystem aus. Organfunktionen wie Atmung und Verdauung behalten ihren Rhythmus so lange bei und die einzelnen Teile der Körperstruktur bleiben so lange in einer guten Beziehung zueinander, wie sie nicht durch eine (über-)fordernde Situation gestört werden.

Der Atem spielt in diesen Prozessen eine zentrale Rolle und auch sein Rhythmus nimmt entscheidend Einfluss auf das Gehirn. Physiologisch betrachtet, entsteht der Rhythmus des Atems im vegetativen Atemzentrum im verlängerten Mark (Medulla oblongata) im Hirnstamm. Über Einatmungs- *(inspiratorische)* und *(exspiratorische)* Ausatmungs-Nervenbahnen werden Reize an die Atemmuskulatur gesandt, die Kontraktion der jeweiligen Muskelgruppen bewirken. Diese Nerven, die das Zwerchfell und die Einatemmuskeln aktivieren, greifen vom Hals auf die oberen Rippen über und verlassen das Rückenmark im Halsbereich C3–5. Diejenigen Nervenbahnen, die die Zwischenrippenmuskeln *(Intercostales)* aktivieren, treten im Brustbereich Th1–7 aus der Wirbelsäule heraus. In das Zwerchfell strahlen zusätzlich Nervenfasern aus dem 12. Intercostalnerv ein. Das Atemzentrum erhält kontinuierlich Informationen über die Atemgase Sauerstoff und Kohlendioxyd und den

Säurespiegel in Blut und Gewebeflüssigkeiten *(Liquor)*; außerdem hat es Verbindung zu sensiblen somatischen und vegetativen Nerven, zur Formatio reticularis sowie zu den anderen vegetativen Zentren im Hirnstamm, zu den übergeordneten Organkoordinationsgebieten im Hypothalamus, zum Thalamus und den anderen Gebieten des zentralen Nervensystems *(limbisches System, Hirnrinde)* (vgl. Wenk 1995).

Eingebettet in vegetative Prozesse der Atemfunktion, bleibt die Atembewegung zunächst unbewusst. Wir bemerken sie erst bei besonderen Gelegenheiten, wie beispielsweise einem schnellen Lauf, beim Tragen oder Schieben von Lasten oder in einem Moment des Erschreckens bzw. in einer Situation, in der uns »der Atem stockt«. Stress, Ängste und Panikattacken versetzen den Körper somit nicht nur in einen mentalen, sondern auch in einen psychischen Ausnahmezustand. Die dann ausgelösten biochemischen Prozesse machen den Körper bereit für Angriff oder Verteidigung – eine Reaktion, die in der Regel übertrieben ist. Die Energie, die dieses aufwendige Verhalten kostet, ist eigentlich nicht notwendig.

Die körperlichen Reaktionen in Angstsituationen werden durch das vegetative Nervensystem mit dem Sympathikus und Parasympathikus reguliert. Sie steuern all die lebenswichtigen Organfunktionen, die wir nicht willentlich beeinflussen können, und passen sich den wechselnden äußeren Bedingungen an. Der Sympathikus aktiviert dabei den Körper und stellt die Leistung bereit, während der Parasympathikus für Erholung und Entspannung sorgt sowie für neuen Energieaufbau und Regeneration.* Konstante innerliche Anspannung und hoher körperlicher Aktivierungsgrad können zu einem kurzen und flachen Atem oder zur Hyperventilation führen. Der damit verbundene Sauerstoffmangel erzeugt Verspannungen der Muskulatur, Kopfschmerzen, Kreislaufprobleme und Konzentrationsschwächen. In solchen Situationen ist nicht zu wenig Atemluft das Problem, sondern ein durch zu schnelles Atmen ausgelöster

---

* Bei chronischen Depressionen, Angstzuständen oder Befindlichkeitsstörungen ist vielfach die regenerative Funktion des Parasympathikus gestört oder unterbrochen.

Sauerstoffüberschuss bei gleichzeitigem Kohlendioxydüberschuss im Blut. Neben Muskelverkrampfungen kommt es zu Verkrampfungen in den Bronchien und zu Atemnot sowie zu Verkrampfungen der Muskulatur, des Zwerchfells und über dessen nervöse Verbindungen auch zur Beeinflussung des Herzens. Ein von den Reizen des Sympathikus kontinuierlich aufrechterhaltener Spannungszustand schließlich setzt die bereits beschriebene Schmerzspirale mit den damit einhergehenden Haltungsveränderungen im Körper in Gang.

Auf diese Weise sind Rücken und Gehirn über die Muskelspannungen direkt an der Wirbelsäule eng mit unserem psychisch-seelischen Empfinden verbunden. In Stresssituationen spannen sich die Muskeln an, und normalerweise lässt die Anspannung nach, wenn Körper und Geist zur Ruhe kommen. Hält der Druck jedoch an, beispielsweise durch außergewöhnlich arbeitsintensive oder persönliche tiefgreifende Ereignisse, wie Existenzdruck, Verlust einer nahestehenden Person durch Trennung oder Todesfall, dann bleibt die Entspannung aus und Verspannungen werden zum Dauerzustand. Die permanenten Verspannungen beginnen wehzutun, und der andauernde Stress kann das Schmerzempfinden noch unendlich steigern; dann werden selbst verhältnismäßig kleine Beschwerden vom Gehirn als extreme Belastung wahrgenommen. Darüber hinaus werden unter Anspannung schwache Schmerzsignale nicht wie normalerweise aus der Wahrnehmung herausgefiltert, sondern an das zentrale Nervensystem weitergeleitet.

Der Körper ist der Spiegel des gelebten Lebens

Erfahrungen prägen sich auf allen Ebenen unseres Organismus ein: auf der Ebene der Kognition, der Emotion und auf der Ebene der körperlichen Entsprechung.

Das Beispiel der chronischen Rückenschmerzen zeigt ganz deutlich, dass Körper und Geist offensichtlich ein gemeinsames Gedächtnis haben. »Etwas«, was nicht bewusst zugänglich ist, wird nicht vergessen. Wahrscheinlich wird es nicht nur deswegen nicht vergessen, weil es emotional im Gehirn gespeichert ist, sondern weil es auch psychosomatisch im Körper im wahrsten Sinne des Wortes eingeschrieben wird. Das heißt, nicht nur das Gehirn erinnert sich an Geschehnisse und Erfahrungen, sondern auch der Körper mit einem Schmerzgedächtnis (siehe oben). Beide schreiben Erfahrungen bis tief auf ihre jeweiligen physiologischen, das heißt zellulären Ebenen ein. In diesem Sinne ist der Körper der Spiegel des gelebten Lebens.

Tatsächlich stellen wir uns in jedem Augenblick unseres Lebens der gegebenen Situation. Unser Körperausdruck, unsere emotionalen und psychischen Reaktionen sind stets ein zutiefst authentischer Ausdruck unserer innersten Antwort in diesem Moment. Auf der Basis spezifischer Verknüpfungen zwischen Nervenzellenden *(Synapsen)* entstehen auf diese Weise im Laufe des Lebens Nervenzellnetzwerke, in denen grundlegende individuelle Vorerfahrungen abgespeichert werden, die ein Mensch bisher in seinen zwischenmenschlichen Beziehungen und anderen äußeren Ereignissen gemacht hat. Laut Bauer befinden sich diese »Muster [...] in ständiger ›Stand-by-Bereitschaft‹« (Bauer 2006a: 88). Diese Vorerfahrungen sind in den Nervenzellnetzwerken von Hirnrinde und limbischem System gespeichert. Das Gehirn folgt damit »einer inneren ›Weisheit‹ aller lebenden Systeme«, »nämlich bei der Bewertung neuer Situationen als einzig sinnvollen Bewertungsmaßstab die bisherigen Erfahrungen heranzuziehen, die der Organismus in ähnlichen Situationen bereits gemacht hat« (ebd.).

Auf diese Weise kann jede Art von Beschwerden entstehen. Die so gelernten emotionalen Speicher werden im Gehirn als eine Art »Festplatte« festgehalten. Wann immer uns die Strukturen im Leben wieder begegnen, rufen wir automatisch die Erfahrungen auf dieser Festplatte ab. Aber auch das, was auf einer Festplatte gesichert ist, kann neu programmiert werden, und für dieses Neu- und Umprogrammieren nicht förderlicher Festschreibungen bietet uns der Yoga eine Fülle von Konzepten, Methoden und ganz konkreten – seit vielen Jahrhunderten erprobten – Übungen an.

WER IST DAS ICH,
DAS YOGA ÜBT

YOGA IST EIN ERFAHRUNGSWEG

Yogapraxis als Weg der Körpererfahrung

Im Rahmen unseres Unterrichts machen wir immer wieder die Erfahrung, dass die meisten Menschen, die mit Yoga beginnen, sich selbst unendlich fremd sind. Den Körper, für den sie die Mühe auf sich nehmen, einen Yogakurs zu besuchen, kennen sie kaum und wissen nur wenig über seine individuellen Bedürfnisse und Belange. Viele der Teilnehmenden verfügen nur über rudimentäre Kenntnisse der Anatomie. Da selbst Begriffe wie Steißbein, Sitzbein, Elle oder Zehengrundgelenk vielen Menschen in keiner Weise geläufig sind, können sie diese Teile von sich kaum bewusst ansteuern und bewegen. Weil ihre Körperwahrnehmung mehr oder weniger undifferenziert ist, ist es sinnvoll, eine Yogastunde mit einem Body Scan, das heißt einer bewussten Erforschung des Körpers zu beginnen.

Der Gang durch den Körper hilft ebenso wie die Übungspraxis und das immer wieder angeleitete Nachspüren, dass sich die Teilnehmerinnen und Teilnehmer in ihrer körperlichen Befindlichkeit erkunden lernen und dadurch nach und nach die Methoden trainieren, mittels derer sie immer feiner und genauer ihre Selbstwahrnehmung ausdifferenzieren können. Durch das achtsame Erkunden und Erforschen ihrer inneren Räume beginnen sie, sich selber nahezukommen und mit sich selbst intim zu werden. Dabei vollzieht sich oft die Erkenntnis, dass sie diesen Körper nicht »haben«, sondern vielmehr, dass sie dieser Körper »sind«, wodurch ein ganz wesentlicher Schritt der Selbst-Erkenntnis eingeleitet wird.

Ein weiterer Schritt in der Yogapraxis sollte darin bestehen, dass die Übenden mittels Achtsamkeit und bewusstem Erfahren und Nachspüren (was dann in Erfahrung einmündet) verstehen lernen, wie dieser Körper, der sie sind, funktioniert und was ihn fördert bzw. was ihm schadet.

Yogapraxis als Weg, die Struktur des eigenen Geistes zu erkennen

Noch viel weniger als ihren Körper kennen die Teilnehmerinnen und Teilnehmer ihren Geist; die meisten haben keinerlei Vorstellung, wie er arbeitet und funktioniert. Das ist kein Wunder, denn in unseren Erziehungssystemen ist an keiner Stelle vorgesehen, darüber Informationen zu vermitteln und diese Informationen dann auch noch stets auf den neuesten Stand zu bringen. Wenn wir aber unseren Geist nicht kennen bzw. diesen ganzen Komplex, den das Yoga-Sutra in den beiden Begriffen *Citta* (der Mind) und *Vritti* (Aktivitäten des Mind, also das, was aus den bestehenden Strukturen ausgewählt wird) zusammenfasst – dann werden wir auch nicht wissen können, woraus sich unsere Identität erschafft und wer wir eigentlich sind!

Diese gravierende Unwissenheit führt nach Ansicht Patañjalis und aller anderen Yogameister dazu, dass wir mit hoher Wahrscheinlichkeit immer wieder leidvolle Erfahrungen machen oder zumindest Überraschungen aus dem eigenen Sein heraus erleben werden. Wenn wir gar nicht so genau wissen, wer eigentlich diese Person ist, mit der wir in diesem Leben unterwegs sind, dann ist klar, dass sich eben diese Person einer bewussten Kontrolle und Führung entziehen wird und dass sich ihr Reagieren und Agieren aus Quellen speist, die weder ihr selbst noch anderen erkennbar und nachvollziehbar sind.

Hirnforscher wie Roth behaupten, es sei gut und sinnvoll, dass wir über diese Quellen nur so wenig mitbekommen, da uns sonst – wenn das rein physiologisch möglich wäre – davon ständig der Kopf schwirren würde und wir keinen klaren Gedanken mehr fassen könnten. Wir wären dann auch nicht in der Lage, den Geist auf das zu sammeln, was gerade anliegt, womit wir unter Umständen sogar existenziell gefährdet wären.

Dennoch verlangt die Yogalehre von denen, die sich auf diesen Weg (den *Yoga-Sadhana*) begeben, dass sie ihr Handeln und Denken auf eine möglichst bewusste Ebene heben. Vor allem ist in der Yogapraxis unverzichtbar, uns immer wieder mit der Frage »Wer bin ich?« zu beschäftigen und damit zu versuchen, das aufzudecken, worauf und worin unsere Persönlichkeit und unsere Identität sich gründen.

Im Yoga wird das Ego und dementsprechend das Individuum mit seiner einzigartigen Persönlichkeit als etwas angesehen, das wie ein Schleier oder sogar wie eine Trübung dasjenige in uns verdeckt, welches als das Bewusstsein an sich (das reine Bewusstsein) oder das *Sehende (Drashta oder Purusha)* bezeichnet wird. Der Zustand des Yoga (also *citta vritti nirodha*) wird zu erlangen gesucht, damit diese Schleier wieder gelüftet werden können und die Trübungen der Wahrnehmung aufgehoben werden, die dadurch entstehen, dass der Mensch seine Persönlichkeit und sein Ego für das hält, was ihn ursächlich ausmacht. Genau darin wird auch die Ursache des Leidens gesehen.

KONZEPTE VON IDENTITÄT UND
SELBST IM YOGA

Die Konzepte*, die die Yogameister erdacht haben, um so etwas Komplexes wie eine Persönlichkeit zu beschreiben, sind über die Jahrhunderte gewachsen und immer wieder überarbeitet und angepasst worden. Das Besondere daran ist, dass das, was uns als Resultat überliefert worden ist, auf Reflexion und Meditation beruht, also auf intuitiver Einsicht. Um zu erklären, wie sich die Schöpfung in all ihrer Mannigfaltigkeit erschafft, wurden Modelle entworfen, bei denen am Anfang – also als Ursprung – eine Kraft postuliert wird, die *Brahman* bzw. *Purusha* bzw. *Parashiva* genannt wird. Jedes dieser Modelle entspringt einer unterschiedlichen weltanschaulichen Zeitströmung, wobei die Modelle sich jedoch teilweise sehr stark überlappen.

Das Konzept von Brahman und Atman im Vedanta

In dem ältesten dieser Modelle, das wir in den *Upanishaden* des *Vedanta*** finden, wird alles auf das *Brahman* zurückgeführt. Brahman ist eine der Bezeichnungen für das Absolute und meint etwas, das nie geboren wurde und nie sterben wird, das ohne Zeit ist und ohne Form und bar jeder Zuordnung oder Konditionierung ewig

---

* Konzepte werden zwar im Yoga ganz allgemein eher als fragwürdig angesehen (siehe dazu im Kapitel: Was ist Bewusstsein und was ist Wahrnehmung? die *Vritti Vikalpa*), werden aber genutzt, um das, was ist, beschreiben zu können. Im Falle von Identität, Ich und Selbst sind die Konzepte wie eine Art Sammelbecken, in dem wir alle Ideen, Empfindungen und Erfahrungen zusammenfassen können, um so etwas Diffiziles, Veränderliches und Beeinflussbares wie Identität, Ich und Selbst diskutieren zu können.
** Der Vedanta ist eine der sechs Sichtweisen *(Darshana)* der indischen Philosophie. Die Gedanken dieser Sichtweise auf die Welt wurden über Jahrhunderte hinweg in den Upanishaden (von *upanishad* = nahe sitzen bei) niedergelegt, die zu den wichtigsten Quellen der indischen Philosophie und der Philosphie des Yoga angesehen werden.

existiert. Gleichwohl ist dieses Brahman der Urgrund, aus dem alles hervorgeht und dem folglich auch die Menschen entspringen. In der *Taitiriya-Upanishad* wird dazu das Konzept der fünf *Koshas* (Hüllen) entwickelt, die erklären, wie das Formlose sich im Verlauf der »Verhüllungen« mit Glückseligkeit *(Ananda-Maya-Kosha)*, Erkenntnis *(Vijnana-Maya-Kosha)*, Denken *(Mano-Maya-Kosha)*, Lebensenergie *(Prana-Maya-Kosha)* und den Elementen, die den Körper *(Anna-Maya-Kosha)* ausmachen, allmählich verkörpert. Dadurch manifestiert sich das geistige Prinzip von Hülle zu Hülle zunehmend und materialisiert damit.

Das, was alle diese Qualitäten bündelt und zusammenfasst, wird *Atman* genannt, was Selbst oder Seele bedeutet, wobei der Atman vor allem die Unendlichkeit der Weltenseele *(Brahman)* widerspiegelt. Die Yogapraxis zu dieser Zeit hatte zum Ziel, den Menschen erkennen zu lassen, dass sein innerster Wesenskern genauso ungeboren und damit unsterblich, genauso zeitlos, formlos und unverletzlich ist wie die Weltenseele Brahman. Die Erkenntnis, die es zu erlangen gilt, heißt »Atman = Brahman« und das Konzept, das dadurch vertreten wird, wird als *Advaita* (= Nicht-Zweiheit) bezeichnet, was bedeutet, dass der Mensch und das Absolute im Grunde als untrennbar Eines betrachtet werden. Das wird sehr schön verdeutlicht im folgenden Zitat von Wolz-Gottwald: »Nach einem bekannten Bild der Upanisads entstehen die Einzelseelen [und damit auch die einzelnen Ichs; A. T.] aus dem Einen, wie die Funken aus dem lodernden Feuer. Wie diese Funken dann wieder in das Feuer zurückkehren, so lösen sich schließlich auch alle im irdischen unterscheidenden Einzelseelen wieder in das Eine als die letzte und ursprüngliche Realität wieder auf« (Wolz-Gottwald 2003: 100).

So ist es nur konsequent, dass alles, was der Mensch als seine Identität und Persönlichkeit erfährt, als ein Hindernis angesehen wird, um diese Einheit zu erfahren. Es hält ihn in der Illusion gefangen, dass er – aufgrund eben dieser Identität und Persönlichkeit – verschieden sei von allem anderen und damit auch vom Urgrund.

Die Vorstellung, dass dieses Ich, durch dessen Qualitäten und vermittels dessen einzigartiger Biographie wir unsere Identität erfahren, nur eine Illusion ist, zieht sich in der Folge wie ein roter Faden durch die Seinslehren des indischen Kontinents.

Das Konzept des Ich-Machers *(Ahamkara)* im Samkhya

Parallel entwickelte sich noch eine Weltsicht *(Darshana)*, die wie entgegengesetzt erscheint und die folgerichtig dann auch *Zweiheit (Dvaita)* heißt. Es ist das Modell des *Samkhya**, aus dem heraus sich auch viele der Konzepte des klassischen Yoga Patañjalis gebildet haben. In diesem Modell fehlt die Idee eines Urgrundes. Vielmehr wird davon ausgegangen, dass es zwei grundlegende Prinzipien des Seins gibt, die schon immer da waren und die ursprünglich gleich von Anfang an wirksam waren.

Das eine Prinzip ist der *Purusha*, womit die Geistseele, das Selbst, die Lebensmonade bzw. das Bewusstsein an sich gemeint ist. Der Purusha wird ebenso wie das Brahman als ewig, formlos, unwandelbar und auf ewig in sich ruhend angesehen. Das zweite Prinzip ist das der *Prakriti*, womit die (Ur-)Natur und die Materie bezeichnet werden, aus der alles, vom Feinsten bis zum Gröbsten, erschaffen worden ist.

Der Samkhya geht davon aus, dass es so viele Purushas gibt, wie es Menschen gibt, und dass einem jedem von uns ein solches Selbst innewohnt. Die Erfahrung dieses stillen, ewig in sich ruhenden Grundes wird jedoch verhindert, da sich ständig die vielen Aktivitäten unserer Natur und Materie in den Vordergrund unserer Wahrnehmung drängen und alle Aufmerksamkeit auf sich ziehen. Diese Aktivitäten werden beschrieben als das *Spiel der Gunas*, wobei mit *Guna* die Qualitäten oder Grundeigenschaften sowohl unserer Materie als auch unserer Psyche beschrieben werden. Die

* Der Samkhya ist eine der Sichtweisen der indischen Philosophie, in der die Loslösung des Geistes *(Purusha)* von der Natur *(Prakriti)* im Mittelpunkt steht.

Grundeigenschaften sind: *Rajas* = bewegt, aktiv, leicht; sein Gegenspieler *Tamas* = ruhig, träge, schwer und der ausgleichende Guna *Sattva* = rein, ausgeglichen. Durch das ständige Wechselspiel, das durch die antagonistisch wirksamen Gunas Rajas und Tamas entsteht, erschafft sich die Schöpfung, die sich in uns als grobstofflicher Körper (d. h. alles das, was wir als Materie wahrnehmen können) und als feinstofflicher Körper (d. h. als unser Stoffwechsel, die Aktivität der Nerven und die Gesamtheit unseres Mind) darstellt.

Bei der genauen Betrachtung lassen sich – aus der Sicht des Samkhya – vielfältige Ordnungsprinzipien beschreiben, die *Tattva* (= Dasheit, Soheit, Prinzip) genannt werden. Vermittels der Tattvas manifestiert und strukturiert sich die ursprünglich undifferenzierte Urmaterie Prakriti.

Das oberste Ordnungsprinzip ist *Buddhi* (von *budh*: erwachen, zu Sinnen kommen) und meint unsere Fähigkeit des Gewahrwerdens bzw. das, was wir als Menschen landläufig mit Bewusstsein bezeichnen. Da Buddhi dem Guna Sattva zugeordnet wird, ist es allem noch ganz unverbunden. Es »weiß von nichts«, unterscheidet nicht, beurteilt nicht, denn da es rein ist, ist es auch frei von allen *Samskaras* (unseren Prägungen) und *Vasanas* (unseren unbewussten Eindrücken). Es entspricht in etwa der Vorstellung der Tabula rasa (= leere Tafel) und damit dem Konzept, das bis vor kurzem gültig schien und besagte, dass ein Mensch, wenn er auf die Welt käme, noch völlig ungeformt und ungeprägt sei.

Damit der Mensch jedoch überlebens- und handlungsfähig wird, muss er eine Identität ausbilden, die ihm ein Ich-Bewusstsein gibt und ihn damit befähigt, zwischen sich selbst und dem jeweils anderen zu unterscheiden. Dieses Tattva wird Ich-Macher *(Ahamkara)* genannt. Dieser Ich-Macher, so heißt es, bündelt alle Tattvas, also »Soheiten«, die das Individuum konstituieren, wobei die individuelle Mischung der Gunas in Charakter und Veranlagung bedingen, was jeder einzelne Mensch in sich an Wissen und Einsicht entwickelt. Anders gesagt ist das, was einen Menschen ausmacht, das Resultat der Aktivität seiner Gunas und Tattvas und der fünf Elemente Äther, Luft, Feuer, Wasser und Erde. Die Gunas regeln, ob jemand eher aktiv oder träge ist, eher extrovertiert oder introvertiert, eher offen und neugierig oder verschlossen und konservativ. Die Tattvas beschreiben, wie sein Verstand *(Manas)* und wie seine Erkenntnisfähigkeiten (Hören, Sehen, Tasten, Riechen und Schmecken) und Tatfähigkeiten (Sprechen, Greifen, Gehen, Entleeren und Zeugen) funktionieren. Die Gewichtung jedes der fünf Elemente bestimmt, wie der Körper sich ausprägt, ob ein Mensch zum Beispiel eher luftig oder eher feurig ist.

Das Ich ist in diesem Modell also einerseits dieser einzigartige materielle Körper, andererseits auch die feinstoffliche Energie, die sich aus der Aktivität der Gunas, aus *Buddhi* und *Manas* speist, die bewirken, dass diese Materie wird, besteht und vergeht – kurz, dass dieser Körper lebendig ist. Das Ich ist außerdem etwas, das uns im eigenen Inneren die Empfindung vermittelt, »jemand« zu sein, und zwar die Person, als die wir uns innerlich durch alle Lebensalter hindurch empfinden und die wir normalerweise mit einem bestimmten Namen benennen.

Vor allem ist das Ich aber die Kraft, die alle Tattvas zu einem funktionierenden Organismus zusammenfügt. Sie ist so stark und so vordergründig, dass sie in der Sichtweise des Samkhya die Erfahrung des Selbst, dieser ewig ruhenden und inaktiven Lebensmonade, vollkommen überdeckt. »Ahamkara, die Ichfunktion, macht uns glauben, dass wir handeln, dass wir leiden usw.; während in Wirklichkeit unser wahres Wesen, der Purusha, frei von solchen Wechselzuständen ist«, heißt es bei Zimmer. »Ahamkara ist das Zentrum und die erste Ursache der ›Täuschung‹ *(abhimana)*. Ahamkara ist der Irrtum, die Einbildung, die Annahme oder Meinung, alle Objekte und Handlungen des Bewusstseins seien auf ein ›Ich‹ *(aham)* bezogen … Infolge des Ahamkara eignet man sich alles an, was im Gebiet von Körper und Seele vorgeht, indem sich an alles Tun und Sorgen die irrige Vorstellung (und scheinbare Erfahrung) von einem Subjekt, einem ›Ich‹ knüpft« (Zimmer 1973: 288). Auch wenn es im Samkhya darum geht, durch das Erlangen des speziellen Zustands, der Yoga genannt wird, diese Täuschung hinter sich zu lassen, indem man versucht, alle seine dynamischen wie auch alle trägen Eigenschaften in ein in sich ruhendes Gleichgewicht (= *Sattva*) zu bringen, bleibt doch ohne Frage, dass wir unser Leben draußen in der Welt ohne diesen Ahamkara nicht meistern könnten. Schließlich brauchen wir genau die Fähigkeiten der Prakriti wie Buddhi (die Fähigkeit des Gewahrseins) und Manas (die Vernunft, den Verstand), um die disparaten Teile unseres Ich zu führen und zu lenken, damit die gewünschte Ruhe (endlich) einkehren kann.

Das Ich-Konzept als Klesha

Einen anderen interessanten Aspekt der Täuschung, den das Konzept des Ego beinhaltet, finden wir in den Yoga-Sutras Patañjalis. Dabei handelt es sich um das Konzept der *Kleshas*. Mit Klesha werden die äußeren und inneren Anspannungen bezeichnet, die dadurch entstehen, dass unser Mind (und eigentlich unser Gehirn) so beschaffen ist, dass er uns, vermittelt durch das Wirken der Kleshas, die Illusion einer Identität und eines freien Willens erschafft. Im Alltag jedoch ist uns unsere Identität eine Tatsache, die wir genau aktiv und gezielt einsetzen, wie unsere Willenskraft. Wir können den Unterschied zwischen dem, was wir als Konzept der Identität und des freien Willens, der diesem Individuum zu eigen ist, erschaffen haben, und dem, was wir in unserer Lebenswirklichkeit erfahren, nur sehr schwer erkennen, da unser Gehirn von der Evolution offensichtlich nicht dazu entwickelt worden ist, über sich selbst nachzudenken. Das führt dazu, dass wir aus praktischen Erwägungen und aus Gewohnheit unhinterfragt davon ausgehen, dass wir die sind, als die wir uns selber erleben und dass wir – sofern wir uns nicht bestimmten Sachzwängen ausgeliefert sehen – nur das denken, fühlen und tun, was wir wollen. Dass dem nicht so ist, ist ein Wissen, das im Yoga durch Introspektion und Meditation schon sehr lange bekannt ist und die vom heutigen Stand der Hirnforschung weitgehend bestätigt wird. Aber schauen wir erst mal, was wir dazu im Yoga-Sutra finden.

Es heißt dort, dass dieser immer wieder auftretende Spannungszustand eine der wesentlichen Ursachen dafür ist, dass wir in unserem Leben so viele irritierende, verstörende oder sogar leidvolle Erfahrungen machen müssen und – noch viel beunruhigender – dass wir aus diesen Erfahrungen offenkundig kaum etwas lernen.

Als Grundlage aller dieser Spannungen wird der Klesha *Avidya* angesehen. Avidya heißt Nicht-Wissen oder falsches Wissen und bezeichnet die im menschlichen Organismus wirksame Kontinuität des Nichtwissens, die uns zu der fälschlichen Annahme führt, dass die Art und Weise, wie wir uns selbst und die Welt erfahren, objektiv ist und dass das, was wir als wahr und ewig definieren, wahr und ewig ist. Es geht also bei dem Klesha Nicht-Wissen um all die Täuschungen, denen wir uns unser Leben lang hingeben, aus denen aber eben dieses Leben uns immer wieder unnachgiebig herausreißt. Ständig erfahren wir von anderen Menschen, dass sie sowohl die Welt im Allgemeinen als auch uns im Speziellen völlig anders erfahren und interpretieren. Immer wieder müssen wir erleben, wie eherne Wahrheiten gestürzt werden und alles das, woran wir glauben und worauf wir unser Leben aufbauen, vergänglich ist.

Eine der wichtigsten Stützpfeiler in unserer Existenz ist unsere Identität, die sich aus den vielfältigen Modulen speist, aus denen sich unser Ich zusammensetzt. Weil dieses Ich ja tatsächlich das ist, wodurch jede und jeder in ihren und seinen Beziehungen überhaupt erst funktionsfähig wird, macht es Sinn, dass wir im Laufe unseres Lebens eine ganz starke Ich-Verhaftung entwickeln. Da das Wissen über unser Ich das einzige Mittel ist, sinnvolle Beziehungen zur objektiven Welt herzustellen, halten wir Menschen hartnäckig daran fest. Diese Ich-Verhaftung wird im Yoga-Sutra *Asmita* genannt und bezeichnet den zweiten Klesha, also die zweite der Ursachen für die Spannungen, die sich zwangsläufig entwickeln werden, weil sich nämlich dadurch der Reifungs- und Verarbeitungsprozess unseres Gehirns ausdrückt.

Aus Asmita, der Ich-bin-heit (Deshpande/Bäumer 1977), entsteht das ego-zentrische Bewusstsein: »Das ›Ich‹ als Zentrum wird zum wichtigsten Faktor im Leben des Menschen und drängt alle anderen Aspekte des Lebens in den Hintergrund« (Deshpande/ Bäumer 1977: 95). Das Ich tendiert dazu, sich die Welt so einzurichten, wie es (zu) ihm passt, und daraus wird sich bestimmen, was es haben will und was es ablehnt oder zu vermeiden sucht. So kann man sagen, dass vermittels des Ich wir uns eine Welt erschaffen, in der eben dieses Ich mit allen seinen Bedürfnissen zum Mittelpunkt wird, um den alles kreist und dem alle anderen Aspekte und Ansichten untergeordnet werden.

Dadurch kommen die nächsten beiden Kleshas ins Spiel: *Raga*, die Begierde, und *Dvesha*, die Ablehnung oder Vermeidung. Sie treiben das Ich zu vielen seiner Handlungen, wobei die genaue Begründung dieses Handelns – »Warum will ich etwas haben? Warum versuche ich etwas zu vermeiden? Warum lehne ich etwas/jemanden ab?« – weitgehend im Dunkeln bleibt. Hier werden, so heißt es im Yoga, wieder die Samskaras und Vasanas aktiv und lenken aus den Tiefen des Halb- und Unbewussten unsere Handlungen.

Die wichtigste Triebfeder für das Ego ist jedoch der fünfte Klesha *Abhinivesha*, die Angst bzw. der Instinkt der Selbsterhaltung. Patañjali beschreibt diesen Klesha als so im Existentiellen verwurzelt, dass es selbst den schon weise gewordenen Menschen schwerfalle, es zu beherrschen. Abhinivesha »ist ein hartnäckiges Festhalten an dem triebhaften Instinkt der Selbsterhaltung«, heißt es bei Deshpande und Bäumer. Und sie ergänzen: »Das ›Ich‹ kann sich nicht an seinem eigenen Verschwinden, an seiner eigenen Auflösung in nichts erfreuen. Man kann nicht mal einen Augenblick lang am Verlust der eigenen Wichtigkeit Gefallen finden, ganz gleichgültig, was die anderen über einen denken mögen. Jede Bedrohung unseres Gefühls der eigenen Wichtigkeit scheint so vernichtend zu sein wie der Tod« (ebd.: 95–96).

Das in uns, was unser Ich ausmacht, und seine verschiedenen Module scheinen zu wissen, dass dieses Ich außerordentlich fragil ist. Identität ist ein fragiler Zustand, der immer wieder neu hergestellt werden muss. Er ist so fragil, dass jeder Blick, der als schief empfunden wird, das jedes Wort oder der Wortklang, das oder der als abschätzig empfunden wird, das Ich bedroht und in Frage zu stellen scheint.

Die ganze unselige Kombination der fünf Kleshas Nicht-Wissen *(Avidya)*, Ich-bin-heit *(Asmita)*, Begierde *(Raga)*, Ablehnung *(Dvesha)* und Angst *(Abhinivesha)* bewirkt, dass das Ich die Neigung entwickelt, alles, was es erfährt, auf sich zu beziehen. »Man hält die Welt für gut oder schlecht, wahr oder falsch, schön oder hässlich, nur in Bezug auf den eigenen Wichtigkeitssinn. Selbst die letzte Wirklichkeit der Welt, Gott oder wie immer man sie bezeichnet, hat sich den Bedürfnissen und Wünschen der Selbst-Bedeutsamkeit [des Ego; A. T.] anzupassen, der sie für sinnvoll oder sinnlos hält« (ebd.: 102).

Patañjali lässt in seinem Yoga-Sutra keinen Zweifel daran aufkommen, dass die Kleshas ein nie zu erschöpfender Nährboden für immer wieder aufkeimendes Leid sind. Auf der Grundlage genauer Beobachtung wird ihm klargeworden sein, dass sich die Macht der fünf Kleshas niemals völlig brechen lassen wird. Das korrespondiert eng mit der Erkenntnis, dass alles das, was im limbischen System als dem Ort unserer emotionalen Konditionierung und der Verarbeitung einer jeden über die Sinne eintreffenden Information im Sinne dieser Konditionierung angelegt wurde, von unserer Willenskraft so gut wie gar nicht zu erreichen ist. Die Hirnforscher vermuten sogar, dass alle Änderungen in unseren Empfindungs- und Gefühlsmustern nur als hauchdünner Film über den alten Prägungen liegen, weil die Amygdala niemals vergisst. Sie merkt sich vor allem alles, was irgendwie mit dem Thema der eigenen Bedeutung und Wertschätzung zu tun hat. So wird sie niemals eine Kränkung vergessen; die bleibt dort wie die sprichwörtliche Leiche im Keller bis ans Ende aller Tage frisch und entfaltet in bestimmten Situationen blitzschnell und kaum zu beherrschen ihre Wirkungen. Patañjali rät uns, besonders dann achtsam zu sein, wenn die Kleshas sich gerade nicht in aller Deutlichkeit zeigen. Sie sind nie weg, sondern wirken im Verborgenen weiter. Das Einzige, was wir tun können, ist, regelmäßig innezuhalten, zu versuchen zu erkennen, wie stark unser Denken, Fühlen und Handeln gerade wieder von den Kleshas bestimmt wird, und ihre hintergründige Wirkungskraft dadurch zu schwächen, dass sie in die bewusste und achtsame Betrachtung gehoben werden. Dadurch erschaffen wir eine »Gegenströmung« zu ihrem unterschwelligen Wirken.

Im Yoga-Sutra wird es also als wichtig angesehen, zu erkennen, wie sich das Ego erschafft, woraus es sich zusammensetzt und worauf es sich stützt, und dass der Übende dann auf der Grundlage dieser Erkenntnisse systematisch beginnt, die inneren Wirkweisen seines Ego, die Spannung und Leid erzeugen, in Verbindung mit den anderen Kleshas zu schwächen.

Das Konzept des Ich im Tantrismus

Ab dem 6. Jahrhundert n. Chr. entwickelte sich die Geistesströmung des *Tantrismus*, der sich wieder auf das alte, monistische Weltbild des *Advaita* bezieht, aber das Sein und die Welt viel differenzierter betrachtet. Der Tantrismus ist interessant für uns, weil sich auf seiner Grundlage der heute so populäre Hatha-Yoga entwickelte, der als erster Yogaweg explizit den Körper mit in die Übungspraxis einbezog.

Der *Tantra* (von *tan* = ausdehnen, aber auch weben, vernetzen) entwarf ein theistisches Weltbild. In seinem Schöpfungsmythos ist der absolute, transzendente Aspekt des Gottes *Shiva, Parashiva*, der Urgrund. Als reines Bewusstsein ist dieses Prinzip – Brahman gleich – ewig, zeitlos und frei von Konditionierungen. Damit Schöpfung geschehen kann, erschafft Parashiva aus sich heraus die Lebenskraft *Shakti*. In starker Anlehnung an das Modell der *Tattvas* des *Samkhya* beginnt nun vermittels der Wirkkraft der Shakti, das reine Bewusstsein sich zu materialisieren, wobei jeder verdichtende Schritt in sich immer noch das ganze uranfängliche Bewusstsein trägt. Als Erstes erschafft die Lebenskraft Shakti den Klang *(Nada)*, dann einen Punkt *(Bindu)*, in dem alles, was je erschaffen werden wird, schon angelegt ist. Als Nächstes entwirft sie die beiden Koordinaten Zeit und Raum, in deren Feld alles, was geboren wird, besteht und auch wieder vergeht. Innerhalb dieses Feldes werden dann *Buddhi, Ahamkara* und *Manas* angesiedelt, ebenso wie die Erkenntnis- und Tatfähigkeiten und die fünf Elemente, aus denen sich der Körper zusammensetzt.

In diesem Modell bleibt jedes Molekül und jedes Atom der Materie durchdrungen von der Bewusstseinsenergie, aus der sie hervorgegangen sind. Folglich wirkt in jedem Menschen noch der Urgrund, also Shiva, in seiner Form als reines Bewusstsein fort. Es heißt, dass jede Ebene der Verkörperung (= Materialisation) dieses Bewusstseinsprinzips bewirkt, dass die Materie sich wie ein Schleier um das Bewusstsein legt, bis – am Ende des Schöpfungsaktes – das Geschöpf nicht mehr erkennen kann, was sein Urgrund ist und dass es selber diesen Urgrund immer und unter allen Umständen verkörpert. Der tantrische Yogaweg ist so angelegt, dass er dem Übenden die Mittel zur Verfügung stellt, durch körperliche und mentale Erfahrung die Begrenztheit seines Körper-Seins, seines Geistes und damit auch seines Ich zu transzendieren.

Das Individuum und damit das Ich ist nun aber die einzige Instanz, die durch eine Yogalehre erreicht werden und nur ein Individuum/ein Ich kann sich der Yogapraxis widmen. Die wichtigste Erkenntnis, die am Beginn dieser Praxis steht, ist die tiefe innere Erfahrung, dass dieser Körper mit jeder Zelle Ausdruck und Ausgestaltung der Bewusstseinsenergie – also der Shakti – ist. Auch wenn Körper und Geist vergänglich sind, wohnt ihnen doch in diesem Leben die göttliche Kraft inne. Je deutlicher sich der Übende durch die Vertiefung und Verfeinerung seiner Körpererfahrung und durch Meditation dessen gewahr wird, desto klarer und sichtbarer wird die göttliche Kraft durch ihn hindurchschimmern.

Das Ich wird in diesem Modell also wie ein Werkzeug genutzt. Als die Instanz, über die sich Buddhi, Manas und alle Tattvas ausdrücken können, ist es gewissermaßen der Dreh- und Wendepol. Das von der Kraft des intuitiven Gewahrseins *(Buddhi)* und seiner Intelligenz *(Manas)* geleitete und von seiner inneren Sehnsucht getriebene Individuum entscheidet, den Yoga zu üben und alle von der Shakti geschaffenen Verhüllungen in Form von Materie so weit zu durchdringen und zu transzendieren, dass ihm die Erfahrung des Urgrundes wieder möglich wird.

Daraus folgt, dass das Ich in diesem Modell weder als Hindernis noch als Illusion angesehen wird. Es ist vielmehr so etwas wie das Gefäß, in dem Selbstgewahrsam und Seinserfahrung überhaupt erst möglich sind. Es braucht diese Instanz des Ich, damit Erfahrungen verarbeitet, gelernt und entwickelt werden können.

Die Unterscheidung zwischen Ich und Selbst im Yoga

Die vorangegangenen Ausführungen sollten deutlich machen, dass sowohl in der Sichtweise der indischen Ontologie (= Seinslehre) ganz allgemein als auch in der des Yoga im Speziellen sehr genau zwischen dem Ich und dem Selbst unterschieden wird.

Das Ich/das Ego

Das Ich wird in diesem Kontext grundsätzlich als etwas angesehen, das auf der Grundlage von Herkunft (wozu auch die Kaste zählt), Umwelt und Erziehung erschaffen wird. Es gleicht einem Gefäß, das vor allem im Laufe der Kindheit und Jugend, teilweise auch noch im Erwachsenenalter, angefüllt wird mit den gesellschaftlichen und persönlichen Erwartungen, also den Rollenvorgaben, die äußerst genau regeln, wie sich jemand im Rahmen von Großfamilie und Kastenverband zu verhalten hat, und den Erfahrungen, die der Mensch einerseits mit den an ihn gestellten Erwartungen und andererseits mit dem Bedingungsgefüge macht, in das er hineingestellt ist. Das Ich ist der Teil von uns, durch den wir die *Vrittis* erfahren und in dem sie wirksam werden, denn ohne die integrierende Funktion eines Ich ist keine Wahrnehmung oder Erinnerung möglich. Auch die *Kleshas*, die Leid erzeugenden Spannungen, speisen sich, wie wir gesehen haben, unablässig aus den Quellen des Ego.

Das Ich wird als die Instanz angesehen, durch die der Mensch nach außen wirkt und sich durch Sprache (auch Körpersprache) und Handlungen und mittels vieler anderer Charaktermerkmale darstellt. Dabei gilt der Mensch weniger »als Individuum mit einer eigenen Persönlichkeit, sondern als inter- und transpersonales Geschöpf« (Kakar: 20.04.2006), durch dessen Ich seine Bestimmung und sein persönliches *Karma* (das ist das Schicksal, das er sich für dieses Leben im Rahmen vieler Wiedergeburten »verdient« hat) wirksam werden. Als Ich/Ego ist er wie eine Figur in dem großen, göttlichen Spiel (Sanskrit: *Lila*), das jedem Menschen seine individuelle Aufgabe im großen Ganzen zuweist.

Ähnlich wie in anderen orientalischen Disziplinen wird es auch im Yoga als äußerst wichtig angesehen, den zutiefst konditionierten Charakter des eigenen Ich zu verstehen und dadurch zu der Einsicht zu gelangen, dass dieses Ich – besser gesagt: dieses Konzept des Ich – aufgegeben werden muss. Aufgegeben in dem Sinne, es als das zu erkennen, was es ist: das Werkzeug, das die disparaten Teile der eigenen Persönlichkeit zu einem einigermaßen stimmigen Ganzen zusammenfügt und ohne das wir die vielfältigen Anforderungen, die unsere Umwelt und die Gesellschaft an uns stellen: unseren Alltag, nicht bewältigen könnten.

Wenn man lernt, dieses Ich als ein reines Werkzeug zu verstehen, dann wird sich die Identifikation mit ihm allmählich lösen lassen; die Identifikation, die bewirkt, dass man sich in diesem Ich angegriffen und verletzt fühlen kann, dass man Recht haben muss, dass man ständig Anerkennung und Zuwendung braucht und vor allem, dass man sich durch die Erinnerung allen Geschehnissen zutiefst verbunden fühlt, die diesem Ich jemals widerfahren sind.

In diesem Zusammenhang ist unsere Redewendung »eine Rolle spielen« sehr hilfreich zum Verständnis. Während solche Phänomene wie das *Zuschreibungs-Ich,* durch das wir uns als diejenige empfinden, die jetzt gerade denkt, fühlt und handelt, weitgehend unserem bewussten Gewahrsein entzogen sind, schlüpfen wir ziemlich oft bewusst von einer Rolle in die andere, wenn es darum geht, die Rolle der Partnerin, der Mutter, Freundin, Arbeitnehmerin, Vorgesetzten usw. auszufüllen. Das deckt sich mit dem Sinn, von dem sich unser Wort Persönlichkeit herleitet. Es kommt von *Persona,* dem Wort, das die Charakter-Maske bezeichnet, die die Schauspieler im griechischen Theater trugen und durch die sie in ihren Merkmalen (zum Beispiel tragisch, komisch) festgelegt waren. Persönlichkeit ist also, so betrachtet, das Bündel von Eigenschaften, durch das wir uns definieren, und diese Eigenschaften werden in einem komplexen Zusammenwirken zwischen unserem Erbgut und der Umwelt immer wieder bestätigt (und dadurch gefestigt). Je stärker unsere Persönlichkeit ist, desto fester, aber auch starrer ist dieses Merkmalsbündel zusammengezurrt, über das wir uns definieren – und desto starrer und unveränderlicher wird unsere Persönlichkeit sein.

Wenn man im Yoga oder Buddhismus hört, dass man sein Ich bzw. sein Ego überwinden bzw. aufgeben soll, dann ist gemeint, diese Idee einer starken Persönlichkeit und die damit verbundene Starrheit aufzugeben. Im Kontext des Yoga würde das bedeuten, die in uns wirkenden *Samskaras* (Prägungen) und *Vasanas* (die aus der Tiefe des Unbewussten und Vorbewussten in uns wirkenden Tendenzen) auf die Ebene des Bewusstseins zu heben, denn all unser Denken, Fühlen, Urteilen und Handeln speist sich ja zum allergrößten Teil aus diesen un- und halbbewussten Quellen.

Eigentlich geht es eher um ein Transzendieren dieses Ich (oder Ego), wodurch es nicht zerstört wird, aber ein für alle Mal den Stellenwert zugewiesen bekommt, der ihm gebührt – eben den eines zwar durch die vielfachen Konditionierungen beschränkten, aber äußerst nützlichen Werkzeuges. »Auf diese Weise wird die von der Vergangenheit bestimmte egozentrische Lebensweise, die aus einem konditionierten Bewusstsein entstanden ist, [...] vollkommen verwandelt in eine yogische Art, in der Gegenwart zu leben« (Deshpande/Bäumer 1977: 88).

Das Selbst

Wenn wir abendländischen Menschen nach dem Motto »Erkenne dich selbst!« aufgefordert werden, über unser Leben und die Rolle, die wir in diesem Dasein spielen, nachzudenken, dann ist mit diesem Selbst, das da erkannt werden soll, im Grunde genommen das Ich gemeint – dieses Ich, durch das wir das auszudrücken meinen, was wir sind.

»Die Inder, genauer gesagt die Hindus, kennen eine ähnliche Formel – *atmanam vidhi* – (›Erkenne dein Selbst‹), doch das Selbst *(atman)* unterscheidet sich wesentlich von dem, was Sokrates darunter versteht«, erläutert der indische Psychoanalytiker Sudhir Kakar. »Es ist ein metaphysisches, kein biografisches Selbst, losgelöst von Zeit und Raum und daher ohne die lebensgeschichtliche Dimension, die der Kern der Psychoanalyse ist« (Kakar 2006).

Anders als das Ich wird das Selbst nicht geschaffen. Es war als Teil des Absoluten schon immer da, es wird nicht geboren, es altert nicht, es hat keine Form und ist frei aller Merkmale. Es ist durch nichts zu beflecken, es ist unverletzlich und ist durch nichts zu töten. Das Selbst wohnt jedem Menschen inne und gilt als sein eigentlicher – heiler – Wesenskern. Es ist der Ausdruck der Teilhabe des Menschen am Absoluten. Die Tatsache, dass die intelligente Kraft des Lebendigen (*Prana* oder *Shakti* genannt) in ihm und durch ihn wirkt, zeigt, dass er diese Kraft *ist*.

Die Erkenntnis des Selbst ist der Prozess, mit dessen Hilfe es gelingen soll, das Ego zu überwinden – in dem Sinne, dass man es transzendiert. Selbsterkenntnis bedeutet im Kontext der indischen Seinslehre, zu verstehen, dass man mehr ist als nur dieses Ego mit seiner Konditionierung und seiner Biographie, das vergänglich,

verletzlich und ständig darauf angewiesen ist, dass seine vielfältigen Bedürfnisse erfüllt werden.

Der Schritt vom Ego zum Selbst gleicht einem Quantensprung.
Zumindest aber wird er als der entscheidende Schritt angesehen,
um innerlich frei zu werden: frei von dem Zwang, den Bedürfnissen und Erwartungen des Ego gehorchen zu müssen.

Der Mensch, der sein Selbst erkannt hat, beginnt nun bewusst,
dieses Selbst zu verkörpern, indem er sein Leben in dem Wissen
führt, dass sein innerster Wesenskern unverletzlich und unvergäng-
lich ist und dass alle anderen Menschen einen ebensolchen Wesenskern in sich tragen. Genau diese Erkenntnis und Erfahrung ist es,
die das Ich in seiner Funktion als Schutz und Abgrenzung tatsächlich aufzulösen beginnt.

ICH – SELBST – IDENTITÄT AUS SICHT
DER GEHIRNFORSCHUNG

Mein alltäglicher Umgang mit mir, also mit meinem Ich und meiner Identität, ist ganz selbstverständlich.* Natürlich weiß ich, dass ich es bin, mit der ich in meinem Leben unterwegs bin, in bzw. mit meinem Körper. Ich weiß auch, wer ich bin, denn ich erinnere mich an vieles aus meiner ferneren und näheren Vergangenheit. Ich weiß, wie ich heiße, und dass meine Vor- und meine (unterdessen drei) Familiennamen mich mit meiner Herkunftsfamilie, mit meinem ersten und mit meinem jetzigen Mann verbinden. Ich kann einiges darüber aussagen, wie ich mich fühle, wie also meine körperliche und meine geistige Befindlichkeit ist. Ich meine, mich mit meinen Fähigkeiten, meinen Talenten und meinen Mankos einschätzen zu können. Ich kenne meine Sehnsüchte, meine Ambitionen, meine Träume und auch meine Enttäuschungen. Ich meine sogar etliches über meinen Intellekt, meine Intelligenz und mein Gefühlsleben aussagen zu können.

Kurz, man könnte denken, dass ich mich kenne und folglich weiß, wie ich »funktioniere« und aus welchen Quellen sich mein Fühlen, Denken, Wünschen und Handeln speist. Bezogen auf die Erfordernisse meines Alltags und des sozialen Zusammenlebens weiß ich genug, um mit mir und meiner Umwelt klarzukommen. Und meistens gibt es auch gar keinen Grund, dass ich mich selbst und mein Fühlen, Denken, Wünschen und Handeln weiter hinterfrage, denn in der Regel verläuft mein Leben reibungslos und ohne größere Probleme.

Fange ich aber an, über mich nachzudenken, stellt sich die Sache anders dar. Dabei meine ich keineswegs eine tiefschürfende und nachhaltige Untersuchung meines Seins, so wie es der Yogaweg ver-

---

* Ich (A. T.) wechsle in diesem Unterkapitel immer wieder in die Ich-Form über, da sie mir am besten zu diesem Thema zu passen scheint.

langt, sondern nur all die Fragen, die auftauchen, wenn ich beginne, mir selber in meinem Leben zuzuschauen, und zur Beobachterin meiner Gefühle und Empfindungen, meiner Gedanken, meiner inneren Antriebe und meines Handelns werde. Jedes Mal wenn ich versuche herauszufinden, warum ich gerade in dieser oder jener emotionalen Verfassung bin, besonders aber, wenn ich merke, dass sich ein mir unbegründeter Stimmungswechsel (ohne mein Zutun!) vollzieht, merke ich nachsinnend, wie wenig ich tatsächlich über mich weiß.

Ich meine zu denken, aber fast immer sind meine Gedanken schon ungefragt einfach da. Versuche ich dagegen über irgendetwas Wichtiges nachzudenken oder suche ich nach einem Begriff oder einem Namen, kommt es immer wieder vor, dass gar nichts geschieht! Und je mehr ich meinem Gehirn befehle, das Gespeicherte auszuspucken, desto leerer scheint es zu werden.

Wenn ich handle, habe ich häufig Mühe, wirklich genau herauszufinden, aus welchen Motiven heraus ich handle und welcher innere Wunsch mein Antrieb ist. Oft stelle ich fest, dass ich eine Begründung für mein Handeln gewissermaßen parat habe, eine nämlich, die sozial angemessen ist und die ich auch jederzeit äußern würde. Darunter verbergen sich aber ganz häufig noch eine oder mehrere weitere, solche nämlich, die ich als egoistisch empfinde und deswegen nicht so ohne weiteres offenlegen würde. Aber welche Begründung stimmt denn nun? Welches ist der wahre Grund meines Handelns?

Noch eindringlicher erfahre ich diesen Zwiespalt bei allem, was ich sage, wie ich es sage und wie ich mich ausdrücke. Sobald ich beginne, mir genau zuzuhören, höre ich plötzlich eine verwirrende Anzahl von Zwischentönen, von indirekten Sprechakten, von Anspielungen, von Ironie usw. Aus dieser Fülle der Botschaften kann ich manchmal selber gar nicht mehr genau herausfiltern, was ich eigentlich sagen will. Aber ich neige weder zum Plappern noch dazu, um den Brei herumzureden, sondern – meine ich – spreche eher Klartext. Was spricht denn da eigentlich aus mir?

Diese Beispiele könnte ich beliebig fortsetzen und auf alles beziehen, was meine mentalen Aktivitäten ausmacht.

Woher wissen wir etwas über uns?

Ehrlich gesagt, weiß ich das nicht so genau! Mir scheint, als wüsste ich das meiste über mich schon ganz lange. Ich weiß aber in den seltensten Fällen, wie ich zu diesem Wissen gekommen bin. Manches davon gründet sich sicher auf meiner Erfahrung. Wenn ich von mir zum Beispiel sage, dass ich schnell denke, dann deswegen, weil ich genau das immer wieder beim Denken erfahre (vielleicht meine ich aber auch nur, dass ich schnell im Denken sei?!?).

Wenn ich über meinen Charakter, meine Persönlichkeit, meine Fähigkeiten und meine Fehler nachdenke, gründet sich so manches allerdings nicht auf Erfahrung. Vielmehr hat es den Anschein, dass sich einiges so entwickelt und darstellt, wie ich es erfahre, weil etwas in mir eine bestimmte Ansicht und Meinung dazu hat. Bei genauerer Betrachtung wird mir klar, dass erstaunlich vieles von dem, was ich über mich und meine Fähigkeiten zu wissen meine, darauf basiert, was mir andere Menschen darüber erzählt haben. Bin ich etwa nur eine Ansammlung aus Eigenschaften und Fähigkeiten bzw. Mängeln, die mir andere Menschen zugeschrieben haben und die ich nun – ohne groß darüber nachzudenken – verkörpere?

Andererseits kommt es auch immer wieder vor, dass ich meine, so und so zu wirken, dass ich meine, mich auf eine bestimmte Weise auszudrücken und dass mein Gegenüber aber etwas vollkommen anderes wahrnimmt. Was geht hier vor? Wer missversteht hier was? Wessen Wahrnehmung ist richtig: meine oder die meines Gegenübers? Und wie soll ich eine solche Frage lösen?

Das Problem der Eigen- und der Fremdwahrnehmung

Also: Häufig besteht ein bedeutender Unterschied in der Art, wie mich jemand wahrnimmt und wie ich mich selber erfahre. Wenn ich eine Gruppe von Menschen bäte, sich über mich zu äußern, käme erschwerend hinzu, dass sich alle eine eigene Meinung über mich gebildet hätten. Ginge ich dem nach, stellte ich fest, dass mich jeder auf der Grundlage seiner Erfahrungen und Erwartungen einschätzte und dass sogar das noch von Tag zu Tag in Abhängigkeit von der aktuellen Befindlichkeit der Person variieren könnte.

Ich kenne das ja auch von mir und erinnere mich, dass ich ein und denselben Menschen durchaus sehr unterschiedlich empfinde und beurteile, und zwar tatsächlich je nach dem Kontext, zu dem eben auch meine persönliche Befindlichkeit als nicht unwesentlicher Faktor beiträgt. Ehrlich gesagt drückt das, was ich über andere Menschen sage, oft viel mehr über *meine* Wünsche, Erwartungen und Enttäuschungen aus als über den Menschen, um den es eigentlich geht! Ungern zwar, aber dennoch führt mich meine Analyse zu der Annahme, dass es sich bei solchen Ansichten, Meinungen und Beurteilungen häufig genug um reine Projektionen handelt.

Nun bin ich sicher kein Sonderexemplar der Schöpfung und darf wohl annehmen, dass es anderen Menschen auch nicht besser ergeht. Und dennoch – selbst wenn ich davon ausgehen kann, dass es vor allem Projektionen sind – reicht oft schon ein Blick, ein bestimmter Tonfall oder ein beiläufig geäußertes Wort, um schwerwiegende Spuren in meiner Befindlichkeit zu hinterlassen, manchmal so stark, dass ich nicht nur irritiert oder verstört bin, sondern die Auswirkung dieser Äußerung lange (sogar ein Leben lang) mit mir herumschleppe. Und dann kommen noch all die Äußerungen dazu, die ich über mich im Laufe meines Lebens von den Menschen in meiner Wahrnehmung und meinem Gedächtnis angesammelt habe, die mir wichtig waren und sind, wie Eltern, Geschwister, Lehrer, Freunde, Freundinnen usw.

Setze ich mich wirklich aus all diesen Projektionen zusammen? Bin ich vor allem die, als die die anderen mich erfahren? Bin ich die Person, die sie mir durch ihre Reaktionen und Antworten und vor allem durch das Verhalten, das sie mir gegenüber an den Tag legen, spiegeln?

Aber ich fühle mich doch in mir drin – in meinem Körper, in meinem Geist, in meinen Gefühlen – immer wieder irgendwie anders an, als ich es durch mein Verhalten erfahre. Wer also bin ich? Die, als die ich mich fühle, oder die, als die die anderen mich erfahren? Fragen über Fragen – und aus mir selbst heraus nur Antworten, von denen ich spüre, dass sie einer genaueren Überprüfung nicht standhalten würden.

Schauen wir uns also an, was die Hirnforschung dazu zu sagen hat.

Die »Erste-Person-Perspektive« und die »Dritte-Person-Perspektive«

Alles, was mich ausmacht, erfahre ich immer aus der Perspektive, die in der Hirn- und Bewusstseinsforschung die »Erste-Person-Perspektive« genannt wird. Es ist die Perspektive meiner inneren Wahrnehmung, meiner Selbsterfahrung und umfasst alles das, was ich über mich zu wissen glaube, wenn ich mich selbst befrage. Aus der »Erste-Person-Perspektive« heraus sage ich »ich« und spreche von mir und über mich. All das, was ich dabei von mir und über mich sagen kann, sind aber bei genauer Betrachtung Phänomene, die ohne mich nicht da wären, denn ich beziehe mich – wenn ich aus dieser Perspektive heraus etwas betrachte – ja nicht auf ein Gefühl an sich, sondern explizit auf *mein* Gefühl. Das, was ich wahrnehmen und beschreiben kann, sind durchweg subjektive Realitäten (mein Glück, mein Leid, meine Schmerzen, meine Freuden usw.). Neben diesen *Qualia* – den Inhalten meiner subjektiven Erfahrungen – gibt es auch noch die für mich äußerst wichtigen sozialen Realitäten. Sie machen mir Vorgaben, wie ich mich in der

Welt und vor allem der Gesellschaft, in die ich hineingeboren wurde, zu verhalten habe, und sind die Grundlage *meines* Wertesystems. Wenn ich etwas gut oder böse finde, beziehe ich mich in der Regel unwissentlich und unhinterfragt auf dieses System, das unseren Gesellschaften Struktur und Zusammenhalt verleiht und das ich durch meine Erziehung zu größten Teilen vollständig verinnerlicht habe, so dass es ein Teil von mir – von *meiner* Sicht auf die Welt – geworden ist.

Alles, was ich aus meiner » Erste-Person-Perspektive« heraus erfahre, erscheint mir real, und zwar genauso real wie alles, was ich über meine Sinne in der Außenwelt erfahre. Gleichzeitig aber erschaffe ich mir mit all meinen mentalen – den geistigen wie psychischen – Phänomenen *meine* Innenwelt, die sich ganz deutlich unterscheidet von der der Menschen um mich herum und all den Dingen von der Außenwelt.

Was wir in der »Erste-Person-Perspektive« immer wieder verleugnen, ist die Tatsache, dass auch wir selber mit unserem Körper, unserem Gehirn, mit unserem Geist und unseren Gefühlen der materiellen Welt angehören! Um das zu beschreiben, müssen wir in der Lage sein, hinüberzuwechseln in die »Dritte-Person-Perspektive«, und genau das tun Menschen ja auch, wenn sie sich selbst beschreiben in ihrer Anatomie, Physiologie, Biochemie, Neurobiologie, Psychologie, Neuro-Psycho-Immunologie usw. Dann spreche auch ich über mich wie über ein Ding, selbst wenn ich von *meinem* Gehirn, *meinen* Neuronen, *meinen* Aktionspotentialen und *meinen* Neurotransmittern spreche.

Wenn ich diese »Dritte-Person-Perspektive« konsequent beibehalte, um meine höheren kognitiven Leistungen zu beschreiben, kann es sein, dass Probleme auftauchen. Dann nämlich, wenn ich merke, dass selbst meine edelsten Gefühle wie mein Mitgefühl oder tiefe Einheitserfahrungen in der Meditation sich weitgehend neurobiologisch abbilden und damit erklären und begründen lassen. Wenn Liebe plötzlich zum »Gehirnzustand« wird, Altruismus vor allem dadurch entstehen soll, weil es mein Belohnungssystem im

Gehirn so verlässlich aktiviert oder wenn gar ein »Gottesgen« entdeckt wird, dann wird uns unwohl, denn wir erfahren das, was die Hirnforscher gerne einen »Angriff auf unser narzisstisches Selbstverständnis« (Singer 2004: Vorlesung) nennen. Vielleicht hilft es dem Verständnis, sich bewusst zu machen, dass nach dem heutigen Stand der Hirnforschung unser Denken, Fühlen und Verhalten auf neuronale Wechselwirkungen zurückgeführt werden kann. Immer wieder bekennen die Hirnforscher, dass sie bestimmte Phänomene zwar inzwischen beobachten können, aber in ihren Wirkmechanismen noch nicht (annähernd) verstehen. Das, was uns Menschen in unserer Gesamtheit, in unserem Potential und in unseren höchsten kognitiven Fähigkeiten ausmacht, ist noch immer ein Rätsel, und erscheint mir, je genauer ich hingucke, immer mehr als ein Wunder.

Aber schauen wir weiter …

Die Begriffe Ich und Selbst in der Hirnforschung

Selbst renommierte Hirnforscher wie Gerhard Roth betonen immer wieder, dass uns das Gehirn zwar erzeugt, sich uns aber gleichzeitig verbirgt, und dass »wir uns selbst undurchdringlich sind« (Roth 2008: 72), weil das Ich und das Selbst beide nicht in der Lage sind, sich selbst zu hinterfragen. Trotzdem versuchen zahllose Forscher weltweit mit Hilfe eben dieses (ihres) Gehirns zu ergründen, wie dieses wundersame Organ funktioniert und wie es macht, dass wir um uns selbst wissen.

Zuerst muss einmal festgehalten werden, dass in der Hirnforschung die Begriffe Ich und Selbst anders als in der indischen Philosophie – und damit im Yoga – nicht qualitativ voneinander getrennt werden, sondern dass sie eher ineinander verfließen. In unserer westlichen Kultur steht der Begriff des Selbst in einem so engen Zusammenhang mit den Begriffen Ich, Identität und Bewusstsein, dass uns immer nur zirkuläre Definitionen möglich sind, in der der eine Begriff den anderen hervorbringt.

Die Grundlage, auf der überhaupt erst die richtigen Fragestellungen entwickelt werden können, ist die Erforschung, was in uns das Bewusste und was das Unbewusste ist, wo das eine bzw. das andere lokalisiert ist und welche Funktionen ihnen zugeschrieben werden.

Ich und Selbst als solches sind – wie unsere Erfahrung bestätigt – nicht unmittelbar (wie etwa ein Sinnesreiz) wahrzunehmen. Sie sind vielmehr zusammengesetzt aus unterschiedlichen Zuständen, von denen wir heute wissen, dass sie erstens vom Gehirn hervorgebracht werden und sich zweitens zusammen mit dem Gehirn überhaupt erst entwickeln. Ihre Integration zu einer Ich-Identität wird als eine schwierige und kontinuierliche Leistung verschiedener Hirnmechanismen angesehen (nach Roth).

Dass wir etwas über uns erfahren können, hängt mit der Vielzahl der uns möglichen Bewusstseinszustände ab, die modular aufgebaut sind. Diese Bewusstseinszustände sind:

1. Wahrnehmen von Vorgängen in der Umwelt und im eigenen Körper
2. mentale Zustände und Tätigkeiten wie Denken, Vorstellen, Erinnern
3. Emotionen, Affekte, Bedürfniszustände
4. Erleben der eigenen Identität und Kontinuität
5. »Meinigkeit« des eigenen Körpers
6. Autorenschaft und Kontrolle der eigenen Handlungen und mentalen Akte
7. Verortung des Selbst und des Körpers in Raum und Zeit
8. Realitätscharakter von Erlebtem und Unterscheidung zwischen Realität und Vorstellung

Die Bewusstseinszustände 4–8 erschaffen unser Hintergrundbewusstsein, während die Bewusstseinszustände 1–3 unser stetig wechselndes Aktual-Bewusstsein bilden. Alle zusammen konstituieren »den Strom des Bewusstseins«, durch den wir uns als Selbst bzw. Ich erfahren (nach Roth).

Jeder dieser Bewusstseinszustände hat seine eigene Funktion und ist wesentlich, wie deutlich wird, wenn auch nur einer von ihnen getrübt ist oder gar ausfällt. In ihren verschiedenen Funktionen ergänzen sie einander. Bedingt durch den modularen Aufbau unseres Bewusstseins haben die Bewusstseinszustände ihren Sitz in unterschiedlichen Teilen des Gehirns. Da das Selbst bzw. das Ich untrennbar mit den Funktionen unseres Bewusstseins verbunden ist, ist die Erfahrung unserer Identität im Gehirn ebenfalls modular angelegt.

Die modulare Struktur des Ich – die Ich-Zustände

Genaugenommen sind wir also nicht nur ein Ich, sondern viele Ichs. Man unterscheidet (nach Roth) folgende Ich-Zustände:

das Körper-Ich (»Ich habe einen Körper«);

das Verortungs-Ich (»Ich befinde mich gerade an dem und dem Ort«);

das perspektivische Ich (»Ich bin das Zentrum meines individuellen Erlebens«);

das Ich als Subjekt kognitiver und emotionaler Leistungen und Zustände (sensorisches Erlebnis-Ich: »Ich habe diese Wahrnehmungen, Ideen, Gefühle usw.«);

das Handlungsplanungs-Ich (»Ich tue gerade das und das.«);

das Autorenschafts-/Zurechnungs-Ich (»Ich bin Verursacher und Kontrolleur meiner Gedanken und Handlungen«);

das autobiographische Ich (»Ich bin diejenige, die ich gestern/früher war«);

das sprachliche Ich (»Ich rede über mich selbst als überdauernde Einheit«);

das (selbst-)reflexive-Ich (»Ich denke über mich selbst nach«);

das ethische Ich/das soziale Ich/ mein Gewissen.

Die Zuordnung von Ich-Zuständen und Arealen der Großhirnrinde

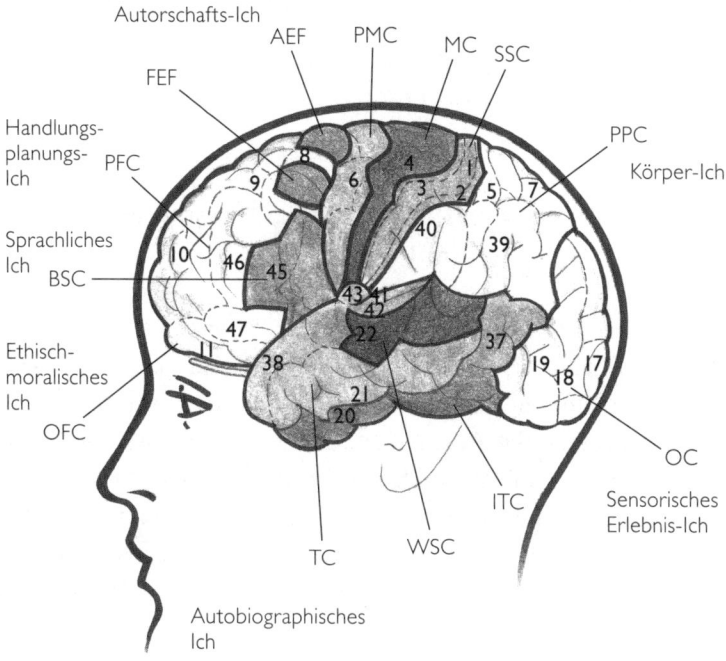

AEF vorderes Augenfeld; BSC Broca-Sprachzentrum; FEF frontales Augenfeld;
ITC inferotemporaler Cortex; MC motorischer Cortex; OC occipitaler Cortex
(Hinterhauptslappen); OFC orbitofrontaler Cortex; PFC präfrontaler Cortex
(Stirnlappen); PMC dorsolateraler prämotorischer Cortex; PPC posteriorer
parientaler Cortex; SSC somatosensorischer Cortex; TC temporaler Cortex
(Schläfenlappen); WSC Wernicke-Sprachzentrum

Quelle: Abbildung gezeichnet von Nike Schenkl nach Vorlage von Roth 2008

Jeder dieser Ich-Zustände ist einem der Bewusstseinszustände verbunden. Solange wir gesund sind, herrscht in dieser Vielfalt eine
erstaunliche Ordnung, in der – je nach Bedarf – mal der eine, mal
der andere Zustand etwas mehr im Vordergrund steht. Das, was sie
zusammenhält und woraus unsere Identität sich erschafft, ist unser
autobiographisches Ich. Es sagt uns, woher wir kommen und wie

wir zu der/dem geworden sind, als die/der wir uns jetzt vorfinden. Unser autobiographisches Ich gibt uns eine klare Kontur und ermöglicht es uns, zu erkennen, was uns ausmacht und wodurch wir uns von anderen unterscheiden – kurz: Es gibt uns die Empfindung unserer einzigartigen Identität.

Wo werden die Bewusstseinszustände des Ich im Gehirn abgebildet?

Bis jetzt war vor allem die Rede von den Bewusstseins- und Ich-Zuständen, aus denen sich in stets wechselnden Facetten unsere Eigenwahrnehmung zusammensetzt. Und tatsächlich herrschte bisher die landläufige Ansicht vor, dass alles (oder zumindest doch das meiste), was mit dem Ich zusammenhängt, von Bewusstsein durchdrungen sei. Das stimmt aber in keiner Weise und kann sich auch nicht so verhalten, da nur ein Teil der Areale, deren Funktion mit Bewusstsein und Ich in Verbindung gebracht werden, sich in der Großhirnrinde und damit im bewusstseinsfähigen Anteil unseres Hirns befinden.

Diese bewusstseinsfähigen Anteile sind nach den neuesten Erkenntnissen der Hirnforschung vor allem zu finden im Scheitellappen *(parietaler Cortex)*, in den Schläfenlappen *(temporaler Cortex)* und im Stirnhirn *(präfrontaler Cortex)*; diese drei großen Bereiche werden (siehe im Kapitel: Achtsamkeit und Wahrnehmung aus Sicht der Neurowissenschaften auf Seite 80: »Repräsentationen der Innen- und Außenwelt im Gehirn«) genannt. Ohne die Aktivität dieser Bereiche kann Bewusstsein nicht entstehen; möglich wird Bewusstsein erst durch die Steuerung dieser Gehirnareale im limbischen System mit Sitz im Hirnstamm – und gerade dieser wesentliche Bereich ist weder unserem Willen noch unserer Kontrolle zugänglich.

Die Karten des Gehirns

Dort im Hirnstamm entstehen im Laufe der vorgeburtlichen und frühkindlichen Entwicklung verknüpfte Areale – sogenannte Karten –, die, je weiter sie sich ausformen, mich immer besser in die Lage versetzen, die vielschichtige und äußerst komplexe Wirklichkeit meines Körpers und seines Eingebundenseins in die Umwelt wahrzunehmen und auf das, was mir geschieht, zu reagieren. Es sind mein Gleichgewichtssinn, die somatosensorischen und die motorischen Karten, die sich zuerst bilden. Die Integration dieser sensorischen Karten erschafft die Identität meiner Wahrnehmung, was bedeutet, zu erkennen, wo oben und unten ist und wo ich mich im Raum befinde, wahrzunehmen über die äußeren und inneren Sinne, was in und mit meinem Körper geschieht, und wahrzunehmen, dass und wie ich meinen Körper bewege. Daraus entsteht die sensorisch-motorische Rückkopplung im Cortex, wodurch in mir eine Körper-Identität und eine Handlungs-Identität entstehen. Das alles befindet sich in starken Überlappungen mit dem limbischen System im Hirnstamm, wodurch sich schon im Säuglingsalter das emotionale Ich ausbildet (und sich im Laufe des Lebens immer weiter differenziert).

Diese Karten ruhen aufeinander, und das, was in ihnen angelegt ist, gibt von unten nach oben Befehle, was sich auch gut mit der eigenen Erfahrung deckt, wie das folgende Beispiel zeigt. Um ein Gefühl für mich zu bekommen, also die somatisch-sensorischen Informationen verarbeiten zu können, muss ich mich in aller Regel bewegen. So kann es passieren, dass ich nachts kurz aufwache und im Augenblick des Erwachens nicht weiß, wo meine Arme liegen. Ein minimales Bewegen reicht, um sie wieder zu verorten, denn es kommt hier zwischen den somatosensorischen Karten – so wie sie in einer symbolischen Abbildung des Menschen, »Homunkulus« genannt, abgebildet sind – und dem für die Bewegung zuständigen »Motor-Cortex« zu sehr komplexen und vor allem schnellen Rückkopplungen.

Sensorischer Homunculus bzw. motorischer Homunculus –
Repräsentationen von Körperregionen auf den primären Feldern
der Großhirnrinde

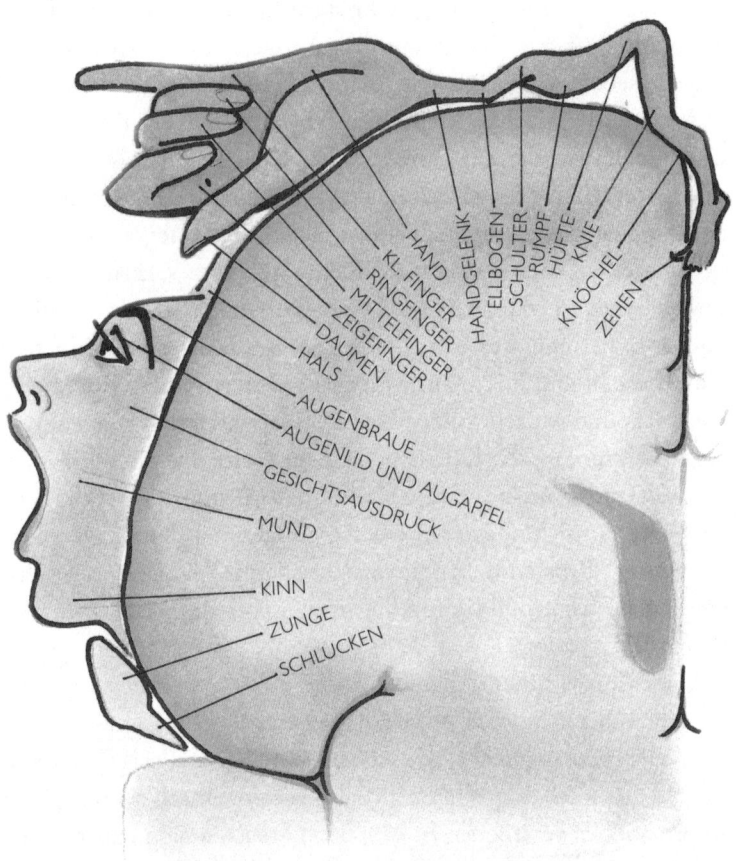

Quelle: Abbildung gezeichnet von Nike Schenkl

Diese Rückkopplungen sind möglich, weil die somatosensorischen und die motorischen Karten im hinteren Scheitellappen *(posteriorer parietaler Cortex, PPC)* dicht nebeneinanderliegen und spiegelbildlich angeordnet sind (siehe Abbildung).

Dieser Bezug der Karten zueinander bedeutet, dass alle Bewegungen, die ich bewusst ausführe – wie etwa in der Yogapraxis –, meine somatosensorische Karte verfeinern werden, wodurch ich lernen kann, feinste Abweichungen in meinem Gleichgewicht und von meiner Mittelachse wahrzunehmen und so einen konkreten Bezug dazu herzustellen, was meine Mitte ist und wo ich sie in mir finde. Deshalb spricht man hier auch von dem *Körper-Verortungs-Ich* und dem perspektivischen Ich. In seiner Gesamtheit befähigt mich die neuronale Vernetzung dieser Karten zu erkennen, dass ich es bin, von der meine Handlungen ausgehen, dass ich im Zentrum meiner Wahrnehmungen und Handlungen stehe und dass ich es bin, die meine Aufmerksamkeit steuert.

Was in diesem frühen Stadium der Entwicklung unseres Gehirns noch interessant ist, ist, dass das Gehirn mittels dieser Karten beginnt, sich eine einheitliche Welt zu erschaffen und vor allem ein erstes Selbst – *Proto-Ich* genannt – zu begründen, dass sich als Zentrum des Erlebten begreift.

Das »alte« Gehirn im Hirnstamm und seine Bezüge zum Ich

Dass dieses erste Selbst des Säuglings mit diesen Erfahrungen auch etwas anfangen kann, hängt ganz eng damit zusammen, dass im Gehirn schon sehr früh (ab der 6. Schwangerschaftswoche) ein Erfahrungsgedächtnis angelegt wird, das seinen Sitz im limbischen System hat. Durch die Ausreifung dieser Strukturen im Hirnstamm und in den innersten Schichten der Großhirnrinde kommt es zur Entwicklung eines sogenannten limbisch-emotionalen Selbst (Roth 2008).

Emotionen sind eng mit den vegetativen Funktionen, die im Hypothalamus reguliert werden, verknüpft. Dieser sorgt zusammen mit der retikulären Formation im verlängerten Mark für alle Rhythmen im Körper wie Atmung, Blutkreislauf, Wachen und

Schlafen und unseren Biorhythmus. Wie sehr diese lebenswichtigen Funktionen mit unseren Emotionen zusammenhängen, weiß – so glaube ich – jeder aus eigener Erfahrung. Das gilt ebenso für die anderen Funktionen, die von der retikulären Formation und dem Hypothalamus reguliert werden, nämlich die körperlichen Bedürfnisse wie Schlafen, Durst, Hunger, Ausscheidung und Sexualtrieb, die Affekte Wut, Zorn und Aggressivität und die Gefühle Freude, Glück, Hoffnung, Neugierde, Erwartung, Enttäuschung, Furcht, Verachtung und Ekel. Alle diese Emotionen teilen wir mit unseren Mitgeschöpfen, denn sie sind ein Teil unserer Grundausstattung als soziale Wesen. Die uns angeborenen (also nicht erlernten!) Affekte sind so tief im Unbewussten verankert, dass sie sich nur äußerst bedingt kontrollieren lassen, was auch heißt, dass sie durch die Erfahrungen, die wir machen, wenn wir Wut, Zorn und Aggressivität ausleben, wenig verändert werden können.

Unsere Gefühle sind zwar auch tief in uns verankert und entziehen sich in ihrem Entstehen weitgehend unserem Zugriff, aber in ihrer Ausformung sind sie eben doch erlernt, was bedeutet, dass sie über die Konditionierungsprozesse unserer Erziehung entweder verstärkt oder gehemmt worden sind. Dass konditionierte Gefühle durch frühkindliche Erfahrungen bearbeitet und damit verändert werden können, geschieht durch die Strukturen des limbischen Systems, und zwar vor allem die Amygdala (der Mandelkern), den Hippocampus (das Seepferdchen), den Nucleus accumbens, das ventrale tegmentale Areal und das basale Vorderhirn. Sie alle zusammen sind unser »Konditionierungsapparat für die Gefühle« (Roth, ebd.). Damit sind sie auch sehr stark daran beteiligt, wie sich mein Charakter und meine Persönlichkeit ausbilden – und damit das Ich, das ich bewusst erfahren kann und das sich meiner Umwelt vermittelt. Zwei dieser Strukturen – die Amygdala und den Hippocampus – werden im Folgenden etwas genauer erklärt, da das Verständnis ihrer Funktionsweise für alle Prozesse, die wir mit unserer Yogapraxis einleiten, von herausragender Bedeutung sind.

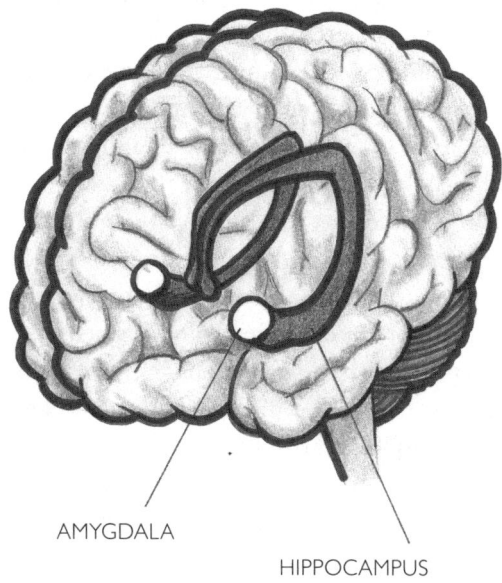

AMYGDALA

HIPPOCAMPUS

Quelle: Abbildung gezeichnet von Nike Schenkl nach Vorlage aus
© brainconnection.com

Die Amygdala (der Mandelkern)

Die Amygdala liegt an der medialen Fläche des Scheitellappens.
Sie besteht anatomisch aus mehreren Teilen, die teilweise recht
heterogene Funktionen haben. Ein Teil von ihr ist mit dabei,
wenn es darum geht, die vegetativen Funktionen zu regulieren
(siehe auch S. 61: Anatomische und physiologische Grundlagen
des Gehirns).

In unserem Kontext ist der basolaterale Anteil (dem Inneren einer Struktur abgewandten Seite, Außenseite) der Amygdala der
wichtigste Bereich, denn genau dort geschieht die eigentliche Konditionierung unserer Gefühle. Das, was als Information in mich
dringt, ist an und für sich erst einmal völlig neutral. Im basolatera-

len Teil der Amygdala werden diese Informationen dann dahingehend überprüft, ob ich mit dem, was ich gerade erfahre, bis dahin günstige oder ungünstige Erfahrungen gemacht habe. Die Ergebnisse dieser Überprüfung werden mit den Gefühlen meiner Grundausstattung (Freude, Glück, Furcht, usw.) verknüpft. Die Amygdala fügt also zu allem, was ich erlebe, die affektiv-emotionale Komponente hinzu, wobei sie – ich (A. T.) vermute, weil es günstiger für das Überleben der Art ist – sich vor allem für alles interessiert, was mir schaden könnte. Sie ist in ihrer Grundausrichtung also eher für meine negativen Emotionen verantwortlich. Dazu passt, dass sie in ihrem zentralen Kern ganz maßgeblich zuständig ist für die Organisation der ungemein komplexen Reaktion aller Körpersysteme auf Stress. Was die Amygdala nicht kann, ist in dem, was sie zum Beispiel als bedrohlich empfindet, genaue Details auszumachen, das heißt, ihre Wahrnehmung bleibt diffus, durch die Verbindung mit den Emotionen aber dennoch unglaublich machtvoll.

Für diese Details und den Kontext, der für die Beurteilung von Informationen und Situationen unerlässlich ist, ist der Hippocampus zuständig, eine Hirnstruktur, die sich in mancher Hinsicht wie der Gegenspieler der Amygdala darstellt.

Der Hippocampus (das Seepferdchen)

Der Hippocampus ist ein kleiner, an ein gekrümmtes Seepferdchen erinnernder Hirnanteil in unmittelbarer Nähe der Amygdala (siehe wieder S. 61): Anatomische und physiologische Grundlagen des Gehirns). Gemeinsam mit ihr bewertet er die einkommenden Informationen hinsichtlich ihrer Details und ihrer Einbettung in eine bestimmte Situation. Es ist dieser Teil meines Hirnstamms, der gemeinsam mit bestimmten Teilen der Hirnrinde erkennt, ob ich tatsächlich gerade dabei bin, mich in eine bedrohliche Situation zu begeben, zum Beispiel, indem ich im Dunkeln als Frau allein in einer übel beleumdeten Gegend unterwegs bin. Dort werden die Umstände »gecheckt« und alles Notwendige veranlasst, um die Bedrohung gegebenenfalls als harmlos zu entlarven und dann alle Stresssymptome wieder herunterzufahren.

Die Einschätzung, ob eine Situation brenzlig ist oder nicht, wird dem Hippocampus zugeordnet, im Sinne eines »Organisators« des deklarativen – und damit bewusstseinsfähigen – Gedächtnisses. Er verarbeitet dreierlei: die Situation an sich, die positiven oder negativen Begleiterscheinungen und die situative Einbettung, die wiederum mit darüber entscheidet, mit welchen Gefühlen ich das, was geschieht, wahrnehme. Dabei verbindet sich der Hippocampus mit den Karten der Großhirnrinde, die für unsere zeitliche und räumliche Orientierung zuständig sind.

Wie Gefühle konditioniert werden

Aber noch mal zurück zu der dreifachen Betrachtung von Situationen, die erklärt, wie genau eine konditionierte Emotion entsteht und vor allem, warum es so außerordentlich schwer ist, an sie heranzukommen, sie zu bearbeiten und sie zu verändern. In der Amygdala geschieht in engster Zusammenarbeit mit dem Hippocampus Folgendes:

- Ein Ereignis gelangt durch das »Tor« des Thalamus zur Wahrnehmung im basalen Anteil der Amygdala, weil er lange genug und/oder intensiv genug einwirken konnte (das wird Langzeitpotenzierung = LTP genannt).
- Dort verbindet sich das Ereignis nach Abgleich mit dem affektiv-emotionalen Gedächtnis mit einer Emotion und bekommt so die Färbung einer angenehmen bzw. unangenehmen Empfindung.
- Es bekommt vom Hippocampus alle nötigen Informationen bezüglich der Details und des Kontexts geliefert.

Diese drei Anteile werden ganz eng, zum Teil auf derselben Synapse zusammengeschweißt, was bedeutet, dass damit das Ereignis, die Empfindung und der Kontext untrennbar »zusammengeleimt« (Roth) werden.

Jedes Ereignis, das auf diese Weise in uns abgelegt worden ist, bleibt lebenslang in dieser triadischen Konstellation gespeichert. Es heißt, dass die Amygdala niemals vergisst, was sie einmal gespeichert und mit dem unmissverständlichen Etikett »angenehm = sollten wir wiederholen« bzw. »unangenehm = sollten wir vermeiden« versehen hat.

Die Konditionierung der Gefühle geschieht zum großen Teil, wie gerade geschildert, unbewusst, das heißt, ich erfahre über meine Empfindungen und Reaktionen nur noch das Resultat der Konditionierung. Das äußert sich in Zu- oder Abneigungen, als das, was ich als meine Motivation annehme, als Antrieb, als Hemmung, als Stimmung, als Wunsch oder Plan. All das bleibt in meiner Wahrnehmung relativ diffus. Ich verspüre dann die Neigung, etwas zu tun oder etwas anderes zu lassen, ich nehme mich in einer bestimmten Stimmung oder auch Verstimmung wahr, ich spüre einen Drang zu irgendetwas – weiß gar nicht so genau, wozu, aber irgendwie ist da irgendwas in mir aktiv gewesen, und das merke ich.

Roth weist sehr überzeugend darauf hin, dass der Cortex mit diesem »Irgendwie« und »Irgendwas« seine Schwierigkeit hat. Also beginnt er, sich diese Wünsche, Pläne, Stimmungen, Zu- und Abneigung selber zuzuschreiben und erfindet dann Begründungen dafür; er »konfabuliert«, wie es Roth nennt.

Dass das Bewusstsein nur einen so begrenzten Einfluss hat auf alles das, was da zum Beispiel an Stimmungen, Plänen, Wünschen und Antrieben in mir heranreift, hat damit zu tun, dass alles, was sich die dafür zuständigen Teile der Großhirnrinde (und zwar der *orbitofrontale* und der *cinguläre* Cortex, siehe den Abschnitt: Das limbische System auf S. 68 in: Anatomische und physiologische Grundlagen des Gehirns) ausdenken, vor jeder Ausführung zuerst mittels einer Schleife durch verschiedene Strukturen des limbischen Systems geführt werden (und zwar durch das *ventrale Striatum*, den *Nucleus accumbens*, durch das *ventrale Pallidum* und verschiedene *thalamische Kerne*). Dort kreist es dann zwischen den verschiedenen subkortikalen Zentren umher, reift weiter heran oder wird verworfen – ohne dass ich davon auch nur eine Ahnung habe. Diese oben aufgeführten subkortikalen Zentren stehen unter massivem Einfluss der Amygdala, des Hippocampus und des basalen Vorderhirns, das meine Aufmerksamkeit steuert. Diese drei Strukturen, die auch mein emotionales Erfahrungsgedächtnis bilden, beginnen aktiv zu werden – und das schon ca. 1 Sekunde, bevor etwas als Handlung, konkreter Gedanke usw. umgesetzt wird.

In der Regel kreist alles so lange in diesen limbischen Schleifen, bis mein emotionales Erfahrungsgedächtnis das Okay gibt. Plötzlich schlüpft das, was da in mir rumorte, durch den Thalamus (das »Tor des Bewusstseins«) in mein Stirnhirn, wo ich den Wunsch, etwas zu tun, zu sagen, zu bedenken usw., wahrzunehmen beginne. Aber es ist längst nicht so weit, dass etwas in die Tat umgesetzt werden könnte! Noch einmal wird das, was da in mir heranreift, ins limbische System hinuntergeschickt, dieses Mal in einen anderen Gehirnteil, nämlich die Basalganglien. Dort erfolgt eine letzte Überprüfung, ob etwas tatsächlich verwirklicht werden soll. Ist die Antwort positiv, wird eine Schleife geschlossen durch ein chemisches Signal, und zwar das *Dopamin-Signal*, das aus der *Substantia nigra* zum Striatum und zu den Basalkernen geschickt wird. Das Dopamin-Signal gilt als die eigentliche Zustimmung des limbischen Systems zu dem, was gemacht werden soll. Diesen komplexen Ablauf fasst Roth in folgenden Worten zusammen: »Wir sind sowohl in dem, was wir wollen, als auch in dem, was wir tun, entscheidend vom emotionalen Erfahrungsgedächtnis bestimmt. Das Unbewusste hat das erste und das letzte Wort! Nämlich [immer schon; A. T.] eine Sekunde, bevor wir etwas tun!« Und er fährt fort: »Das bewusste Ich hat keine oder nur sehr geringe Einsicht in die

Antriebe des limbischen Erfahrungsgedächtnisses« (Roth 2004: Vorlesung). An anderer Stelle verdeutlicht er noch mal, dass es vor allem die Amygdala ist, die »alles fest im Griff hat«, denn bei der Handlungsplanung und Handlungssteuerung wirkt sie zusammen mit den anderen Strukturen des limbischen Systems wie ein Zensor.

Das bedeutet, dass wir anerkennen müssen, dass die Aktivität unserer subkortikalen Strukturen unser Denken, Handeln und Fühlen weitgehend bestimmt. Da dieser Teil des Gehirns bereits lange ausreift, bevor sich das sprachliche – und damit bewusste – Ich entwickelt, speichert es einen großen Teil seiner Erfahrungen ab, ohne dass wir davon Kenntnis erlangen konnten. Trotzdem sind wir aber natürlich sehr viel mehr als nur unser emotionales Erfahrungsgedächtnis. Schauen wir uns also an, wie das Großhirn arbeitet.

Die Großhirnrinde – das »neue« Hirn und sein Bezug zum Ich

Das »neue« Hirn umfasst, verteilt über seine ganze Fläche, Areale, aus denen in verschiedenen Facetten sich weitere wichtige Bestandteile des Ich zusammensetzen. Die Fülle dieser Aspekte macht deutlich, dass wir keineswegs von dem einen, homogenen Ich sprechen können, sondern vielmehr von vielen, sich ergänzenden »Ich-Modulen«, von denen ich (A. T.) im Folgenden die wichtigsten vorstellen werde.

Der wichtigste Teil meines Ich ist mein autobiographisches Ich. Es sitzt im vorderen Teil des Schläfenlappens und im Stirnlappen (*präfrontaler* bzw. *orbitofrontaler* Cortex) und beinhaltet die Nervenzellen, mittels derer ich erfahre, wer ich bin. Es ist bekannt, dass Störungen in diesem Areal und dem in größter Nähe befindlichen Hippocampus sofort zu gravierenden Beeinträchtigungen in der Ich- und Selbst-Wahrnehmung führen.

Mein Zurechnungs-Ich, dass mir versichert, dass ich es war, die da gerade etwas getan oder gesagt hat, sitzt im *supplementär motorischen Areal*. Es heißt, dass in diesem Bereich Aktivität zu beobachten sei, sobald ich meine, eine freie Willensentscheidung zu treffen.

Das Ich, das mein Handeln plant, das in der Lage ist, zu überdenken, wie ich etwas anstellen muss, um zum Ziel zu gelangen, das berechnet, wie lange ich dafür brauchen werde und ob die vorgegebene Zeit dafür reicht, kurz, mein Handlungsplanungs-Ich, sitzt im oberen Teil des Stirnhirns.

Mein sprachliches Ich ist (interessanterweise) vor allem eine Funktion meines Arbeitsgedächtnisses; es wird dem nach seinem Entdecker benannten *Broca-Areal* im frontalen Cortex zugeordnet.

Das sensorische Erlebnis-Ich sitzt im unteren Schläfenlappen. Es befähigt mich, komplexe Situationen in Bezug auf mich selbst zu erfahren.

Diese grobe Übersicht meiner verschiedenen in der Großhirnrinde angelegten Ichs wird abgeschlossen durch mein ethisch-moralisches Ich, das im unteren Stirnlappen sitzt. Durch die angemessene Aktivität seiner Nervenzellen werde ich zum sozialen Wesen, das in der Lage und willens ist, sich ethischen und moralischen Normen zu unterwerfen. Hier sitzt das, was Freud das »Über-Ich« nannte. Eine der wesentlichsten Funktionen dieses Hirnareals besteht darin, mich immer dann zu hemmen, wenn ich – gesteuert von meinen Gelüsten und Trieben – etwas tun möchte, »was man nicht tut«. Es vermittelt mir die Einsicht, dass ein Nachgeben gegenüber meiner Triebnatur weder günstig noch förderlich für mich und andere wäre; andererseits empfange ich dort auch die gefühlte Belohnung – die Befriedigung und das gute Gefühl – für meine altruistischen Handlungen.

Wann und wie das Ich entsteht

Um diese Frage beantworten zu können, müssen wir uns noch mal klarmachen, dass die Ausbildung und Funktion eines jeden Ich-Moduls ganz eng mit der Entfaltung des menschlichen Bewusstseins einhergeht. Jeder Mensch kann durch einfaches Beobachten erkennen, dass ein Neugeborenes noch nicht weiß, dass es ein eigenes Ich hat, das getrennt von der Mutter existiert. Es lebt vielmehr – unter normalen Umständen – mit seiner Mutter in einer äußerst engen, durch Hormone gesteuerten Symbiose. Man vermutet, dass in den Situationen großer Nähe und Geborgenheit, also zum Beispiel beim Stillen, das Gefühl der Einheit vor allem vom Kind zur Mutter hin entsteht, ein Zustand, der gerne mit »das ozeanische Gefühl« umschrieben wird. Während es heranwächst, beginnt das Kleinkind allmählich, sich selbst und die Welt zu entdecken, bis es mit einem »Nein!« die Phase einläutet, in der es begreifen lernt, dass es ein eigenes Wesen mit einem eigenen Willen, mit eigenen Bedürfnissen, Wünschen und Abneigungen ist.

Je mehr ein Kind in dieser Zeit lernt, sich sprachlich auszudrücken, desto deutlicher tritt es in unsere Wahrnehmung als die kleine Persönlichkeit, die es ist und die sich nun kontinuierlich weiterentwickeln wird.

Das deckt sich mit den Phasen der Ich-Entwicklung, so wie man sie bei Roth dargestellt findet. Es sind:

(a) »Die primäre Unterscheidung von Ich und Nicht-Ich über den Körper und die Entwicklung einer körperlichen Perspektive;

(b) die Entwicklung des Bewusstseins der Autorenschaft der eigenen Handlungen;

(c) die Entwicklung des Selbst in der Kommunikation und die Ausbildung intentionaler Zustände;

(d) die Entwicklung des sprachlich-sozialen Ichs und

(e) die geistige Entwicklung« (Roth, 2003: 382).

Dem entsprechen (ebenfalls nach Roth) die vier wichtigsten Schritte beim Entstehen bewusster Ich- und Selbst-Zustände:

1. die Projektionen des *parietalen* Cortex* als Körper-, Raum- und Handlungsareal in die Motorik und Prämotorik und in den *präfrontalen* Cortex,
2. die Ausbildung eines autobiographischen Gedächtnisses im *cortico-hippocampalen* Cortex,
3. das Ausreifen des präfrontalen Cortex als Bewerter äußerer Sachverhalte und des *orbitofrontalen* Cortex als Monitor innerer Motivationszustände und Repräsentant verinnerlichter gesellschaftlicher Anforderungen (daraus bildet sich dann unser Über-Ich),
4. die Ausbildung einer komplexen Sprache.

Alle Anteile der Großhirnrinde reifen allmählich aus. Dabei ist es für die Entwicklung des seiner selbst bewussten Ich ganz entscheidend, dass das Kind nach und nach eine syntaktisch korrekte Sprache erlernen und anwenden kann. Sie ermöglicht es ihm, sich in dem Kontinuum zwischen Vergangenheit und Zukunft und damit in der zeitlichen Dimension zu verorten. Daran knüpft sich die Ausbildung des autobiographischen Gedächtnisses, durch das das Kind erfährt, wo es herkommt, und somit, wer es ist. Die Entfaltung der zeitlichen Dimension erlaubt dem heranwachsenden Wesen aber auch etwas, wodurch es ganz spezifisch zum Menschen wird, nämlich die Projektion von Handlungen und Gefühlen in die Zukunft hinein. Mit der Ausreifung des Cortex geht also die psychische Entwicklung einher bzw. beides bedingt sich und geschieht in eng vernetzter Abhängigkeit zueinander.

Am spätesten von allen Hirnarealen und damit von den »Ich-

---

* Alle diese Bezeichnungen meinen Lagebezeichnungen der funktionalen Bereiche der Großhirnrinde (Cortex). So ist der präfrontale Cortex (der Stirnlappen) der ganze Teil hinter der Stirn. Durch unterschiedliche Funktionen innerhalb des großen Stirnlappens entstehen dann noch mal abgrenzende – der Unterscheidung dienende – Bezeichnungen. Da Hunderte von Arealen über unser Gehirn entsprechend den Hunderten von Funktionen verteilt sind, gibt es ebenso viele Bezeichnungen.

Modulen« reift das Stirnhirn und damit die Fähigkeit zu ethisch-moralischem und sozialem Handeln. Seine Entwicklung ist erst im Verlauf der Pubertät beendet, was erklärt, warum Kinder oft gar nicht zu verstehen scheinen, was man von ihnen will, wenn man bestimmte Erwartungen und Verhaltensnormen an sie heranträgt.

Im Kapitel »Das plastische Gehirn« haben wir beschrieben, dass wir zum Zeitpunkt unserer Geburt schon alle Nervenzellen haben und dazu noch ca. 10-mal mehr Synapsen, als wir brauchen werden. Nur das, was wir im Laufe der Kindheit nutzen werden, wird verstärkt und etabliert, alle anderen Synapsen veröden und verschwinden (gemäß dem Motto: »Use it or lose it! – Nutz es oder lass es!«). Roth bemerkt dazu: »Es ist der Abbau und nicht das Produzieren, was unsere Individualität erzeugt!« (Roth 2004: Vorlesung).

Damit wird deutlich, wie stark das Ich durch die Erziehung im engeren Sinn (durch die Eltern) und im weiteren Sinn (durch die Gesellschaft), durch die Lebensbedingungen und durch das, was Hüther das »Betriebsklima« nennt, geformt wird. Da die syntaktische Sprache erst so spät ausreift, geschieht diese Formung, ohne dass sich das Kind dessen bewusst wird. Es kann darüber nicht reflektieren, kann sich keine Meinung dazu bilden und kann nicht wissen, ob das, was man ihm als Erziehung angedeihen lässt, es zu einem guten Menschen heranreifen lässt.

Da der vorsprachliche Zustand keinen bewussten Zugriff auf das autobiographische Gedächtnis erlaubt, wird das Kind später auch nicht Rückgriff auf das nehmen können, was ihm in früher Kindheit widerfuhr (»frühkindliche Amnesie«), sondern hat nur die Möglichkeit, sich später mit dem Resultat auseinanderzusetzen.

Große Teile des Ich sind unbewusst

Die Schlussfolgerung, dass große Teile unseres Ich sich aus Bereichen unseres Gehirns herleiten, die dem Bewusstsein nicht zugänglich sind, konfrontiert uns mit der erschreckenden Tatsache, dass wir über uns selbst – also über unser Selbst und unser Ich – nicht nur wenig wissen, sondern vielmehr nur wenig wissen können! »Unser Selbstmodell ist von der Evolution gerade so konstruiert, dass es nicht hinterfragbar ist«, heißt es bei Siefer und Weber (Siefer/Weber 2008: 257), denn unser »Selbstmodell ist eine automatische Funktion unserer Wahrnehmung und dem bewussten Wissen selbst nicht zugänglich« (ebd.).

Wenn ich mir die Auflistung der unbewussten Gehirnzustände betrachte, muss mir schnell klarwerden, dass ich tatsächlich über die verschiedenen Ich-Module nur sehr eingeschränkt Kunde über mich selbst erhalte(n kann). Das hat zum einen ganz schlicht damit zu tun, dass mein Bewusstsein lediglich eine gewisse Datenmenge verarbeiten kann, während aber eine unendliche Informationsflut in jeder Sekunde auf mein Gehirn einstürzt.

Als Beispiel sei angeführt, dass ich nicht wirklich weiß, wie ich es mache, aufrecht zu gehen. Ich weiß auch in keiner Weise, wie es kommt, dass meine Handschrift die ist, als die ich sie erfahre. Wenn ich versuche, mein Aufrechtsein, mein Gehen oder mein Schreiben analytisch zu ergründen, kommt alles ins Stocken und plötzlich verliert sich die Fertigkeit: Ich stolpere wie ein Tausendfüßler, der seinen Gang analysiert, die Aufrichtung ist auf einmal anstrengend und verwandelt sich in schwere Arbeit. Und meine Schrift wird mir fremd. Das geschieht, wenn ich versuche, etwas, das ich unbewusst (Aufrichtung, Gehen) oder bewusst (Schreiben oder Autofahren) gelernt habe, aus den Tiefen des prozeduralen Gedächtnisses wieder ins Bewusstsein zu heben. Und dort – in meinem prozeduralen Gedächtnis – ruht viel von dem, was mich persönlich ausmacht, nämlich all das, was sich an Haltungen und Bewegungen in mir verselbständigt hat und nun automatisch abläuft. »Anna auf Autopilot unterwegs« trifft auf weite Teile meines Tages zu, während »Anna bewusst unterwegs« nur in Ausnahmesituationen aufleuchtet.

Während ich diesen Text schreibe, bin ich zum Beispiel ganz konzentriert auf das, was ich ausdrücken möchte, ich bin konzentriert auf Syntax, Rechtschreibung und Ausdruck, ich konzentriere mich auf das Tippen und habe zwischendurch noch die Uhr im Auge. Eingebunden in diesen Prozess weiß ich nur wenig von mir. Solange nichts zwickt, juckt, drückt usw., spüre ich mich kaum (nur die Fingerspitzen beim Tippen). Ich habe keine Empfindung dafür, wer jetzt genau die Person ist, die diesen Text tippt, denn alles, was ich darüber wissen muss, ist in den verschiedenen Ich-Modulen abgelegt, vermittelt durch mein sprachliches Ich, mein Autorenschafts-Ich (»Ich bin die Verursacherin dieses Textes!«), meinem Handlungsplanungs-Ich, meinem autobiographischen Ich (»Wo hatte ich doch gleich diese Textstelle gelesen, die ich zitieren wollte?«), meinem ethischen Ich (»Kann ich dieses Beispiel hier zitieren?«), meinem Verortungs-Ich (»Ich spreche zu Ihnen als Yogalehrerin«) – um nur einige zu nennen – und wird ohne weiteres Nachdenken einfach in mein Tun einbezogen. Andere Ich-Module sind dagegen bewusst ausgeschaltet, denn wenn ich einen Text verfasse, werde ich nicht über mich nachdenken, ebenso werde ich nicht dazu kommen, mir auch nur einen Gedanken darüber zu machen, dass ICH es bin, die das hier alles gerade macht, das heißt, mein perspektivisches Ich ist ebenfalls zurzeit nicht »bei Bewusstsein«.

Hinzu kommt, dass alles, was mein Schreiben nicht unmittelbar betrifft, völlig aus meiner Wahrnehmung ausgeblendet ist. Sicher erreicht mein Gehirn unterschwellig der eine oder andere Reiz, der aber gerade jetzt nicht beachtet und damit auch nicht verarbeitet wird.

Während ich darüber schreibe, wird mir klar, dass nicht so viel von meinem Ich hier gerade aktiv ist – eher im Gegenteil! Ich weiß ja kaum, woher die Gedanken kommen, die nur so aus mir heraussprudeln, und wie sie sich – oft magisch fast von allein – ordnen und sich in eine Logik fügen, über die ich schreibend nicht nachdenke. Täte ich das, würde ich nämlich kein Wort mehr zu Papier bringen, denn ich müsste mich entscheiden, zum Beispiel zwischen einer Vielzahl von Möglichkeiten, etwas auszudrücken, das eine schreiben und damit das andere weglassen usw. Das ist der klassische Stoff, aus dem eine Schreibblockade besteht, also wäre hier zu viel Bewusstsein sogar extrem hinderlich!

Lenkt das Ich unser Handeln?

Da meine Ich-Zustände auf das Engste mit den Bewusstseinszuständen meines Gehirns vernetzt sind, muss ich davon ausgehen, dass das meiste, was mein Gehirn tut, mir aktuell oder sogar grundsätzlich nicht bewusst ist. Das Bewusstsein mit den ihm zugeordneten Ich-Zuständen ist eingebettet in die mir noch nicht einmal vorstellbare Fülle der unbewussten Gehirnaktivitäten, die aus der Gesamtheit der etwa 1 Milliarde Nervenfasern mit ihren etwa 10 Milliarden Verbindungen bestehen, die sie untereinander knüpfen. »Niemand hat eine Idee davon«, bemerkt Roth in einer seiner Vorlesungen, »was 1 Milliarde Nervenzellen miteinander tun. Da kann alles dabei rauskommen – wie Bewusstsein, Denken, das Ich usw.« (Roth 2004: Vorlesung).

Wie wir oben (im Abschnitt: Wie Gefühle konditioniert werden) bei der Darstellung der Entstehung von Wünschen und Handlungsabsichten und ihrem Weg durch die limbischen Schleifen gesehen haben, ist es letztendlich das limbische System, das die Entscheidung darüber fällt, ob ich etwas tue oder nicht. Mein Willens- bzw. Handlungsplanungs-Ich benutzt dafür das Modell eines Selbst/eines Ich, das bewusst und damit autonom zu entscheiden und zu handeln meint. Diese Instanz glaubt vermeintlich, sie sei »die Herrin im Haus« und hielte alle Fäden in der Hand. Tatsache ist jedoch, dass immer dann, wenn sie aktiv wird, die subkortikalen Anteile des Gehirns bereits längst schon entschieden haben, was dieses Ich zu tun hat! Und dennoch – auch wenn es sich als pure Illusion bzw. als Konzept herausstellt – könnte ich ohne dieses ICH meinen Alltag nicht gestalten. »Die Illusion, jemand zu sein«, nennen es Siefer und Weber (Siefer/Weber, 2008: 195). Aber ohne dieses illusionäre und fragile Ich-Gebilde könnte ich bewusstes, überlegtes, geplantes und besonnenes Handeln gar nicht wählen und damit verantworten. Und das hätte viele kaum überschaubare Konsequenzen für mein Leben und das meiner Umwelt. So vertraue ich nun darauf, dass ICH zwar in der Regel EIGENTLICH gar nicht weiß, was ich tue, aber dass es Instanzen in mir gibt, die in der Lage sind, jede meiner Handlungen klug abzuwägen und dann gute, sozial verträgliche Entscheidungen für mich zu treffen. Aufgeben muss ich lediglich die Ansicht, ich sei die alleinige Herrscherin in meinem inneren Reich!

Gibt es einen Beobachter als zentrale Instanz, die alle Anteile des Ich zusammenhält?

Lange Zeit ging man – das heißt unser »gesunder Menschenverstand« sowie Wissenschaftler und Philosophen – davon aus, dass es in uns etwas geben muss, das alle Informationen, die über die verschiedenen Sinnesorgane von außen und über die Innenwahrnehmung *(Propriozeption)* aus dem Körper eintreffen, von den für sie zuständigen Teilen des Gehirns vorverarbeitet werden und dann in einer zentralen Instanz[*] zusammenlaufen, die weiß, was unser System nun mit all diesen Informationen anfangen soll. Die Instanz wurde als ein Beobachter angesehen, von dem man annahm, dass er – ausgestattet mit vollem Bewusstsein – in der Lage sei, zu unterscheiden, wie das, was ich wahrnehme, zu bewerten und zu interpretieren sei, und der dann Entscheidungen darüber träfe, wie ich darauf zu reagieren hätte. Obwohl diese Annahme ungemein plausibel klingt, können wir gar nicht umhin, nach dem, was wir bis jetzt über die Vielfalt der Anteile des Ich und ihre Bewusstseinszustände wissen, davon auszugehen, dass die Hypothese eines Beobachters in uns nicht mehr zu halten ist.

---

[*] In einem sogenannten Konvergenzzentrum, das schon von Descartes postuliert wurde.

Sicher ist wohl, dass in *Amygdala* und *Hippocampus* – also meinem emotionalen Erfahrungsgedächtnis – ganz viele »Fäden« zusammenlaufen, nämlich alle Wahrnehmungen und Eindrücke, die dort interpretiert werden, in dem Sinne, dass der Hippocampus alle Details eines mir wichtig erscheinenden Reizes abgleicht und die Amygdala die emotionale Färbung dazu beisteuert, die dann wiederum die vielfältigen Reaktionen des *neuromodulatorischen* Systems – die Aktivierung von *Noradrenalin, Dopamin, Serotonin und Acetylcholin* – in Gang setzt. Ohne das Aktivwerden meines impliziten und deklarativen Gedächtnisses würde ich jede Situation als neu erfahren und müsste mich immer wieder vollkommen neu orientieren. Dazu kommt noch, dass die Wahrscheinlichkeit groß ist, dass ich das, was ich (noch) nicht kenne, überhaupt gar nicht wahrnehme, da sich in meinem Cortex noch kein festverdrahteter Neuronenverbund gebildet hat, der in der Lage wäre, auf den Reiz anzuspringen, ihn einzuordnen, zu interpretieren und damit zu erkennen.

Auch stellt sich die Frage, was mein Beobachter eigentlich beobachten soll, wenn ich davon ausgehen muss, dass zudem meine Sinne nicht nur – gemessen an denen anderer Lebewesen – schwach ausgebildet sind und außerdem ziemlich leicht zu täuschen sind. Weber und Siefer vergleichen sie mit Filtern, »die nur einen kleinen Teil der physikalisch verfügbaren Daten zurückhalten und die ankommenden Signale zusätzlich einer umfangreichen Interpretation unterwerfen. So entstehen Täuschungen, Illusionen, Auslöschungen, umspringende geometrische Formen« (Siefer/Weber, 2008: 212).

Wie sollen wir das cartesianische Konzept – das ja auch den Yogis so lieb ist – von einem kühlen, über allem stehenden und alles ordnenden Beobachter aufrechterhalten, wenn ich lerne, dass der Biologe Humberto Maturana »den Menschen und seine Wahrnehmungsfähigkeit mit einem Piloten im Blindflug« vergleicht? (ebd.) Die Ausführungen der Wissenschaftsjournalisten Weber und Siefer zu dieser These von Maturana unterstreichen, dass mein Konzept des Beobachters wohl in dramatischer Weise falsch ist. »Der

Mensch sitzt im Cockpit und steuert seine Maschine durch völlige Dunkelheit«, fahren sie fort. »Dieser Kapitän hat keinen Zugang zur Außenwelt, sieht weder die Landschaften noch Hindernisse wie etwa Berge. Er handelt und entscheidet allein auf der Basis der Anzeige seiner Messgeräte. Wenn deren Werte sich verändern, verhält er sich entsprechend. [...] Für Maturana ist [folglich; A. T.] unser Nervensystem gar nicht in erster Linie darauf angelegt, von außen kommende Informationen zu verarbeiten, um mit eigenem Verhalten zu reagieren. Stattdessen löst die Außenwelt lediglich Veränderungen aus, die durch die innere Struktur des Gehirns schon bedingt sind. Es ist folglich vorwiegend damit beschäftigt, seine eigenen Übergänge von Zustand zu Zustand zu errechnen und kennt gar kein Außen oder Innen. Die Welt besitzt somit grundsätzlich keine Möglichkeit, sich uns in ihrer wahren Gestalt mitzuteilen« (ebd.).

In diesen Zusammenhang passt auch gut eine Anmerkung des Hirnforschers Wolf Singer, wenn er seine erkenntnistheoretische Warnung (das epistemische *Caveat*) ausspricht, die lautet: »Wir können natürlich nur das über uns wissen ..., was unser Gehirn uns erlaubt zu erfassen, uns vorzustellen, zu denken, zu konstruieren« und ergänzt: »Die Neurobiologie weiß besser als jede andere Wissensdisziplin, dass Gehirne notwendig begrenzte Erkenntnisfähigkeiten haben müssen, und zwar deshalb, weil sie sich einem evolutionären Prozess verdanken, der in keiner Weise darauf angelegt war, ein kognitives System hervorzubringen, dessen vornehmste Aufgabe es hätte sein sollen, die Welt so zu erfassen, wie sie möglicherweise tatsächlich ist« (Singer 2004: Vorlesung).

Die – wie ich finde – revolutionäre Frage ist, ob es überhaupt nötig für mich als Lebewesen ist, zu wissen, ob etwas wahr ist. Im Zweifelsfall ist es besser, wenn ich das Seil für eine Schlange halte und die Flucht ergreife, als den Wahrheitsgehalt meiner Wahrnehmung zu überprüfen und gegebenenfalls gebissen zu werden – oder? Vom Blickwinkel der Evolution aus betrachtet ist es tatsächlich vor allem wichtig, dass mein Gehirn schnell und unkompliziert auf der

Grundlage seiner gespeicherten Erfahrungen Problemlösungsstrategien bereitzustellen vermag. Und da es grundsätzlich immer erst mal ums Überleben geht, ist unser Gehirn vor allem so aufgebaut, dass es lineare Zusammenhänge gut erfasst und diese schnell bearbeitet. Nichtlineare Zusammenhänge dagegen führen es an den Rand seines Verstehens. Singer weist darauf hin, dass es evolutionär keinen Sinn gemacht hätte, unsere Gehirne auf das Verstehen solcher Zusammenhänge auszurichten, weil sie sich nämlich in der Regel nicht voraussagen lassen – und damit für die Planung von (Über-)Lebensstrategien nutzlos sind.

Nun ist aber das Gehirn an sich und unser Ich im Besonderen distributiv angelegt, was bedeutet, dass es in seiner Grundstruktur nichtlinear aufgebaut ist. Dazu kommt, dass sein System sich ständig fein an die Anforderungen des Lebens anzupassen weiß und ständig weiterlernt, wodurch sich wiederum seine funktionale Architektur verändert. Trotz all dieser Faktoren schafft es unser Gehirn, als System stabil zu bleiben und seine Identität zu wahren.

Wie es das im Einzelnen macht, ist noch weitgehend unbekannt. Ähnlich wie ein Biotop verfügt es über Multikomponenten-Systeme, die interaktiv tätig sind und erzeugt seine eigene Dynamik und seine eigenen Interaktionsregeln, aus denen heraus es sich auch selber reguliert und stabilisiert. »Systeme dieser Komplexität lassen sich nicht dirigistisch lenken. Sie müssen sich selber organisieren!«, fasst Singer zusammen (ebd.) und kommt zu der Schlussfolgerung: »Es gibt diesen cartesianischen Beobachter nicht im Gehirn und es ist auch gut, dass es ihn nicht gibt. Denn gäbe es ihn, würde die Suche nach ihm in einem unendlichen Regress enden. […] Unsere ganzen Verfahren, die wir entwickelt haben, waren darauf hin optimiert, uns von der Peripherie zu diesem Zentrum vorzuarbeiten. Bloß ist es so: man geht durchs Gehirn durch und kommt bei der Motorik wieder raus und ist dem Beobachter nie begegnet« (ebd.).

Was beobachtet in uns?

Dennoch ist es aber ganz eindeutig ein Teil unseres inneren Erlebens, dass alle Eindrücke eines Dings, eines Menschen, einer Situation und eben auch meiner selbst gebündelt, interpretiert und bewertet werden. Und dann ist das auch »etwas« in mir, das sich dazu eine Meinung bildet und das auf dieser Grundlage dann entscheidet, was nun mit diesem Eindruck, dieser Situation, dieser Erfahrung geschehen soll.

Je nachdem, worum es sich gerade handelt, werden die entsprechenden Merkmale im Gehirn verschiedene Nervenzellen ansprechen, die über weit entfernte Areale des Gehirns verteilt sein können. Diese finden sich dann dynamisch zu funktionell kohärenten Ensembles zusammen und verbinden sich, wodurch der dynamische und distributive Zustand entsteht, der die Wahrnehmung und Verarbeitung erlaubt, die Singer »eine Wolke von aktiven Neuronen« nennt. Diese Nervenzellen feuern nun in großer Präzision zusammen und machen auf diese Weise »gemeinsame Sache«.

Das tun sie aber nur, wenn sie gewissermaßen in Teamwork etwas als »passend« für die bereits bestehenden Wahrnehmungsschemata erkannt haben, woraus Singer schließt, »dass die Suche nach Wechselbeziehung (Korrelation) das zentrale Ereignis ist« (ebd.). Diese Ansicht fußt auf den Forschungen von Francisco Varela, der die Hypothese aufstellte, »dass Repräsentationen von Inhalten in extremer Weise verteilt sein können und sich durch präzise Synchronisation ausdrücken« (zitiert nach Singer, ebd.). In einem solchen Moment zeigen die Gehirnwellen eine starke, regelmäßige wellenförmige Schwingung *(Oszillation)*, in der sie sich miteinander bewegen. Entscheidet das Gehirn hingegen, dass das Wahrgenommene »nicht passend« ist, schwingen eben diese Wellen durcheinander, so dass das, was da ist, nicht erkannt werden kann.

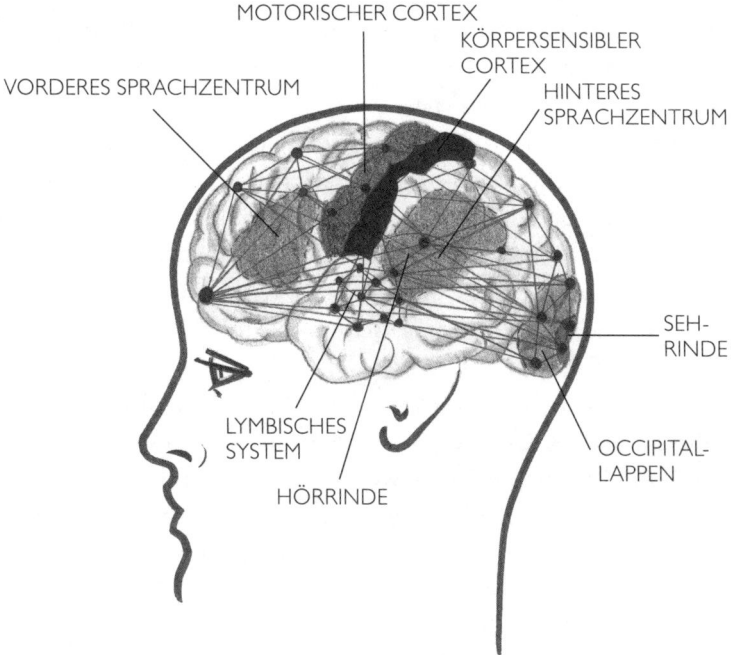

MOTORISCHER CORTEX

KÖRPERSENSIBLER CORTEX

HINTERES SPRACHZENTRUM

VORDERES SPRACHZENTRUM

SEH-RINDE

LYMBISCHES SYSTEM

HÖRRINDE

OCCIPITAL-LAPPEN

Dieses Gehirn hat sich synchronisiert und viele seiner Areale gerade zu funktionell kohärenten Ensembles vernetzt, so dass eine Wahrnehmung und Verarbeitung eines komplexen Sinneseindrucks möglich wird.

Quelle: Abbildung gezeichnet von Nike Schenkl nach Vorlage von Singer 2006

Kann das Selbst überhaupt stabil bleiben?

Im Yoga – wie in fast allen Strömungen der indischen Philosophie – wird das Selbst als etwas angesehen, dass auf ewig in sich ruht. Als eine innere Instanz, die dem Beobachter noch übergeordnet wird, scheint es die Ewigkeit und unendliche Ruhe auszudrücken, die die Menschen erfahren, wenn sie sich in das ewige, unendliche Blau des Himmels über sich vertiefen. Auch wenn die

Sterne kommen und gehen, wenn wir sehen können, dass sie auf ihren Bahnen, die einer komplexen Ordnung gehorchen, durch die Weiten des Raumes kreisen, scheint uns ebendieser Raum doch statisch und unveränderlich – als Ausdruck des Absoluten, des Brahman oder des Göttlichen.

Unser Selbst nun wird als die Widerspiegelung des kosmischen Absoluten, des Brahman in uns angesehen. Es heißt, dass es nie geboren wird und deshalb auch nicht sterben kann. Es gilt als unverletzlich und unzerstörbar. Das Selbst wird postuliert als »ewig beständig, unbeweglich, alles durchdringend« (*Bhagavadgita* II, 24), während sich Körper und Geist mit dem Lauf des Lebens entwickeln und wandeln.

In Patañjalis Yoga-Sutra wird dieses Selbst beschrieben als der Seher in uns, der dann, wenn der Geist vollkommen still geworden ist, in der Lage ist, in seiner Wesensidentität zu ruhen. Aber was kann diese Wesensidentität sein, da alles, was lebt, dem steten Wandel unterworfen ist und – weil es nun mal das Prinzip des Lebendigen ist – dem steten Wandel unterworfen sein muss?

Wir wissen heute durch die Hirn- und Bewusstseinsforschung, dass selbst das, was lange als unwandelbar galt – wie unsere Gene –, durch unsere Lebensführung und all die Erfahrungen, die wir machen, durchaus zu beeinflussen sind. Das bezieht sich selbstverständlich nicht auf die Information, die in die Gene eingeschrieben ist, sondern vielmehr auf die Regulierung der Gen-Aktivität, also auf das, was aus dem in den Genen eingelagerten »Angebot« tatsächlich mittels der Neuromodulatoren abgerufen wird und was nicht. Das gilt ganz besonders für alle unsere Erfahrungen in Bezug auf menschliche Beziehungen, die darüber entscheiden, ob wir eine bestimmte in den Genen angelegte Anlage (zum Beispiel Furchtsamkeit) abrufen oder ob wir sie in den Genen »schlummern« lassen können.

Wenn wir Menschen über lange Zeiträume hinweg beobachten, stellen wir in der Regel fest, dass ihre Lebenserfahrungen ihr Wesen stark prägen. Der Grad, in dem sie mit diesen Prägungen umgehen, also diese unhinterfragt annehmen oder sie hinterfragen und Veränderungen einleiten, kann dabei stark variieren. Wenn ein Mensch sich in keiner Weise verändert oder auch, wenn er nur bestimmte Anteile seiner Wesensidentität nicht mitwachsen und sich mit entwickeln lässt, dann empfinden wir das eher als wunderlich. Das, was dabei rauskommt, ist eine Verkrustung oder sogar Verhärtung, die sich in einem »starken Charakter« bzw. einer »starken Persönlichkeit« ausdrückt. Intuitiv spüren wir aber, dass ein solcher Mensch nicht mehr wirklich mit dem Fluss des Lebens mitströmt.

Forschungen zeigen, wie bereits beschrieben, dass unser Bewusstsein ein äußerst dynamischer Prozess ist, der dadurch, dass wir uns unablässig anpassen und lernen müssen, immer wieder destabilisiert und dann neu ausbalanciert wird. So ist es gut möglich, dass es sich bei den Kernaussagen des Yoga, dass wir erstens einen Wesenskern/ein Selbst in uns beherbergen und dass zweitens dieses Selbst ewig stabil, in sich ruhend und absolut unveränderlich ist, vor allem ein Konzept ist.

Das Selbst als Konzept

Wenn wir uns bewusst werden, dass alles Leben gekennzeichnet ist durch den stetigen Wandel zwischen Werden – Bestehen – Vergehen *(parinama)* und dass kein lebendiges Wesen in der Lage ist, sich diesem Wandel zu entziehen, ihn aufzuhalten, und ihn auch kaum beeinflussen kann, dann ist es gut, wenn dem ein Konzept entgegensteht, das besagt, dass es in mir etwas Ewiges, Unwandelbares und Unzerstörbares gibt. Der Wandel fordert, dass ich mich immer wieder anpasse und neu einlasse. Dadurch entsteht Unsicherheit, so wie wir sie alle kennen aus den Lebensphasen, in denen wir uns ganz offensichtlich im Wandel befanden (oder noch befinden) wie der Pubertät, der Elternschaft, den Wechseljahren usw. Das *Konzept* eines unwandelbaren Selbst dagegen vermag mir einen inneren Halt zu geben, denn es sagt, dass dieser innerste Wesenskern stabil ist, verlässlich und dass allein das Wissen, dass es so etwas in mir gibt, mir Halt und Struktur vermitteln kann.

Ich persönlich (A. T.) empfinde dieses Konzept auch als eine Zuflucht: Wenn es draußen im Leben ungemütlich wird, wenn der Wind scharf pfeift und die Wellen hochschlagen, kann ich mich in meinen innersten Ruhepol zurückziehen. Wenn ich angegriffen werde, wenn man versucht, mich zu kränken, mich zu verletzen und wenn man mir Schmerzen und Leid zufügt, kann ich mich dorthin flüchten – in meinen innersten Raum, in mein Selbst, dort, wo ich für niemanden mehr zu erreichen bin und wo ich mir sage, dass ich durch nichts und niemanden zu verletzen sei. Dabei ist es mir völlig egal, ob es das Selbst oder den Wesenskern tatsächlich gibt; wichtig ist, dass es als Ruhepol und Wesenskern »funktioniert« und mir auf diese Weise hilft, die Anfechtungen und Angriffe, denen ich im Leben mehr oder weniger konkret und intensiv ausgesetzt bin, zu bewältigen und dabei auch noch bei mir zu bleiben. Wenn ich immer öfter die Erfahrung mache, dass diese Einstellung mich tatsächlich darin unterstützt, weniger angreifbar und verletzbar zu sein, dann wird diese innere Instanz eines Tages zum Teil meiner erfahrbaren Wirklichkeit werden, die mir ermöglicht, dem Alltag und den Unbilden des Lebens mit mehr Gelassenheit zu begegnen und mich nicht so schnell irritieren und verunsichern zu lassen – einfach, weil ich »weiß«, dass mein Selbst durch niemanden und nichts aus der Ruhe zu bringen ist!

Wie Wandel möglich wird

Wie wir gesehen haben, ist das Konzept eines stabilen und unveränderlichen Selbst sehr hilfreich, um die Kontinuität meiner Identität zu gewährleisten. Dadurch entsteht mir subjektiv der Eindruck, dass es immer dieselbe Person ist, die diesen sich ständig wandelnden Körper bewohnt. Die Kontinuität scheint sich von meinen Kindertagen bis zum heutigen Tag zu erstrecken – auch wenn das objektiv gar nicht möglich sein kann, wie ich nach einigem Nachdenken feststellen muss. Dieses Nachdenken hilft mir nämlich, mich daran zu erinnern, dass ich im Laufe meines Lebens einige grundlegende und wirklich tiefgreifend umwälzende Charakterwandlungen durchlaufen habe und dass mich von der Persönlichkeit, die mit der Yogapraxis vor fast 40 Jahren begann und der von heute vieles unterscheidet. Manchmal meine ich sogar, ich sei durch den Yoga »ein neuer Mensch« geworden. Wie könnte das möglich sein?

Aus meiner Erfahrung habe ich meine ersten inneren Umbau-Prozesse dadurch eingeleitet, dass ich von meinen LehrerInnen Anleitung bekam, mir bewusst zu werden, welche inneren Einstellungen, Vorstellungen und Überzeugungen, die ich über mich hatte und die zu ehernen Glaubenssätzen erstarrt waren, mein Dasein bestimmten. Was mir da begegnete, waren überwiegend einschränkende, einengende und von meinen (vermeintlichen) Defiziten geprägte Bilder, wie ich sei und was ich könnte. Die erste treibende Kraft dahinter war die tiefe Überzeugung, ich würde – egal was immer ich auch täte und wie sehr ich mich dabei anstrengte – nie gut genug sein können. Die zweite treibende Kraft war die tiefe Überzeugung, dass ich nur liebenswert sein könnte, wenn ich die entsprechende Leistung erbrächte, die möglichst perfekt zu sein hätte. Dazu kam die Überzeugung, dass die Schöpfung mich mit etlichen körperlichen Fehlern (hier zu viel – dort zu wenig) »ausgeliefert« hätte und ich mich deswegen als so einer Art »B-Sortierung« zugehörig empfand.

Diese Erkenntnisse waren in ihrer Deutlichkeit und Wahrhaftigkeit erschütternd, denn mir wurde klar (gemacht), dass hinter alldem nichts anderes stand als die nackte Angst. Angst, zu versagen, Angst, nicht liebenswert zu sein, Angst, nicht zu genügen, Angst, mich zu blamieren, Angst, Angst, Angst …

Angst legte sich wie ein schwerer Nebel auf alle meine Beziehungen und machte mich fast beziehungsunfähig. Die Empfindung, allein zu sein, erschien mir wie eine Strafe, die zwar verdient war, aber meine Angst nur weiter bestärkte.

Gottlob gab es aber etwas in mir, das ahnte, dass ich so nicht würde leben können. Mit Hilfe meiner Lehrer begann ich, meine Glaubenssätze zu bearbeiten und meine Ängste anzuschauen. Das, was hier einsetzte, war der wichtige Schritt in die Selbstorganisation.

In der Yogapraxis gewann ich allmählich ein verändertes Körpergefühl; die Asanas und Bewegungsabläufe bewirkten wahre Wunder. Hüther beschreibt den Vorgang in seinem Vortrag »Brainwash«:

»Bewegung ist Doping fürs Gehirn. Es fördert die Konnektivität, es fördert die Beziehungsfähigkeit. Nur wenn man eine Beziehung zu seinem eigenem Körper hat, kann man auch eine Beziehung zu anderen Menschen gewinnen. Über diese frühen Koppelungen werden entscheidende Ressourcen angelegt. Es macht nämlich Spaß, am Anfang (in der frühen Kindheit) seinen eigenen Körper bewegen zu lernen. Deswegen kann man später bei jedem Menschen, indem man ihn wieder mit sich selbst und seinem Körper in Kontakt bringt, diese frühe Ressource wieder anzapfen und dieses Gefühl von Lust und Begeisterung über sich selbst wiederherstellen. Sie lernen in der Bewegung; sie lernen Gestalt und Selbstwahrnehmungsfähigkeit, Selbstwirksamkeit, Handlungsplanung, Impulskontrolle und Introspektion« (Hüther 2006: Vorlesung 2).

Ja, da gab es plötzlich Kraft zu erfahren – meine Kraft! Da gab es Freude zu erfahren – meine innere Freude! Wie es schien, grundlose Freude, aber eine Emotion, die aus dem Körper unaufhaltsam aufstieg und die (Be-)Trübungen meines Geistes aufzuhellen begann. Da gab es plötzlich die Erfahrung von Standvermögen und der Fähigkeit, Unangenehmes auszuhalten und durchzustehen, ohne gleich wieder in die gewohnte Opfermentalität abzugleiten. Durch diese Erfahrung wuchs langsam Selbstvertrauen und mit ihm zog allmählich auch die Offenheit, Neugier und Beziehungsfähigkeit in mein Leben ein.

Der Weg führte bei mir über die Veränderungen der inneren Signale, die aus dem Körper in das Bewusstsein aufstiegen. Mein Körper begann sich aufzurichten und seine Verkrümmungen und Verbiegungen (zum Beispiel in Form einer starken Skoliose) auszugleichen, und der Geist folgte. Mit den neuen Haltungsmustern etablierten sich auch neue Verhaltens-, Denk- und Gefühlsmuster.

Das wachsende Selbstvertrauen ließ mich andere Beziehungen eingehen, half mir, mehr zu wagen, mich mehr zu zeigen und mich von unvermeidlichen Enttäuschungen und Niederlagen nicht mehr vollständig demoralisieren zu lassen. Das heißt, dass ich Strategien entwickeln lernte, die mir Krisen (wie Trennungen, die schweren Erkrankungen und den Tod meiner Eltern) zu bewältigen halfen. Aus diesen Erfahrungen heraus erwuchs langsam ein Mensch, der souveräner wurde. Allmählich begannen nun all die heilsamen und ressourcenstärkenden Bilder *(Bhavana)*, mit denen die Yoga-Philosophie mich zunehmend versorgte, Wirkung zu zeigen, indem sie mir halfen, die alten, destruktiven Bilder zu überschreiben. Zuerst nur, wenn alles im »grünen Bereich« war. Später auch zunehmend in Krisenzeiten.

Ich lernte, mir (und anderen) Erfahrungs-Räume und Bedingungen zu erschaffen, die positive, ermutigende und vertrauensfördernde Maßnahmen möglich machten. Dadurch veränderte ich die Erregungsmuster in meinem Gehirn so, dass sie nun in positiver Hinsicht handlungsleitend werden konnten.

Hüther beschreibt, dass unser Bedürfnis, über uns selbst hinauszuwachsen und dabei mit unserem innersten Wesen verbunden zu bleiben, ganz tief im Gehirn verankert ist. Dieses Wachsen kann nur von innen ausgehen. Niemand, wie gut sie oder er es auch meint, kann mich (von außen) verändern. »Veränderung wird nur möglich, wenn man in dem Menschen eine Sehnsucht weckt oder ihn irgendwie berührt, so dass dieser Mensch aus sich selbst heraus versucht, einen anderen Weg zu gehen. Darin sind auch die Grenzen von Therapien zu sehen. Alles, was es nicht schafft, das Innere eines Menschen [positiv und ressourcenorientiert; A.T.] umzu-stimmen, ist lediglich Reparatur. Alles, was das schafft, ist bzw. wird Heilung!« (Hüther 2006: Vorlesung 2).

Wesentlich dafür, dass eine Veränderung unserer handlungslei-tenden Muster möglich ist, sind also die Gefühle, die damit einher-gehen. Alle Gefühle von Selbstakzeptanz, Selbstvertrauen, Wohl-wollen und Fehlerfreundlichkeit – und als Krönung Selbstliebe – sind günstig und förderlich. Sie bewirken, dass sich selbstverstärkende Regelkreise im Gehirn etablieren, die so viel Offenheit erlauben, dass man wagt, sich neu zu erfinden und neue Einstellungen zum Leben und zu seiner Umwelt auszuprobieren.

Und jedes Mal, wenn es gelingt, erfahren wir dieses Gelingen mit unserem ganzen Körper. Aus negativ besetzten somatischen Markern werden positiv besetzte. Das, was uns einst stresste, wird nun Herausforderung. Das, was früher das *noradrenerge* System mit all seinen Stress-Antworten aktivierte, setzt nun das *dopa-minerge* und *serotonerge* System in Bewegung, dessen Neuromodu-latoren uns Belohnung versprechen *(Dopamin)* und uns beruhigen und Wohlbefinden schenken *(Serotonin)*.

Auch wenn unser emotionales Erfahrungsgedächtnis niemals vergisst, werden wir doch in der Lage sein, es nachhaltig mit neuen Erfahrungen zu überschreiben. Da unser Gehirn sich immer seinen Nutzungsbedingungen anpasst, bewirkt jeder – in diesem Fall po-sitive – Lernschritt durch die spezifische Aktivierung der Neuro-modulatoren eine Veränderung der Beziehungsmuster (der synap-tischen Verschaltungen) und durch die dadurch initiierte Gen-Expression* nachhaltige strukturelle Veränderungen des Ge-hirns. Bei intensiver Frequentierung bestimmter neuer Verschal-tungen kommt es sogar zu Mehrfachsynapsen, mit der ein neues Muster stabilisiert werden kann.

---

* Abrufen genetischer Informationen *(Desoxyribonucleinsäure, DNS)* durch die Bildung von Botenmolekülen *(Ribonucleinsäure, RNS)* und Eiweißmolekülen mit dem Ziel, genetische In-formationen in material-physische Strukturen, wie zum Beispiel Zellen, Hormone, Neuromo-dulatoren etc., umzusetzen.

Der Umgang mit heilsamen Bildern kann außerdem noch eine weitere sich positiv auswirkende Konditionierung einleiten. Er kann mir nämlich helfen, all die Erfahrungen, die ich als negativ in meinem assoziativen Cortex und vor allem im limbischen System gespeichert habe, sofern ich sie erinnere, wieder ins Bewusstsein heraufzuholen und sie dort neu zu bewerten. Das kann ich tun, indem ich mir zum Beispiel den Kontext einer Erfahrung verdeutliche (zum Beispiel all die inneren Nöte, mit denen meine kriegsgeschädigten verwaisten Eltern zu kämpfen hatten), wodurch sich ein Verhalten erklären kann und indem ich meine Einstellung ändere, indem ich (ihnen) verzeihe und vergebe. Ich kann mich mit dem Konzept der inneren Güte *(Maitri)* und des Mitgefühls *(Karuna)* beschäftigen und dadurch lernen, das, was mir widerfährt, grundsätzlich durch diesen Wahrnehmungsfilter zu lenken und entsprechend zu beurteilen.

Dadurch verändert sich sehr viel, denn diese Umkonditionierung bewirkt, dass ich mich fortan weniger als Opfer fühlen werde und nicht mehr meine, dass andere Menschen, bestimmte Bedingungen oder ganz schlicht die Umstände Macht über mich haben. Ich nehme dadurch die Macht zu mir zurück und übernehme fortan die Verantwortung für mein Wohlergehen. Ich gestalte mir nun selber das »Betriebsklima« (Hüther), in dem mein Gehirn am besten arbeiten kann, so dass ich mir immer wieder Erfahrungen von Flow verschaffe, die mir ermöglichen, Konflikte und Stresssituationen erfolgreich zu bewältigen. Wenn dieser Wandel sich etabliert und auch in schwierigen Zeiten Bestand haben kann, dann habe ich wirklich bewiesen, wie unglaublich plastisch mein Gehirn ist.

WIE DIE TECHNIKEN DES YOGA AUF UNSER GEHIRN WIRKEN

ASANA ALS MITTEL DER ENTWICKLUNG UNSERES EIGEN-WAHRNEHMUNGS-SINNES
(Propriozeption)

Jede Minute des Tages und der Nacht verbringt unser Körper in einer bestimmten Haltung, die in der Regel in einem nachvollziehbaren Bezug zu dem steht, was wir gerade tun: Wir liegen, wenn wir schlafen; wir sitzen, wenn wir essen, Büroarbeit machen, meditieren oder Auto fahren; wir stehen, wenn wir uns die Zähne putzen, kochen oder in einer Schlange warten. Die meisten dieser Haltungen nehmen wir in keiner Weise bewusst zur Kenntnis, denn wir sind ja mit etwas ganz anderem beschäftigt: dem Schlafen, dem Essen, den E-Mails, dem Verkehr, dem Zähneputzen oder dem Aufschichten und Einräumen unserer Waren an der Kasse des Supermarktes. Dieses Nicht-Bewusste gilt auch für die allermeisten anderen Haltungen und Bewegungen, die wir in der Regel schon vor langer Zeit eingeübt und durch Nachahmung und Ausprobieren gelernt haben, um dann das derart erworbene Bewegungs- oder Haltungsmuster immer weiter zu verfeinern, bis es so an die Erfordernisse der Tätigkeit angepasst war, dass es in tiefere Schichten des Gedächtnisses absinken konnte. Ab diesem Zeitpunkt »verkörpern« wir ein solches Muster, was bewirkt, dass es vollautomatisch immer wieder reproduziert werden kann, ohne dass das Gehirn auch nur einen Moment des Bewusstseins dazu beisteuern müsste. Das ist natürlich besonders dann äußerst sinnvoll, wenn die Tätigkeit aus lebenserhaltenden Gründen unsere gesamte Aufmerksamkeit fordert, wie vor Urzeiten die Jagd und heute – zum Beispiel – das Autofahren.

Im Normalfall bekommen wir nur dann etwas davon mit, welche Haltungs- und Bewegungsmuster ein Teil von uns geworden sind, wenn es zu Störungen kommt. (Um sich bewusst zu machen, was ich meine: Versuchen Sie doch einfach mal, den Autoschlüssel mit der linken Hand ins Zündschloss einzuführen und ihn dann umzudrehen.) Jede Spannung, jede Bewegungseinschränkung, jeder Schmerz lässt uns plötzlich wieder in voller Wucht erfahren, wie viel uns selbstverständlich geworden ist und dass wir große Teile unseres Lebens, die mit Bewegung zu tun haben, so handhaben, als wären wir »auf Autopilot« geschaltet.

Wenn es nun aber so ist, dass wir immer nur auf die bekannten alten Muster *(Pattern)* und damit auf die immer gleichen neuronalen Verschaltungen zurückgreifen, die wir »wie im Schlaf« beherrschen, dann wird unser Gehirn so oft in den Haltungen und während der Bewegungen »abgeschaltet« – also unbewusst – bleiben, dass es den Bezug zu dem Körper, der es durch das Leben trägt, mehr und mehr verlieren wird. Dadurch beginnen wir, uns fremd zu werden, was sich dadurch ausdrückt, dass wir nicht mehr genau spüren, was alles im Körper miteinander in Beziehung steht, was aufeinander reagiert und wie sich die verschiedenen Körpersysteme gerne gegenseitig unterstützen würden. Das klassische Beispiel ist der in modernen Zeiten häufig beschworene Konflikt zwischen Kopf (Verstand) und Bauch (Körper), womit die Frage gemeint ist, wer hier wen beherrschen darf. Etliche Zivilisationserkrankungen, wie zum Beispiel Burn-out, sind ein Zeichen dafür, dass Verstand und Körper den Dialog eingestellt haben. Der Körper, der schon lange nicht mehr kann, wird von der Willenskraft weiter angetrieben – bis zur völligen Erschöpfung aller Reserven, bis »die Batterien vollkommen leer sind«.

Viele Menschen berichten, dass sie am Ende eines aufreibenden Arbeitstages ihren Körper überhaupt nur noch dort spüren, wo er schmerzt, also dort, wo er massiv gegen die Behandlung aufbegehrt, die ihm den ganzen Tag über zuteilgeworden ist, weil er – in den meisten Fällen – gezwungen wurde, über Stunden hinweg weitgehend regungslos im Sitzen zu verharren. Dazu kommt noch, dass durch die Konzentration auf alles, was in der Außenwelt passiert – auch beim intensiven Sehen oder Hören oder bei Handarbeiten, die einen sehr hohen Grad an Feinmotorik fordern –, unser Atem blockiert wird, und zwar genau so lange, wie unsere Sammlung anhält. Wenn wir uns Stunde um Stunde auf einen Arbeitsprozess konzentrieren müssen, verlernt unser Körper seine natürlichen tiefen und raumgreifenden Atemmuster und erschafft neue Muster, die ihm ermöglichen, mit möglichst wenig Atemvolumen zu überleben.

Diese Erstarrung im Gewohnten wird erst dann durchbrochen, wenn etwas Neues und Ungewohntes passiert. Das ist der Fall, wenn wir – zum Beispiel auf Grund einer Erkrankung oder Verletzung – unsere alten Haltungs- und Bewegungsmuster nicht mehr anwenden können oder wenn wir uns entscheiden (oder gezwungen werden), etwas Neues zu lernen.

Nun, ein Mensch, der sich entschließt, einen Yogakurs zu besuchen, wird dort ab der ersten Stunde mit ziemlicher Sicherheit sehr viel Neues lernen! Schließlich sind die Yogahaltungen, die *Asanas*, ganz bewusst so von den Yogameistern ausgedacht worden, dass sie sich – mit wenigen Ausnahmen – vollkommen vom alltäglichen Bewegungsrepertoire der meisten Menschen absetzen. Denken Sie nur an die Körperhaltungen, für die der Yoga berühmt ist: an den Lotossitz, bei dem die Beine äußerst ungewöhnlich »verknotet« werden, und an den Kopfstand, bei dem man – noch radikaler – alles »auf den Kopf stellt«! Selbst wenn man im westlichen Yoga-Unterricht mit diesen Asanas, falls überhaupt, erst nach gebührender Eingewöhnung konfrontiert wird, bleiben doch sehr viele Bewegungsmuster und Haltungen übrig, die sich qualitativ deutlich von denen des Alltags unterscheiden, zum Beispiel der aufrechte Sitz. Oder Elemente aus dem täglichen Bewegungsrepertoire wie Vorbeugen, Rückbeugen, Drehungen werden so zugespitzt oder so lange gehalten, dass das Gehirn wieder »angeschaltet« wird.

Es kommt – im wahrsten Sinne des Wortes – wieder zu Bewusstsein, wenn das Neue als Empfindung aus dem eigenen Körper aufsteigt. Das ist etwas, was unser Gehirn interessiert, denn – selbst wenn schon lange auf das Notwendigste reduziert – Körperempfindung ist etwas, was natürlich in ihm vorgebahnt ist und womit es die neue und/oder erweiterte Erfahrung verknüpfen kann. Normalerweise pflegen wir uns in einem solchen Fall innerlich zu sagen: »Diese Haltung/Bewegung/Atemweise/ ... erinnert mich an ...« Damit wird eine Verbindung zwischen dem Neuen und dem bereits Gelernten und Integrierten geknüpft, die dazu führt, dass wir etwas Neues nicht nur lernen können, sondern auch innerlich bereit sind, es zu integrieren. Wäre es zu vertraut, würde das Gehirn weiter »bewusstlos« bleiben; wäre es zu unvertraut, könnte das Gehirn es nicht einordnen. In einem solchen Fall – wenn zum Beispiel ein Asana zu ungewöhnlich, zu schwierig, zu kompliziert ist – schaltet das Gehirn sich ebenfalls ab, indem es sagt: »Das werde ich sowieso nicht können!« oder »Wozu soll so eine Verrenkung gut sein?«

Neue und erweiterte Körpererfahrungen mittels Asanas

Ein Großteil der *Asanas*, die am Anfang einer Yogapraxis eingeübt werden, tragen symbolische Namen, wie zum Beispiel ein Einbeinstand mit erhobenen Armen, der »Baum« genannt wird. Sobald wir diese Bezeichnung hören, können wir uns eingeladen fühlen, mittels dieser Körperhaltung zu einem Baum zu werden. Die Haltung ist zwar neu und wahrscheinlich auch ungewohnt, aber dadurch, dass wir alle Erfahrungen mit Bäumen haben und wissen, dass sie Wurzeln, einen Stamm, Äste, Zweige, Blätter oder Nadeln, Blüten und Früchte haben, können wir Teile unseres Körpers willentlich zum Beispiel zu Wurzelwerk oder Stamm werden lassen. Dann beginnen wir, den Baum von innen zu erfahren, was bedeutet, dass unser Bewusstsein und unsere Körperwahrnehmung nun einen bewussten Zugang zu Begriffen wie etwa »Verwurzelung« bekommen werden. Wir fühlen, wenn wir so auf nur einem Bein stehen, ob wir in der Lage sind, uns über den Fuß des Standbeins zu verwurzeln. Wenn es gelingt, entsteht Stabilität, die sich im ganzen Stamm fortsetzt und die es unserem »Körper-Baum« erlauben wird, seine Äste (die Arme) weit in den Himmel zu strecken und insgesamt kraftvoll in den Himmelsraum hineinzuwachsen. Sind wir nicht verwurzelt, werden wir schwanken, umfallen oder das Gleichgewicht nur durch Anspannung zu halten vermögen.

Im Laufe der ersten Jahre der Yoga-Körper-Praxis werden wir lernen, Berg, Baum, Lotosblume, Katze, Hund, Kamel, Kobra, Heuschrecke, Fisch und Adler zu werden, so dass wir uns immer wieder in einem anderen (symbolischen) Gewand verkörpern und viele neue Erfahrungen machen können. Dabei ist uns fast keines dieser Haltungs- und Energiemuster gänzlich fremd, denn wir haben die meisten von ihnen in unserer frühkindlichen Entwicklung oft geübt. Jeder Säugling richtet sich eines Tages einer Schlange gleich auf, um die Welt um sich herum zu erkunden. Jedes Kleinkind ist wie eine Katze gekrabbelt und hat – beim Versuch, auf die Beine zu kommen – unendlich oft die Haltung eingenommen, die einem Hund ähnelt, der sich wohlig dehnt.

So könnten wir sagen, dass wir eher anknüpfen an etwas, das uns vor langer Zeit vertraut war – und tatsächlich lernen alle Erwachsenen, egal welchen Alters, am besten, wenn sie versuchen, sich der ungewohnten Formensprache und körperlichen Ausdrucksweise der Yoga-Asanas möglichst spielerisch zu nähern. Gelingt das, werden sie gelöst sein, dann bald neugierig und sogar freudig im Entdecken all dessen, was ihnen möglich ist. Wird dagegen äußerer Druck von Seiten der Lehrenden ausgeübt oder beginnt ein Konkurrieren, klappt nicht mehr so viel, Frust kommt auf und die alte Entfremdung zwischen Kopf und Körper scheint wieder durch. Das ist im Übrigen oft der Moment, in dem Menschen sich während der Yoga-Übungspraxis verletzen!

Die Freude und das Entdecken des eigenen Körpers mit seinen Bedürfnissen, Fähigkeiten und schlummernden Potentialen stehen in der Regel im Vordergrund. Dadurch wird ein Prozess eingeleitet, den man bezeichnen könnte mit »bei sich selbst ankommen«, »sich selber wieder nahe kommen«, »mit sich selbst vertraut werden«, »zu sich kommen« und dann »bei sich sein«, »in der eigenen Mitte ruhen« oder »in sich ruhen«.

Dieser Prozess bewirkt, dass Körper und Bewusstsein wieder in Dialog treten, ein Dialog, der natürlich nie völlig unterbrochen war, der sich aber auf den Austausch der nötigsten Informationen reduziert hatte, die zum Überleben notwendig waren. Jetzt dagegen entsteht Kommunikation auf vielen unterschiedlichen Ebenen. Die verschiedenen Körpersysteme reden wieder offen und spürbar miteinander, so offen und so spürbar, dass wir es nun endlich mitkriegen und ihre Kommunikation achtsam begleiten können.

Durch diese Achtsamkeit wird es möglich, dass wir verstehen lernen, welche Haltungen uns in welche Stimmungen versetzen. Oder wir merken, in welcher Situation es hilfreich ist, still und reglos zu werden, und in welcher wir uns am besten bewegen sollten. So haben sowohl Psychologen wie Hirnforscher zum Beispiel herausgefunden, dass jemand, der immer in sich eingesunken sitzt, große Mühe hat, anspruchsvollere, herausfordernde oder gar knifflige Aufgaben zu lösen. Die eingesunkene Körperhaltung führt dazu, dass diese Menschen Zusammenhänge nicht gut zu erkennen vermögen, schnell die Lust verlieren und dann mutlos werden und aufgeben. Haben Menschen dagegen gelernt, sich entspannt aufrecht zu halten, dann gehen sie eine solche Aufgabe schon mal anders an. Sie bleiben länger dran und sind nicht bereits durch kleine Hindernisse aus dem Konzept zu bringen oder gar zu entmutigen. Und gerade hier setzen die Yoga-Asanas immer wieder an, wenn sie helfen, die Aufrichtemuskulatur des Rumpfes zu entspannen und zu kräftigen, die Basis des Körpers zu erden und den endlosen Raum oberhalb des Kopfes erfahrbar werden zu lassen. So helfen die Asanas zuallererst, uns die Erfahrung einer inneren, stabilen und mühelosen Aufrichtung zu ermöglichen, damit dieses Haltungsmuster uns dann auch im Alltag zur Verfügung steht und wir den Herausforderungen und Anforderungen des Lebens mit Stabilität und Ruhe zu begegnen vermögen.

Bewegung bewirkt Wunder

Bewegung hat nicht nur diverse positive Auswirkungen auf die verschiedenen Körpersysteme, sondern wirkt sich auch auf unsere geistige Leistungsfähigkeit aus. Forschungen belegen, dass Kinder, Jugendliche, Erwachsene und Senioren schneller begreifen, sich Neues besser merken und Zusammenhänge besser erkennen können, wenn sie sich intensiv bewegen. Dem trägt der Yoga seit einiger Zeit zunehmend Rechnung, indem immer mehr dynamische Übungsformen wiederentdeckt werden (wie der *Asthanga-Yoga* in der Tradition von Pattabhi Jois oder der *Kundalini-Yoga* nach Yogi Bhajan) oder neu entwickelt werden (wie der *TriYogaFlow* nach Kali Ray und die vielen Formen des Yoga-Flow). Allen diesen Bewegungsabläufen ist eigen, dass sie die Durchblutung intensiv anregen. Und das bedeutet nicht nur, dass die Muskeln mit mehr Sauerstoff versorgt werden, sondern dass sich die Zellatmung im gesamten Organismus intensiviert – also auch im Gehirn. Das heißt konkret, dass durch intensive Bewegung unser Gehirn besser durchblutet wird; mit anderen Worten: Unsere Gehirnzellen werden besser genährt!

Ein regelmäßiges Bewegungsprogramm wie ein Yoga-Flow oder einige Abläufe des *Sonnengrußes (Surya Namaskar)* bewirken zudem, »dass intensives Körpertraining auch ältere Nervenzellen veranlasste, dichtere Netzwerke zu formen, die das Gehirn schneller und effizienter arbeiten ließen« (Carmichael 2009: 98). »Jedes Mal, wenn sich ein Bizeps oder ein Quadrizeps [oder irgendein anderer Muskel im Körper; A.T.] anspannt oder erschlafft, sendet er chemische Stoffe aus, unter ihnen ein Protein namens IGF-1. Es gelangt in die Blutbahn und wird vom Gehirn aufgenommen. Dort übernimmt es die Rolle eines Vorarbeiters in der körpereigenen Botenstoff-Fabrik. Es erteilt Befehle, die Produktion mehrerer chemischer Stoffe hochzufahren, darunter die einer für das Überleben und Gedeihen von Nervenzellen notwendigen Substanz, des BDNF *(brain-derived neurotrophic factor)*. John Ratney nennt BDNF, das vom Max-Planck-Institut für Psychiatrie im bayerischen Martinsried erforscht wurde, ›Dünger für das Gehirn‹. Es liefert den Nähr-stoff für beinahe jegliche Aktivität, die für Denkprozesse notwen-dig ist. Wer regelmäßig in Bewegung ist, baut höhere Spiegel dieses nervennährenden Elixiers auf. Nervenzellen beginnen sich zu ver-zweigen und über neue Verbindungen miteinander zu kommuni-zieren. Ein solcher Prozess ist gleichsam die Basis einer jeden neuen Lernerfahrung« (ebd.: 98 f).

Sich wegbewegen von Angst und Stress

Der Yoga kennt nicht nur statische *Asanas* und ruhige Bewegungs-abfolgen, sondern auch ausgesprochen rhythmische Abläufe. Der Rhythmus entsteht dadurch, dass die Bewegungen mit dem Ein- und Ausatmem synchronisiert werden, und zwar sowohl mit dem normalen Atemfluss wie zum Beispiel beim Sonnengruß als auch mit einer Beschleunigung und Intensivierung der Atmung wie zum Beispiel bei der Feueratmung in Verbindung mit Körperbewegun-gen im *Kundalini-Yoga*.

Hüther weist darauf hin, dass solche rhythmischen Bewegun-gen – wenn sie über einen längeren Zeitraum geübt werden – dazu betragen, das Gehirn zu entspannen. Diese Auswirkungen sind schon lange vom Lauftraining bekannt. Sie kommen dadurch zu-stande, dass die starken Erregungsmuster, die sich im Verlauf eines stressigen Berufsalltags im Cortex zeigen, durch den Einfluss eines steten Rhythmus beruhigt und ausgeglichen werden können. Die hohen Anforderungen, die in unserer Berufswelt und Leistungs-gesellschaft herrschen, bewirken, dass immer mehr Menschen un-ter Ängsten leiden, dass sie versagen könnten, dass ihr Arbeitsplatz nicht gesichert ist und dass sie nicht perfekt genug sind. Die sich ausbreitenden Erregungsmuster, die diese andauernden Ängste im Cortex zeigen, machen es unmöglich, dass sich sinnvolle hand-lungsleitende Erregungsmuster bilden, wie etwa das der Kohärenz (lat.: *cohaerere* = zusammenhängen), das uns befähigt, aufmerksam und konzentriert zu sein, Zusammenhänge zu erkennen, uns etwas zu merken und zu lernen. »Bei Angst ist nichts zu lernen«, sagt Hüther (2006: »Brainwash«, 3. Vorlesung: Ressourcenstärkung) und bestätigt, was uns unsere Lebenserfahrung schon lange gelehrt hat. Während der negative Stress vor allem das *noradrenerge* System im Gehirn aktiviert, bewirkt die rhythmische Bewegung, dass stattdessen das *dopaminerge* und das *serotoninerge* System genutzt werden, was dazu führt, dass unsere körpereigenen Belohnungssysteme angeregt werden (veranlasst durch *Dopamin*) und ein entspannender Wohlfühleffekt sich ausbreitet (veranlasst durch *Serotonin*) (siehe im Kapitel: Was ist Erinnerung? den Abschnitt »Das System der Neuromodulation«). Die positiven Erfahrungen, die uns ein solches Üben auf körperlicher Ebene durch die intensive Atmung und Durchblutung, die Wärme und Lebendigkeit und auf der geistigen Ebene durch das Ruhigwerden des Geistes ermöglicht, verbinden sich mit vielfältigen Emotionen. Die wichtigsten zur Bewältigung von Stress und Angst sind die, die uns fühlen lassen, dass wir diese negativen Emotionen durch unser Handeln beherrschen lernen können; dadurch wächst unser Selbstvertrauen, das Vertrauen in die eigenen Fähigkeiten und Ressourcen. Wir sind den einengenden und einschränkenden Gefühlen dann nicht mehr hilflos ausgeliefert. Die positiven Erfahrungen, die sich mit positiven Emotionen verbinden, brennen sich tief ins Gehirn ein und erschaffen eine neue Grundüberzeugung, die zum Beispiel heißen könnte: »Meine Yogapraxis tut mir gut! Sie hilft mir, zu entspannen und verbindet mich mit meiner Kraft!« Dadurch entstehen wieder Vertrauen und der Glaube, dass wir uns selbst helfen können.

Jedes Mal wenn TeilnehmerInnen aus dem Unterricht kommen oder eine eigene Yogapraxis beendet haben, nehmen sie diese Wirkungen wieder bei sich wahr. So kann ein dauerhaft neues Muster im Gehirn gebahnt werden, das sich mit jeder weiteren Erfahrung der positiven Effekte verstärken und festigen wird. Und eines Tages brauchen sie dann nur noch ihre Yogamatte zu sehen und der entspannende, ressourcenstärkende Prozess setzt ein …

Bewegung aus freien Stücken

Die meisten TeilnehmerInnen, die einen Yogakurs besuchen, kommen aus freien Stücken. Vielleicht hat ihnen ein Freund oder eine Freundin von den vielen guten Wirkungen vorgeschwärmt, oder ein Artikel in einem Magazin hat Neugier geweckt; aber wichtig bleiben der eigene Antrieb und die eigene Motivation, um dauerhaft den inneren Schweinehund zu Hause auf der Couch zu lassen und sich noch mal auf den Weg zu machen.

Diese Freiwilligkeit ist es, die den Übenden nicht nur mehr Muskelkraft, eine bessere Durchblutung in Körper und Hirn und die Aktivierung der Neuromodulatoren, die für unser Wohlbefinden maßgeblich sind, beschert, sondern etwas, das noch viel nachhaltiger ist. Forscher (vgl. Begley 2007) haben herausgefunden, dass dieser Aspekt – der der Freiwilligkeit – extrem wichtig ist, denn er bewirkt, dass neue Nervenzellen gebildet werden. Eine solche Neurogenese ließ sich vor allem bei den Versuchsteilnehmern nachweisen, die aus eigenem Antrieb aktiv wurden. Wurde dagegen Druck ausgeübt, wurde die Bewegung als Zwang aufgefasst und die Wirkungen waren in jeder Hinsicht kontraproduktiv.

Die Neurogenese erfasst aber – nach aktuellem Forschungsstand – nicht das gesamte Gehirn, sondern wohl ausschließlich den *Gyrus dentatus* am Eingang des *Hippocampus*. Das nun ist eine Hirnregion, die ständig intensiv genutzt wird, da sie für das detaillierte Erinnerungsvermögen und das Erschließen des Kontextes von Situationen zum Erinnern und damit zum Lernen notwendig ist. Die Neurogenese gerade an dieser Stelle scheint gewissermaßen einem Verschleiß entgegenzuwirken. Genau dieser Verschleiß ist es jedoch, den wir als grundlegend für den Alterungsprozess ansehen. »Ich werde alt«, sagen wir – nicht zu unrecht, wenn uns Namen nicht mehr einfallen wollen und es zunehmend mühsam wird, Gesichter und Namen einander zuzuordnen.

Besonders günstig für die Neubildung von Nervenzellen scheinen alle Bewegungen zu sein, die eine langanhaltende, gute Sauerstoffversorgung der Muskeln bewirken, wie eben Bewegungsabläufe und Kundalini-Yoga-Übungen. Sie bedingen eine Zunahme des Blutvolumens auch im Gehirn, wodurch die Gewebe veranlasst werden, neue Kapillar-Gefäße zu bilden.

Wichtig ist, dass die Bewegung regelmäßig und eben langanhaltend (mindestens 15 Minuten) ausgeübt wird. Je früher ein Mensch damit beginnt, desto länger bleibt er nicht nur körperlich, sondern auch geistig fit, wie diverse Studien eindrucksvoll belegen konnten. Besonders geeignet erwiesen sich dabei alle Bewegungen, die zusätzlich deutliche Anforderungen an die Koordinationsfähigkeit der Übenden stellten. »Die körperlichen Übungen versorgen das Gehirn besser mit Glukose. Und die geistigen Übungen ermöglichen es den Gehirnzellen, diese Nahrungsquelle besser zu nutzen«, meint Wolf Dieter Oswald, Professor für Psychogerontologie an der Universität Nürnberg-Erlangen (Carmichael 2009: 102).

So hat es den Anschein, dass weniger der für die Alzheimer-Erkrankung ursächlichen Plaques gebildet und bestehende (im bestimmten Umfang) beseitigt werden können, wenn eine Yogapraxis danach ausgewählt wird, dass sie hochenergetisch ist und das Gehirn mit Koordinationsübungen auf Trab hält – wie es bei vielen Kundalini-Übungen der Fall ist, bei denen Arme und Beine über Kreuz geschwungen werden oder wenn während des Übens schnelle Ebenenwechsel (zum Beispiel zwischen unten und oben, vorne und hinten) vollzogen werden sollen.

Die Umkehrhaltungen – ein Sonderfall fürs Gehirn

Lange herrschte unter Yogapraktizierenden die Annahme vor, dass durch die Umkehrhaltungen das Gehirn besser mit Blut versorgt würde. Das deckte sich mit der Beobachtung, dass jemand, der gelegentlich und kurz eine Umkehrhaltung wie Schulterstand, Pflug oder Kopfstand übt, schnell einen roten Kopf bekam und eventuell, je nach Haltung im Nacken oder im Kehlbereich, Symptome eines Blutstaus verspürte. In manchen Traditionen wurde gar behauptet, dass die Gehirnzellen mit frischem Blut durchspült würden, was dazu beitrüge, dass der Übende lange jung bliebe.

Die Realität sieht aber anders aus! Es ginge dem Gehirn gar nicht gut, wenn es plötzlich einer Flutwelle heranbrandenden Blutes ausgesetzt wäre. Schon ohne zusätzliches Blutvolumen herrscht für das Gehirn im festen Schädel eine ziemliche Enge. Ein weiterer halber Liter Blut »on top« wäre wahrlich nicht passend. Und damit das eben *nicht* passiert, verfügt das Gehirn über einen effektiv arbeitenden Selbst-Regulations-Mechanismus, der dafür sorgt, dass die Gefäße des Gehirns bereits nach kurzer Zeit auf dieses Überangebot reagieren und sich so zusammenziehen, dass sie damit eine starke Zunahme der Blutmenge verhindern. Je öfter und regelmäßiger wir intensive Umkehrhaltungen üben, desto schneller antwortet unser Körper mit dieser Anpassungsleistung. Was unser Gehirn sucht, ist eine möglichst konstante Hirndurchblutung! Das ist gut zu verstehen, denn die meisten lebenserhaltenden Prozesse – wie etwa die Atmung – werden direkt aus dem Gehirn gesteuert, und um diese »Dienstleistungen« immer gleich zuverlässig ausführen zu können, kann das Gehirn keinerlei »Extratouren« gebrauchen. Lediglich wenn wir sehr intensiv geistig aktiv sind, fordert es einen Anstieg der Durchblutung – und zwar in jeder Körperhaltung. Unser Gehirn ist ein »gefräßiges« Organ, das – sofern wir es denn benutzen – unersättlich ist nach Sauerstoff und Glukose.

Umkehrhaltungen als innere Herausforderung

In den alten Schriften des Hatha-Yoga gelten Umkehrhaltungen interessanterweise nicht als Körperhaltung *(Asana)*, sondern vielmehr als »Siegel« *(Mudra)*. *Mudras* sind symbolische Haltungen, in denen wir einer besonderen inneren Einstellung mittels einer Körperhaltung Ausdruck verleihen. Für die Umkehrhaltungen ist das »die innere Einstellung der Umkehr/des Umkehrens« *(Viparita Ka-*

rani Mudra). In diesem Sinn meint »Umkehrhaltung« zuerst einmal, alles das, was wir normalerweise tun und denken (und was
also unsere Haltungs-, Bewegungs-, Denk-, und Gefühlsmuster
bestimmt), umzukehren oder, deutlicher ausgedrückt, »auf den
Kopf zu stellen«. Tatsächlich ist der Kopfstand etwas radikal anderes als der normale Zustand, der uns mit den Füßen in den Boden-
kontakt bringt und unseren Kopf durch die Lüfte (und damit das
Reich der Ideen) schweben lässt. Nun plötzlich ist der Scheitel am
Boden und trägt Gewicht, während die Füße oben in der Weite des
Himmels von allem Gewicht befreit sind.

Traditionell werden den Umkehrhaltungen verjüngende bzw.
den Alterungsprozess aufhaltende Wirkungen nachgesagt. Vielleicht haben diese Wirkungen, die sich ja auch tatsächlich beobachten lassen, viel mehr damit zu tun, dass wir uns angewöhnen, immer wieder radikal unseren Blickwinkel zu verändern, als mit der
angenommenen Mehrdurchblutung! Noch etwas anderes scheint –
insbesondere beim Kopfstand – eine Rolle zu spielen: die Herausforderung. Kaum eine andere Yogahaltung bringt die Emotionen
so in Wallung wie der Kopfstand. Da gibt es zum einen die, die
diese Haltung unbedingt möglichst schnell beherrschen wollen,
denn sie ist für sie das Sinnbild der Yogapraxis. Andere wiederum
haben dagegen Ängste jeder Couleur und Intensität vor dem Kopfstand. Dabei steht im Vordergrund die Angst, sich nicht halten –
und damit nicht kontrollieren – zu können und dann als Folge in
den leeren Raum zu fallen. Auch andere Ängste, wie die, in der
Haltung zu kollabieren (also wie ein Käfer auf den Rücken zu fallen), nicht »hochzukommen« und Ähnliches kann sich den Versuchen wirkungsvoll entgegenstellen. Hier ist es gewissermaßen das
limbische System, das mit all seinen Prägungen und Befürchtungen interveniert und sogar jegliches Ausprobieren zu unterbinden
versucht. Zur Begründung wird dann das Ego herangezogen, das
anfängt, zu fabulieren und in der Lage ist, 1000 gefährliche Wirkungen aus dem Ärmel zu schütteln, nur um diese Herausforderung zu vermeiden.

Gelingt es jedoch, ein Betriebsklima zu erzeugen, in dem Menschen sich trauen, etwas Neues auszuprobieren, eine Atmosphäre des Vertrauens zu erschaffen, die sich durch einen hohen Grad an Fehlerfreundlichkeit auszeichnet, dann werden bereits alle Versuche mit der Aktivierung des *dopaminergen* und *serotonergen* Systems (= Aussicht auf Belohnung und Wohlbefinden und Selbstzufriedenheit) belohnt.

Umkehrhaltungen als Symbol des Stillwerdens

Während wir normalerweise den ganzen Tag über mit unseren Füßen und unserem Geist mehr oder weniger zielvoll umhereilen, bringen wir mit den Umkehrhaltungen sowohl die Füße wie auch den Geist in die Regungslosigkeit. In der Außenwahrnehmung wie auch in der Eigenwahrnehmung strahlen alle Umkehrhaltungen eine tiefe Ruhe und Zentriertheit aus, die sich sicher darauf gründet, dass die Bewegungen des Geistes schon durch die großen inneren Anpassungsvorgänge eher in den Hintergrund treten. Wohl kaum jemand wird im Schulterstand oder Kopfstand mal eben seine »To-do-Liste« durchgehen! Vielmehr wird der Geist ruhig und stabil werden, denn die gesamte Aufmerksamkeit wird von den enormen Regulationsprozessen des Körpers gebraucht und steht für sinnloses geistiges Geplänkel aktuell einfach nicht zur Verfügung.

Und darin liegt wohl auch der so häufig beschworene regenerierende Effekt der Umkehrhaltungen. Es ist die Ruhe und Stabilität des Geistes, die hilft, dass wir ganz zu uns finden und unsere Energien nicht mit äußeren Aktivitäten verbrauchen. Und dazu kommt sicher noch die vertiefte Bauchatmung, die dadurch entsteht, dass in den Haltungen, in denen sich der »Gaumen höher befindet als der Nabel« (so die klassische Definition), die Organe des Oberbauches auf dem Zwerchfell lasten. Mit jedem Einatem müssen sie mit ihrem ganzen Gewicht »hochgestemmt« werden; dadurch wird das

Zwerchfell als Hauptatemmuskel gekräftigt und die Bauchatmung gefördert. Unsere eigene Erfahrung lehrt uns immer wieder, dass uns kaum etwas so tief und nachhaltig zu beruhigen vermag wie eine tiefe und ruhige Bauchatmung. In der Umkehrhaltung ist nun eben diese Atemform die einzige, die uns möglich ist, so dass uns nichts anderes übrigbleibt, als uns ganz der Schwingung einer solch tiefen und regelmäßigen Atmung hinzugeben und unseren Geist mit Hilfe ihres Rhythmus zu entspannen.

Wahrscheinlich gibt es noch eine Fülle anderer Wirkungen der Umkehrhaltungen direkt auf das Gehirn, und zwar vor allem auf die endokrinen Drüsen. Dazu liegen aber bis dato kaum verlässliche Forschungsergebnisse vor.

PRANAYAMA – DIE WISSENSCHAFT
VOM ATEM

Heute stehen allgemein die *Asanas* in der Yogapraxis im Vordergrund und ihre vielfältigen Wirkungen auf Körper, Nervensystem und die Regulierungsvorgänge im Gehirn sind unumstritten. In den alten »klassischen« Yogasystemen wie dem *Ashtanga-Yoga* Patañjalis (*ashtanga* = achtgliedrig) und sogar dem *Hatha-Yoga* aber gelten sie eher als Vorübungen. Viel wichtiger wird in allen traditionellen Yogasystemen *Pranayama*, die Arbeit mit dem Atem angesehen, der schon vor einigen tausend Jahren als *das* Bindeglied zwischen Körper und Geist erkannt wurde. »Die Unmöglichkeit, den Atem ruhig zu führen, geht einher mit einem Geist, der in Probleme verwickelt ist« (Yoga-Sutra 1.31, Desikachar 1997: 42), beobachtete schon Patañjali so treffend und weiß auch mit dem Pranayama gleich ein Mittel anzubieten, um den Geist zu besänftigen und zu stabilisieren.

Pranayama bedeutet, dass »der Atem lang und zugleich sanft geführt wird« (YS 2.50). »Dadurch wird der Schleier um (das sehende Selbst) durchsichtig, und das innere Licht kommt zum Vorschein. (Erläuterung: Der stille Atem verringert die Trübung des Fühlens und Denkens)« (YS 2.52, Sriram 2006: 144/146). »Solange der Atem bewegt ist, ist der Geist bewegt. Sobald der Atem unbewegt ist, ist der Geist unbewegt und der Yogi erreicht vollkommene Regungslosigkeit. Darum soll man den Atem anhalten.« (*Hatha Yoga Pradipika* 2.2, Glet/Trökes 2006: 16). Die beiden letzten Zitate lassen keinen Zweifel daran, dass das Modulieren der automatischen Atemfunktionen als eine der wesentlichen Methoden angesehen werden muss, wenn die Yogapraxis bewirken soll, dass unser Geist stabil, ruhig und klar wird.

Die Yogameister haben über die Zeiten hinweg bei ihren Schülern beobachten können, dass der Atem auf jede noch so kleine Regung des Geistes reagiert. Patañjali nennt deswegen unseren *na-*

türlichen (!) Atem *shvasaprashvasa* = rau und unregelmäßig, und er meint damit die Art und Weise, wie wir im Alltag atmen.

Ein strömender, tiefer und regelmäßiger Atem will demgemäß erschaffen werden, erschaffen in dem Sinne, dass in Körper und Geist die Bedingungen geschaffen werden, in denen der Atem aus sich heraus diese Qualitäten hervorbringt. »Gutes Atmen« lässt sich nämlich nicht machen! Jeder willentliche Versuch, extra tief und fließend zu atmend, endet in der Regel damit, dass sich der Atemapparat anspannt und der Atem flach und stockend wird. Statt willentlicher Eingriffe in das Atemgeschehen brauchen wir also vielmehr Situationen, in denen wir ganz von allein aufzuatmen beginnen, Bedingungen, unter denen uns weit ums Herz (und damit um den Brustkorb) wird, unter denen unsere Bauchorgane entspannt und weich bleiben können und die gesamte Muskulatur sich in einem weitgehend *eutonischen* (wörtl.: wohlgestimmten) Zustand befindet.

Atmen beginnt im Gehirn

Gleich am Übergang vom Rückenmark zum verlängerten Mark liegt unser Atemzentrum. Es ist Bestandteil der entwicklungsgeschichtlich ältesten Hirnanteile und befindet sich ganz in der Tiefe des Hirns, an einem Ort, der nach allgemeiner Vorstellung von unserer willentlichen Einflussnahme nicht erreicht werden kann. Das Atemzentrum besteht vor allem aus zwei Nervenzellansammlungen, von denen eine (die höher gelegene) für die Einatmung und die andere (darunter gelegene) für die Ausatmung zuständig ist. Unsere Atemtätigkeit wird zum einen über die Muskelaktivität und über das Erregungsniveau des Gehirns gesteuert. Diese Art der Steuerung teilt sich unserer Wahrnehmung mit, sobald wir beginnen, unsere Aufmerksamkeit darauf zu richten. Was wir jedoch nicht bemerken, ist die Regulation des Säure-Basen-Gleichgewichts über die Atmung, die dadurch zustande kommt, dass die Atemtätigkeit vorrangig durch den *CO_2-Partialdruck* im Blut gelenkt wird. Kohlendioxid *(CO_2)* ist eine Säure, die durch den Energiestoffwechsel des Körpers täglich in großen Mengen als Abfallprodukt entsteht. Der Körper versucht vor allem über die Atmung, aber auch über die Nierentätigkeit, diese Säure im Sinne unseres inneren Säure-Basen-Gleichgewichts – der *Homöostase* – immer in einem sehr genau festgelegten Bereich zu halten, denn selbst kleine Verschiebungen wirken spürbar auf unser Gesamtbefinden und unseren Grad von Bewusstheit.

Wie wir bereits bei den Ausführungen über *Asana* sehen konnten, nimmt unser Gehirn starken Anteil, wenn wir unsere Atmung vertiefen, weil es sich reichlich an dem vergrößerten Sauerstoffangebot bedient. Allein schon eine tiefe und entspannte Atmung bewirkt, dass das Gehirn wacher und klarer ist und besser funktioniert. Im Gegensatz dazu kennen wir alle den Zustand von Benommenheit, Dumpfheit und Mattheit, wenn wir lange Zeit – zum Beispiel aufgrund einer zusammengesunkenen Körperhaltung – flach und unregelmäßig geatmet haben oder in Räumen mit stark verbrauchter Luft ausharren mussten. In einem solchen Fall ist es zu einer Übersäuerung des Blutes gekommen, die dadurch entstanden ist, dass wir nicht genug Kohlendioxid abgeatmet haben. Wenn irgend möglich, »rettet« sich unser Körper, indem er in unserer Wahrnehmung das zwingende Bedürfnis entstehen lässt, den Körper zu dehnen, aufzuatmen, zu gähnen und ein Fenster zu öffnen. Dadurch reguliert sich das Säure-Basen-Gleichgewicht rasch wieder zum Basischen hin, denn CO_2 ist eine flüchtige Säure, die wir schnell und effektiv abatmen können.

Die Ausatmung steht immer an erster Stelle

Im Yoga wird der Notwendigkeit, den Körper von CO_2 zu entlasten, dadurch Rechnung getragen, dass grundsätzlich die Ausatmung gegenüber der Einatmung bevorzugt wird. Folgerichtig gilt im *Pranayama* als erstes Lernziel, die Ausatmung zu regulieren, das heißt, sie zu vertiefen und zu intensivieren. Dabei wird davon ausgegangen, dass sich die Einatmung in der Folge der Vertiefung der Ausatmung ebenfalls intensivieren wird – was in der Regel auch der Fall ist. Die Erfahrung zeigt, dass das Gehirn offensichtlich auf diese Reinigung und Entlastung reagiert, denn wir fühlen uns nach einer Weile intensiver Aus- und Einatmung frischer, wacher und sind wieder aufnahme- und konzentrationsfähig.

Darüber hinaus hat sich im Yoga schon lange die Erkenntnis durchgesetzt, dass der Geist durch eine Betonung der Ausatmung schnell und deutlich beruhigt werden kann.

»Atemübungen, die eine Betonung und Verlängerung der Ausatmung einschließen, können dazu dienen, unseren Geist ruhiger werden zu lassen« (YS 1.34, Desikachar 1997: 44).

Das lässt sich gut nachvollziehen, wenn man zum Beispiel an die intensiv entlastende Wirkung eines tiefen Seufzers (= tiefe Ausatmung) denkt.

Kapalabhati

Um diesen Effekt noch zu steigern, hat der Hatha-Yoga Atemübungen entwickelt, die ganz auf der Aktivierung der Ausatmung (bei spontaner Einatmung) basieren, wie zum Beispiel bei *Kapalabhati*, dem »Schädelleuchten«. In dieser Übung wird über einen Zeitraum ab einer Minute ausschließlich verstärkt ausgeatmet, was dazu führt, dass der Atemantrieb gehemmt wird. Das geschieht dadurch, dass infolge des CO_2-Mangels sich der pH-Wert im *Liquor* verschiebt. Durch das Stillwerden der Atmung kann sich CO_2 wieder im Blut anreichern und das Gleichgewicht ist wiederhergestellt.

Diese automatische Hemmung des Atemantriebs in Folge von längerem Üben von Kapalabhati wird als tiefe Atemruhe erfahren, die mit einem Stillwerden der Aktivitäten des Geistes *(Citta-Vritti)* einhergeht. Das Gehirn empfindet diesen – vorübergehenden – Zustand als eine leichte und friedvolle Benommenheit, die die Erfahrung des Da-Seins in den Vordergrund treten lässt.

Den Atem ruhen lassen – die Kunst der Atempausen

Ähnlich werden auch die Atempausen eingesetzt, die typisch für *Pranayama* sind. Dabei werden Pausen in der Atemfülle und in der Atemleere unterschieden, die sich körperlich und psychisch ganz unterschiedlich auswirken. So steigt bei der Pause in der Atemfülle der Blutdruck messbar an, denn wir nehmen dabei ein Atemmuster auf, das dem gleicht, wenn wir vor Schreck den (Ein-)Atem anhalten. In einer solchen Pause wird – besonders wenn sie wiederholt geübt wird – der anregende Ast des vegetativen Nervensystems, der *Sympathikus,* aktiviert, was wir daran merken können, dass wir insgesamt wacher, achtsamer und klarer werden. In den Pausen in der Atemleere sinkt der Blutdruck dagegen tendenziell ab und es wird eher der beruhigende Ast des vegetativen Nervensystems, der *Vagus,* angeregt. Da beide Wirkungen sich zueinander polar verhalten, können wir mit dem Fokus auf Atemfülle oder Atemleere entweder die eine oder die andere Wirkung favorisieren oder – wenn beide Pausen im Wechsel gehalten werden – eine ausgleichende Wirkung auf das vegetative Nervensystem und die ihm nachgeordneten Systeme, wie etwa dem Blutdruck, erzielen.

Die Wirkungen dieser Atempausen sind zu Beginn außerordentlich stark, ja sie werden häufig genug dramatisch erlebt, wobei die Menschen dazu neigen, eine der Pausen deutlich zu bevorzugen. So gibt es einige, die in der Atemfülle fast jeden inneren Druck auszuhalten vermögen, in der Atemleere aber ganz schnell panisch werden und unbedingt nach Luft schnappen müssen. Andere hingegen tauchen in der Pause ganz am Ende ihres Ausatems wie ein Stein, der auf den Grund eines Teiches sinkt, in eine tiefe Ruhe ein, während das Halten der Atemfülle ihnen den Eindruck vermittelt, gleich zu platzen und höchstes Unwohlsein auslöst. Diese starken Unterschiede entstehen auf der Grundlage der verschiedenen Körperkonstitutionen der Menschen, die sich auch darin ausdrückt, welche Prägungen das vegetative Nervensystem erfahren hat. Werden die Pausen jedoch achtsam, allmählich und langsam aufbauend eingeübt, stellen sich solch starke Wirkungen entweder gar nicht erst ein oder sie mildern sich ab, bedingt dadurch, dass der Organismus sich an diese neuen Herausforderungen anpasst. Als Konsequenz auf diesen Anpassungsvorgang können wir dann beim Üben die Anzahl der Wiederholungen, die Dauer der Pause oder die Intensität der Ein- oder Ausatmung erhöhen. Die damit immer feiner werdenden Anpassungen bewirken, dass die Toleranzschwelle des Organismus gegenüber den intensiven Atemverhaltungen deutlich gesenkt werden kann.

Normalerweise soll eine solch intensive und aktive Einflussnahme nur in der Begleitung eines erfahrenen Yogalehrers/einer erfahrenen Yogalehrerin erlernt werden, denn über die Modulierung des Atemgeschehens können wir sehr tiefgehend auf unser Nervensystem einwirken.

Noch viel intensiver vermochten einige Yogameister wie zum Beispiel Swami Rama (1925–1996) ihren Atem zu steuern. Durch jahrzehntelanges Üben wurde es ihnen möglich, den Atemfluss fast ganz zum Versiegen zu bringen und ihren Körper in einen Zustand zu versetzen, der dem Stoffwechselzustand von Tieren im Winterschlaf entspricht. Diese Versuche, sowie auch solche, bei denen der Herzschlag weitgehend eingestellt wurde, wurden vertrauenswürdig bezeugt und wissenschaftlich überprüft (Green et al. 1970). Jeder normale Mensch würde bei solchen Eingriffen mit einer tiefsitzenden, existentiellen Angst – seiner Todesangst – konfrontiert werden, einer Angst, die im limbischen System entspringt und dann wie eine Riesenwelle das gesamte *noradrenerge* System mit sich reißt, um die vermeintliche Gefahr abzuwenden und wieder zu Atem und Herzschlag zu kommen. Wie die Yogameister in der Lage waren, ihre Willenskraft einzusetzen, um die *Amygdala* »auszutricksen«, ist bis heute noch nicht genau erforscht.

Wenn die Yogatexte davon sprechen, die Luft (über einen längeren Zeitraum hinweg) anzuhalten, kann man das also durchaus wörtlich nehmen. Offensichtlich sind Gehirn und Nervensystem so zu trainieren, dass selbst Eingriffe in die existentiellsten Lebensprozesse möglich sind – und die sind alle auf irgendeine Weise mit unserem Atem verbunden. Dabei können wir davon ausgehen, dass es vor allem das unermüdliche »Training« des *parasympathischen* Astes des vegetativen Nervensystems ist, das solche Anpassungsvorgänge überhaupt erst möglich macht. Wenn also bei »normalen« Menschen bei geringsten Eingriffen in das Atemgeschehen unweigerlich der Sympathikus »anspringt« und dadurch das gesamte Nervensystem in Alarmbereitschaft versetzt, wird nun eingeübt, diesem Reiz entgegenzusteuern und tief darauf zu vertrauen, dass alle Lebensfunktionen erhalten bleiben. Dabei sei noch einmal darauf hingewiesen, dass das Atemzentrum normalerweise ungefragt und hochgradig zuverlässig dafür sorgt, dass in unserem inneren Milieu immer das optimale Säure-Basen-Gleichgewicht gegeben ist, da jede Entgleisung zu einem lebensbedrohlichen Atem- und Kreislaufstillstand führen würde.

Auch andere Atemformen des Pranayama greifen intensiv in das übliche Atemgeschehen ein. So kommt es bei *Bhramari*, *Murccha* und (je nach Tradition) auch bei *Sitkarin* zu einer stark vertieften Ausatmung bzw. zu aus tiefer mentaler Entspannung resultierenden Pausen in der Atemleere.

In *Surya Bhedana*, *Plavini* und vor allem in *Bhastrika* werden Atempausen in der Atemfülle gehalten, von denen gesagt wird, dass sie so kraftvoll sind, dass die Lebenskraft Prana bis in die Haarspitzen auszustrahlen beginnt (was bedeutet, dass im Inneren ein gewaltiger Druck aufgebaut wird und ausgehalten werden muss). Leider liegen für diese – auch relativ selten geübten – Pranayamas kaum aussagekräftige Forschungsergebnisse vor.

Ujjayi

Ujjayi ist ein *Pranayama*, bei dem dem Atemstrom, durch die Verengung der Stimmritze ein beträchtlicher Widerstand entgegengesetzt wird, der die Muskelkraft des Zwerchfells langfristig enorm stärkt und das Atemvolumen deutlich zu erhöhen vermag, wodurch jeder Atemzug den Körper, und damit das Gehirn, mit zusätzlichem Sauerstoff versorgt. Der Physiologe Miles fand in seinen Versuchen an der Yale University School of Medicine heraus, dass bei geübten Personen nach 20 Minuten Ujjayi ein Zuwachs der Sauerstoffsättigung bis zu 32 Prozent – gemessen an der Sättigung bei normaler Atmung – zu verzeichnen sei (Funderburk 1977: 68). Die Studien zu Ujjayi Pranayama, die von namhaften Forschern in Indien, den USA und Deutschland vorgelegt wurden, wiesen alle weitgehend in dieselbe Richtung, nämlich dass sich durch diese Atemtechnik die Sauerstoffaufnahme des Organismus beträchtlich verbessern lässt.

Da während Ujjayi die gesamte Ein- und Ausatemmuskulatur intensiv zum Einsatz kommt, wird eine ganzkörperliche Wirkung erzielt, in der der Körper als belebt, aktiviert und gestärkt erfahren wird.

Beobachtungen lassen vermuten, dass die kraftvolle Atemführung und das intensive Atemgeräusch von Ujjayi mit Erfolg eingesetzt werden können, um Stimmungstiefs und leichte Depressionen auszugleichen. Es scheint möglich, dass dabei ähnliche Wirkmechanismen aktiv werden wie etwa beim Joggen, denn Ujjayi wird normalerweise – wie auch die Atemführung beim Laufen – lang andauernd und sehr rhythmisch ausgeführt. Ein anderer Punkt, der in diesem Zusammenhang von Interesse sein könnte, ist der, dass Ujjayi Pranayama die tiefe Bauchatmung stärkt und – durch den intensiven Zwerchfell-Einsatz – ein Atmen in den oberen Lungenbereichen fast unmöglich macht. Erfahrungsgemäß führt uns die tiefe Bauchatmung in die Ruhe und hilft, dass wir uns wieder mit unserem Bauch und damit mit unserer Basis verbinden (so als

würden wir uns wieder den »Boden unter die Füße« zurückatmen).
Leider liegen zu diesem Zusammenhang meines Wissens (A. T.)
noch keine gesicherten und aussagekräftigen Studien vor.

Die Wahl des Nasengangs als wesentlicher Faktor der mentalen Kontrolle

Der Yoga kennt eine Vielzahl von Atemformen, bei denen abwechselnd über das eine und das andere Nasenloch aus- und eingeatmet wird. Diese Atemtechniken entstanden aufgrund der Beobachtung, dass jeder Nasengang energetisch gepolt ist bzw. erfahrungsgemäß beim ausschließlichen Gebrauch (zum Beispiel einatmen nur über den linken Nasengang, ausatmen rechts) einen bestimmten Teil des vegetativen Nervensystems stimuliert. In allen Traditionen wird übereinstimmend behauptet, dass die Einatmung über den rechten Nasengang eher den *sympathischen* Ast des Vegetativums anspricht und in der Folge den Geist wach und klar macht. Der linke Nasengang wird entsprechend dem *parasympathischen* Ast zugeordnet und es wird gesagt, dass die Einatmung über links den Geist beruhigt und besänftigt.

Es gibt eine Reihe von alten Yogatraditionen – zum Beispiel die der *Kaivalyadhama-Schule* –, deren Meister berichten, dass sich unsere Nasengänge ungefähr im Dreistundentakt etwas mehr öffnen bzw. verengen, wodurch die Atmung über den jeweils freieren Nervengang favorisiert wird. Es heißt, dass dadurch in uns ein »Bio-Rhythmus« angelegt würde, der unsere Wach- und Schlafphasen ein- und ausleite und – wenn er nicht gestört oder irritiert wird – einen perfekten energetischen Ausgleich zwischen Aktivität und Ruhe gewährleisten soll. Meine eigenen (A. T.) Beobachtungen über mehrere Jahre hinweg haben dies bestätigt, und zwar zum einen den Wechsel des weiter geöffneten Nasengangs ebenso wie den Zusammenhang mit einer generellen Anregung oder Beruhigung.

In dem fast ausschließlich auf Erfahrung gegründeten Hatha-Yoga-Weg sind eine Reihe von *Pranayamas* entstanden, die diese Erkenntnisse ganz gezielt einsetzen. Es sind sogenannte »Richtungs-Atmungen« wie *Surya Bhedana* (»Die Sonne durchstoßen«) und *Candra Bhedana* (»Den Mond durchstoßen«) und der »Wechselatem« *Nadi Shodhana Pranayama* (eigentlich »Nadi-Reinigung«). Die beiden Formen des Richtungsatmens wirken polar entgegengesetzt. Bei Surya Bhedana wird immer nur rechts eingeatmet und links ausgeatmet, wobei das jeweils nicht genutzte Nasenloch mit den Fingern verschlossen wird; dieser Pranayama wirkt stark anregend, wachmachend und erwärmend. Bei Candra Bhedana wird immer links eingeatmet und rechts ausgeatmet; dieser Pranayama wirkt stark beruhigend, schlaffördernd und kühlend.

Bei Nadi Shodhana, oft »Wechselatmung« genannt, wird im Wechsel links ein-, rechts ausgeatmet, dann rechts ein-, links ausgeatmet. Diese Atemform wirkt stark ausgleichend, indem es den Übenden in die Ruhe führt, ohne dass sein Tonus dabei wesentlich absinkt. Es entsteht vielmehr – nach einer längeren Übungs- und Anpassungsphase – ein perfekter Ausgleich im vegetativen Nervensystem. So wird in den Langzeitstudien des Kaivalyadharma-Institutes in Lonlvala, Indien, Nadi Shodhana als Therapeutikum angegeben gegen Bluthochdruck, Angststörungen und Nervosität – alles Störungen des vegetativen Gleichgewichts (Ebert 1986: 133).

Spezifizierung der Atemführung am Nasengang

Nicht nur die Wahl des Nasengangs hat nach Ansicht der Yogameister einen deutlichen Effekt auf die energetische Qualität der Atmung, sondern auch der Bereich innerhalb der Nasengänge, der bei der Einatmung angesteuert wird. Unter der Voraussetzung, dass der Übende genügend »Feingefühl« und Differenzierungsfähigkeit für seine körperlichen Zustände hat, lässt sich folgende Beobachtung machen:

- Bei einer Einatmung ganz am inneren Rand des Nasenlochs und Nasengangs hin (also Richtung Kopfinneres) wird die Bauch- und Beckenatmung angeregt. Diese Atemführung wirkt anregend, wachmachend und wird als kraftvoll empfunden.
- Bei einer Einatmung in der Mitte des Nasenloches wird die Brustatmung angeregt. Diese Atemführung wird im Wechsel der Einatmung/Ausatmung als ausdehnend und zentrierend erfahren. Sie ist feiner als die ganz innen geführte Atemlenkung.
- Bei einer Einatmung am äußersten Rand des Nasenlochs und unterhalb des Nasenrückens wird die obere Brustatmung angeregt. Sie wird als beruhigend, zentrierend und in die Verinnerlichung führend erfahren und ist die feinste und subtilste dieser drei Atemführungen.

Die letzte Atemform ist sehr gut geeignet, den Geist in eine Verfassung zu führen, in der er so ruhig und friedvoll ist, dass er ohne jedes Zutun in die Meditation »hinübergleiten« kann; das ist weder bei der Führung über die Mitte oder den hinteren Bereich möglich. Eher im Gegenteil: Die Führung über den mittleren Bereich wirkt auf die Emotionalität und hilft, Gefühle zuzulassen, und die über den hinteren Bereich weckt die Sinne und führt den Geist nach außen.

Leider sind auch diese Atemlenkungen noch nicht erforscht, aber im Üben nachvollziehbar.

DHYANA ALS MITTEL DER NEUSTRUKTURIERUNG DES BEWUSSTSEINS UND DAMIT DES GROSSHIRNS: WIE WIR DURCH MEDITATION AUF UNSER GEHIRN EINWIRKEN KÖNNEN

Kaum ein Bereich der Yogalehre ist in den letzten Jahren so tiefgehend, gründlich und aussagekräftig erforscht worden wie die Meditation.

Das ist gut so, denn schließlich ist *Dhyana* – die Meditation – das Herz aller Yogapraxis. Im Laufe der Jahrtausende ist im Yoga eine außerordentliche Vielfalt von Meditationsformen entstanden, von denen einige im tibetischen Buddhismus entweder originalgetreu konserviert wurden oder aber gemäß den Konzepten des Buddhismus weiterentwickelt wurden.

Der Buddhismus kennt eine Tradition, in der Mönche bereits in früher Kindheit in eine regelmäßige Meditationspraxis eingeweiht werden, die sie dann über Jahre in großer Regelmäßigkeit und unter Aufsicht vervollkommnen lernen. Man findet dadurch im Umfeld des tibetischen Buddhismus Menschen, die mehr als 50 000 Stunden ihres Lebens in der Meditation verbracht haben. Untersuchungen aus den letzten Jahren legten offen, dass die Gehirne dieser Meditationsmeister signifikante strukturelle Veränderungen aufwiesen. Auch in diesem Fall formte sich also die Struktur hinsichtlich der Art der Benutzung, denn die Veränderungen unterschieden sich auch noch deutlich zum Beispiel in den einzelnen Hirnrealen, und zwar abhängig davon, was als bevorzugter Meditationsfokus gewählt worden war. Diese Forschungen, auf die wir noch intensiver eingehen werden, belegen wieder einmal eindrucksvoll, wie ausgeprägt die Plastizität unseres Gehirns ist.

Dabei müssen wir den Begriff der Plastizität eigentlich in zwei Richtungen gelten lassen, nämlich so, dass er eine Wende zum Besseren nehmen kann, aber auch eine Wende zum Schlechteren. Es gibt nämlich Faktoren, die dazu führen, dass unser Gehirn signifikant an Lebendigkeit verliert und regelrecht erstarrt. Dazu gehört alles, was ein Mensch für sich als negativen Stress definiert, und zwar vor allem dann, wenn dieser Stress über einen längeren Zeitraum anhält und sich womöglich wie ein Grundmuster durchs Leben zieht und der Mensch den Eindruck hat, ihn nicht mehr kontrollieren zu können.

Jeder Stress hinterlässt
Spuren im Gehirn

Eigentlich ist »Stress [erst mal nur; A. T.] ein Zustand, der durch erhöhte Anforderungen an das motorische und kognitive System hervorgerufen und entsprechend emotional erlebt wird«, definiert Roth (Roth 2003: 310) das Geschehen, das jeden von uns irgendwann ereilt. Dabei ist ein gewisses Maß an Stress wichtig für die Aktivierung des Gehirns, denn »im Gehirn führt ein mittlerer Cortisolspiegel zu einer verstärkten Produktion *neurotropher*, das heißt den Zustand von Nervenzellen befördernder Faktoren, außerdem zu einer Erhöhung der Zahl der Gliazellen (Astrozyten). Dies schafft bessere Arbeitsbedingungen für Neuronen und führt zu einer gesteigerten neuronalen Plastizität. Im Anschluss daran kommt es zu einer Verlängerung der Dendriten von Nervenzellen und zu einer Erhöhung ihrer Zahl der Synapsen. Dies ist der Grund, warum bei den meisten Menschen ein gewisses Maß an Stress durchaus leistungsfördernd ist und sich positiv auf ihre Lern- und Gedächtnisleistung auswirkt« (ebd.: 313).

Diese Form der Herausforderung – wie sie sich zum Beispiel bei Menschen zeigt, die erst unter Zeitdruck zu ihrer wahren Hochform gelangen – wird auch *Eustress* genannt (von griech.: *eu* = harmonisch). Fehlt er ganz, dann wird das Leben im wahrsten Sinne des Wortes »sterbenslangweilig«. Deswegen suchen Menschen Herausforderungen und damit positiven Stress.

Gefährlich wird Stress dann, wenn wir ihn nicht als Herausforderung, sondern als Bedrohung erleben, weil die Bewältigungsstrategien unseres Körpers und unseres Geistes versagen und wir uns dem Geschehen ausgeliefert fühlen.

Negativer Stress legt unser Gehirn lahm

Wir alle wissen aus eigener Erfahrung, dass wir körperlich wie geistig nicht in bester Form sind, wenn negativer Stress unser Leben dominiert. Wir werden vergesslich und können uns wenig Neues merken, wir sind zerstreut, so dass Informationen uns kaum zu erreichen vermögen. Auch unser innerer Antrieb und in der Folge davon unsere Kreativität leiden bei Stress. Uns fällt nichts Neues mehr ein – schon gar nicht, wie der Stress zu beherrschen sei – und von den Ressourcen, die all das Wissen darstellt, das wir bereits angesammelt haben, fühlen wir uns dann nicht nur abgekoppelt, sondern haben – schlimmer noch! – sogar völlig vergessen, dass es uns jemals zur Verfügung stand.

Im Stress wird unser Gehirn wirr, da sich unkontrolliert Erregungswellen im Cortex auszubreiten beginnen und in der Folge keine sinnvollen handlungsleitenden Muster mehr aufgebaut werden können. Was jedoch noch funktioniert, ist zumeist das Grübeln, das »Denken im Kreis«. Dabei scheint es, als würde unser Denken wie ein aufgeschrecktes, zuweilen panisches Tier in dem engen Käfig seines Schädels hin und her jagen – wie ein Tier, das in diesem Zustand völlig übersieht, dass es eine Tür gibt und dass diese Tür auch noch offen ist!

Was den Stress auslöst, ist individuell sehr unterschiedlich, ebenso wie auch die Anfälligkeit für Stress. Bei manchen Menschen reichen schon geringste Reize (der Begriff »dünnhäutig« wird gerne für sie verwandt), bei anderen muss das Leben schon gewaltig in Schieflage geraten, bevor sie Stress empfinden (sie werden deshalb oft »dickfellig« genannt). Ausschlaggebend ist jeweils, dass sich die subjektive Empfindung einstellt, die Situation nicht mehr unter Kontrolle bekommen zu können, sondern ihr hilflos ausgeliefert zu sein.

Stress-Auslöser können zum einen innere Faktoren sein, also alle möglichen Konflikte auf der Ebene der Gefühle wie Kummer (besonders Liebeskummer), Trauer, Groll, Wut, Eifersucht, Neid, Selbstzweifel usw. Aber auch äußere Stressoren wie Überforderung durch Vielfachbelastung, Mobbing, Arbeitslosigkeit, Trennung, Scheidung oder – sehr wichtig – Krankheit können in Stress ausarten. Ein weiterer wichtiger Stressfaktor besteht darin, ständig überzogene Forderungen an sich selbst zu stellen (Perfektionismus).

Immer dann, wenn wir uns »voll im Stress« fühlen, läuft im Organismus eine »Stress-Kaskade« ab, die auf zwei unterschiedlichen physiologischen Vorgängen beruht. Die erste Reaktion ist, dass das Gehirn den Stress erkennt, wodurch in der Regel zuerst die subkortikalen Zentren wie Amygdala und Hypothalamus aktiviert werden. Besonders die für die Emotionen zuständige Amygdala alarmiert unter anderem über den Hypothalamus die vegetativen Umschaltstationen, den *noradrenergen* Kreislauf in Gang zu setzen, wodurch zuerst unsere Aufmerksamkeit und Achtsamkeit erhöht werden; ab jetzt sind wir »auf der Hut«. Gleichzeitig wird im vegetativen Nervensystem der *Sympathikus* aktiviert, was bewirkt, dass die Nebennieren nun beginnen, *Adrenalin* und *Noradrenalin* ins Blut auszuschütten. Sobald das Hirn diese Botenstoffe, die als »Stress-Hormone« bekannt sind, über das Blut empfängt, verstärken sich in ihm die Stressreaktionen. Jetzt wird es gewissermaßen Ernst.

Die zweite Reaktion beginnt wenig später, indem der Hypothalamus das *Corticotropin Releasing Hormon (CRH)* ausschüttet, das wiederum die *Hypophyse* veranlasst, das *adrenocorticotrophe Hormon (ACTH)* freizusetzen. Dieser Botenstoff bewirkt, dass in den Nebennierenrinden *Cortisol* ausgeschüttet wird, der Stoff, der uns aufstachelt und erregt. Wird der Stress stärker, dann versucht der

Hippocampus zu deeskalieren, indem er regulierend auf die Produktion von Cortisol einwirkt, denn es wirkt schädigend, wenn es in hoher Dosis oder länger in der Blutbahn kreist.

Das adenocorticotrophe System im Gehirn

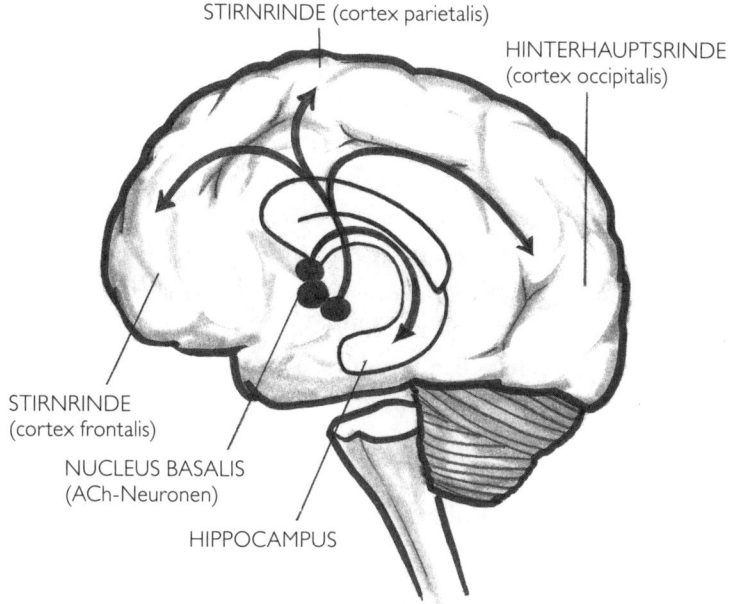

STIRNRINDE (cortex parietalis)

HINTERHAUPTSRINDE (cortex occipitalis)

STIRNRINDE (cortex frontalis)

NUCLEUS BASALIS (ACh-Neuronen)

HIPPOCAMPUS

Quelle: Abbildung gezeichnet von Nike Schenkl nach Vorlage aus Thompson 2001

Auch durch die Ausschüttung verschiedener Botenstoffe, wie zum Beispiel bestimmter endogener Opiate und des Neuropeptids Y *(NPY)*, leitet das Gehirn eine Gegenreaktion auf den Stress ein. Diese erneute Verschiebung im Verhältnis der Neuromodulatoren schafft es in vielen Fällen, dass die Großhirnrinde wieder mitreden und nun beginnen kann, die beunruhigende Situation in Ruhe zu analysieren.

Häufig schafft das Großhirn es aber nicht, sich mit seinen vernunftgesteuerten Strategien durchzusetzen, weil ihm die Amygdala

»dazwischenfunkt«. Wie bildgebende Verfahren* zeigen, ist ihre Aktivität in Stresssituationen stark erhöht. Da sie – um unser Überleben zu sichern – dazu tendiert, allem Erlebten vorsichtshalber eine negative Färbung zu geben, neigt sie dazu (wahrscheinlich ebenfalls vorsichtshalber), den angespannten Zustand des Gehirns aufrechtzuerhalten. Im Normalfall ergibt sich also gewissermaßen ein Kampf zwischen eher beruhigenden kognitiven Aspekten (Vernunft und Einsicht), vermittelt durch Hippocampus und Großhirn, und eher emotionalen Aspekten (Aufregung), vermittelt durch die Amygdala. Diesen Kampf erleben wir subjektiv als Konflikt zwischen »Aufregung« und »Ruhe bewahren«.

Sollte diese konzertierte Aktion der Stressbewältigung nicht helfen, weil der Stress noch immer unvermindert oder verstärkt auf den Organismus einwirkt, dann kommt es zur Schädigung des Hippocampus. Er »zieht seine Fühler ein« (Hüther), was bedeutet, dass seine Pyramidenzellen mit ihren Dendriten sich teilweise zurückbilden und seine Nervenzellen absterben. Dadurch werden wichtige deeskalierende Rückkopplungsschleifen unterbrochen, die schließlich unter zu großem inneren Druck ganz zusammenbrechen. Dies ist der Fall bei Rückkoppelungen in der Stärke der Ausschüttung von CRH, ACTH und Cortisol. Ab diesem Zeitpunkt fühlen wir uns dem Stress zunehmend ausgeliefert.

»Allgemein kommt es zu einer Hemmung der noradrenergenen Signalübertragung, bei Männern auch zu einer Senkung des Testosteronspiegels, zu einer Reduktion neurotropher Faktoren und damit zu einer Verhinderung von neuronalem Wachstum« (Roth 2001: 315). Unter diesen Umständen ist unser Gehirn mit seinen Nervenzellen fast nicht mehr bzw. nur bedingt in der Lage, sich zu regenerieren. Es findet noch nicht einmal im Schlaf Ruhe, denn es versucht verzweifelt, seine Probleme zu (er)lösen und bleibt selbst

---

* Ein bildgebendes Verfahren erzeugt aus Messgrößen eines realen Objektes ein Abbild, wobei die Messgröße oder eine daraus abgeleitete Information ortsaufgelöst und über Farben oder Helligkeitswerte kodiert visualisiert wird. Der Begriff ist in der Medizin weit verbreitet und wird meist als Oberbegriff für verschiedene Diagnostikmethoden, die Aufnahmen aus dem Körperinneren liefern, gebraucht.

nachts im Zustand der Erregung. Oft können wir sogar überhaupt nicht mehr schlafen, da Kummer und Sorgen uns so »umtreiben«, dass sie uns den »Schlaf rauben«.

Es beginnt ein Teufelskreis, der gekennzeichnet ist durch Angst, Vermeidung, negative Erwartungen, Selbstzweifel, die genährt werden durch die gescheiterte Bewältigung der Problematik. Daraus erwächst das Gefühl einer immer größer werdenden Hilflosigkeit, was wiederum zur Verstärkung der Stressreaktion beiträgt. Dramatischerweise werden wir gerade durch die Kettenreaktionen im Gehirn und in der Verschaltung der *Neuromodulatoren* immer weiter von einer inneren Verfassung weggetrieben, die es unserem Großhirn erlauben würde, mit »kühlem Kopf« und klarem Blick über Lösungsstrategien nachzudenken.

In einem solchen Zustand entscheiden sich Menschen, dass sie zum Beispiel einen Yogakurs oder ein Meditationsseminar besuchen wollen. Ihr Instinkt sagt ihnen, dass sie dringend Entspannung brauchen. Wenn sie gefragt werden, warum sie in den Kurs gehen, sagen sie, dass sie lernen wollen, ihrem »Gehirn-Karussell« zu entkommen, endlich »abschalten« zu können, um wieder zu innerer Ruhe und Schlaf zurückzufinden.

Meditation setzt Erinnerungen und Gefühle frei

Wenn wir uns hinsetzen, die Augen schließen und uns vornehmen, nun einen bestimmten Zeit-Raum der Meditation zu widmen, scheint es – in aller Regel – im Kopf so richtig loszugehen. Ein Gedanke jagt den nächsten, der Körper meldet sich mit einem Jucken hier und einem Zwicken dort, und zwar nicht nur bei uns westlichen Menschen, sondern – Berichten zufolge – am Beginn ihrer Praxis sogar auch bei tibetischen Meditationsmeistern. Zum einen lässt uns die äußere Ruhe merken, was alles in unserem Inneren geschieht. Zum anderen ändert sich in der zunehmenden mentalen Entspannung, die dadurch entsteht, dass wir Gedanken und

Empfindungen wie Wolken am Himmel vorüberziehen lassen, die Aktivität der Neuropeptide[*], die Candace B. Pert unsere »Gefühlsmoleküle« nennt (Pert 2007: 373). Ich (A. T.) werde ihre Sichtweise auf das Geschehen etwas ausführlicher mit ihren Worten darstellen, da ich, als ich sie las, plötzlich und intuitiv sehr viele Zusammenhänge verstand, so als würde sie ein wichtiges Puzzle-Teil liefern.

Pert, Professorin für Physiologie und eine der bedeutendsten Forscherinnen auf dem Gebiet der Psychoimmunologie, beschreibt hier ihre ersten Begegnungen mit Meditation und ihre Reflexionen über die Auswirkungen ihres Tuns auf die Physiologie ihres Körpers. Sie berichtet: »Vor allem interessierte mich, welche Folgen die streßlindernden Effekte der Meditation für das Immunsystem haben und was das im Kontext der Gehirn-Körper-Verbindung zu bedeuten hat. [...] Nach allem, was ich über das körperweite psychosomatische Netzwerk wußte, hatte ich [...] den Eindruck, daß der mit Krankheit verbundene Streß als Informations-Überlastung zu verstehen sei, als ein Zustand, in dem das Körper-Geist-Netzwerk von unverarbeitetem sensorischem Input in Form unterdrückter Traumen oder unbewältigter Gefühle so in Anspruch genommen wird, daß es zusammenbricht. Dann ist kein freier Informationsfluß mehr möglich und manchmal richten sich die Kräfte dieses Netzwerkes sogar gegen den eigenen Organismus.« Und sie fährt fort. »[...] Die neuen Erkenntnisse über Neuropeptide und ihre Rezeptoren lassen genauere Rückschlüsse auf die Vorgänge und Streßbedingungen zu. Wenn Streß die Gefühlsmoleküle daran hindert, sich frei dorthin zu bewegen, wo sie erforderlich sind, reduzieren sich die weitgehend autonomen Prozesse, die vom Peptidfluß reguliert werden – Atmung, Durchblutung, Immunfunktion, Verdauung, Ausscheidung und so fort –, zu einigen einfachen Rück-

[*] »Neuropeptide und ihre Rezeptoren verbinden (...) das Gehirn, die Drüsen und das Immunsystem in einem Netzwerk von Kommunikation zwischen Gehirn und Körper und stellen wahrscheinlich das biochemische Substrat von Gefühlen dar« (Pert et al. 1985 in: Adler et al. 2008: 102).

kopplungsschleifen, so daß die normale Immunantwort gestört ist. Durch Meditation können lange vergrabene Gedanken wieder an die Oberfläche gelangen, wodurch der freie Fluß der Peptide wieder ermöglicht wird. Körper und Gefühl können gesunden« (Pert 2007: 372 f.).

Verschiedene Forschungsrichtungen in Medizin, Neurologie, Psychiatrie sind den stressmindernden Wirkungen von Meditation nachgegangen und haben eine Vielzahl von Ergebnissen vorgelegt und sind weiter dabei, die Zusammenhänge detaillierter zu erforschen, um das Gehirn darin unterstützen zu können, in Zeiten großer Anspannungen und Anforderungen Zugang zu seinen Ressourcen zu bewahren. Alles, was bisher herausgefunden wurde, deckt sich mit den oft seit vielen Jahrhunderten bewährten Vorschlägen der Yogameister, wie wir im Weiteren immer wieder sehen werden.

Der Geist im Ungleichgewicht

> *»Mit einem ungebärdigen und unruhigen Geist*
> *ist es wie mit einem kleinen Vogel, den du*
> *mit einem unfokussierten und schwankenden Fernglas*
> *beobachten willst: Du siehst gar nichts.«*
> MATTHIEU RICARD

Auch wenn Körperarbeit mit Hilfe der Asanas und Bewegungsabläufe und der Atemtechniken des Hatha-Yoga aktuelle Stresssymptome teilweise sehr effektiv lindern helfen, helfen sie doch nicht so sehr nachhaltig. Wirkungsvoll und nachhaltig ist vor allem die Meditation, denn sie richtet sich auf unseren Geist – und damit auf das »Geist-Körper-Netzwerk« (Pert 2007: 372), das alle unsere Prozesse reguliert. Man könnte auch sagen, dass die Asanas und Atemübungen eher auf der Ebene der Symptome wirksam werden können, während die Meditation mehr auf die Ebene der mentalen

Ursachen dieser Symptome abzielt. Wenn unser Geist andauernd und/oder zunehmend in Probleme verwickelt ist, verändert sich – wie Pert plastisch beschrieb – der Informationsfluss, der eben diese Beziehungen zwischen Geist und Körper zu einem Netzwerk zusammenfügt und darin die äußerst komplexen Regulierungsvorgänge ordnet, indem es sie aktiviert oder hemmt.

Der Geist im Ungleichgewicht führt dazu, dass unsere Körperprozesse ins Ungleichgewicht kommen. Da mittels der Meditation der Geist geschult werden kann, ruhig, stabil und klar zu werden, kann sie tatsächlich als ein entscheidendes Werkzeug angesehen werden, die innere Ordnung nicht nur wiederherzustellen, sondern vielmehr zu etablieren.

Meditation führt den Geist ins Gleichgewicht zurück

Aus diesem Grund wird die Meditation in allen Yogatraditionen als der wesentlichste Bestandteil der Übungspraxis angesehen. Sogar im *Hatha-Yoga*, dem immer wieder nachgesagt wird, dass er sich ausschließlich für Körper-Übungen (»Verrenkungen«) interessiere, finden wir klare Worte in den Quellentexten, wie zum Beispiel der *Hatha-Yoga-Pradipika*, die den Stellenwert der Meditation beschreiben.*

»Wer nur den Hatha-Yoga übt, ohne den Raja-Yoga zu kennen, der plagt sich, so glaube, ich ohne Frucht« (IV, 79)

»Alle Techniken des Hatha und des Laya (= der Auflösung; A. T.) haben das Ziel, den Raja-Yoga zu erreichen. Der Mensch, der den Raja-Yoga erreicht hat, steht über dem Tod« (IV, 103, beide: Glet/Trökes 2003).

---

* Im Hatha-Yoga wird der Zustand der Meditation und des Eins-Seins Raja-Yoga (= der königliche Yoga) genannt.

Die Formen der Yoga-Meditation sind äußerst vielfältig, so dass jeder Mensch eine ihm gemäße Meditationspraxis entwickeln kann. Wir konzentrieren uns im Folgenden auf einige Anweisungen, die wir in Patañjalis Yoga-Sutra finden.

Wie unser Geist ruhig, stabil und klar werden kann

Patañjali geht davon aus, dass der Geist der Menschen normalerweise unruhig und zerstreut ist, da er abwechselnd die Neigung zeigt, entweder den Sinnen zu folgen und sich in der Außenwelt zu verlieren oder sich im Inneren mit seinen Problemen zu verstricken.

Die Probleme, die ihn beschäftigen, haben vielfältige Ursachen, die sich über Jahre hinweg im Körper-Geist-Netzwerk etablieren konnten und die, wenn sie nicht erkannt und reflektiert werden, dort unbewusst wirksam sind und eben auch auf dieser unbewussten Ebene die Aufmerksamkeit lenken und das, was wir wahrnehmen, auf eine spezielle Weise »färben«. Hier noch einmal eine kurze Übersicht über die wesentlichen Faktoren, die den Geist beunruhigen und ihn instabil (wankend) und unklar machen. Es sind

- die Prägungen *(Samskaras)* und unbewussten Neigungen *(Vasanas)*, die wir über die Eltern (Gene und Erziehung) und unsere Gesellschaft bekommen haben;
- die Art und Weise unserer Wahrnehmung, dargestellt in den fünf *Vrittis* richtige Wahrnehmung, Irrtum, Vorstellung, Schlaf und Erinnerung;
- die Hindernisse *(Antarayas)* wie Krankheit, geistige Trägheit, (Selbst-)Zweifel, Erschöpfung, Ungeduld, Neigung zur Fehldeutung, Mangel an Beharrlichkeit (um einer Sache auf den Grund zu gehen);
- die *Kleshas*, nämlich das falsche Verstehen *(Avidya)*, das Ich-Konzept *(Asmita)*, die Gier *(Raga)*, die Abneigung *(Dvesha)* und die Angst *(Abhinivesha)*.

Patañjali zeigt uns im ersten Kapitel des Yoga-Sutra den Weg auf, der wieder in die Ruhe, Stabilität und Klarheit führt. Dabei hat er den Einstieg in die Meditation ganz weit »heruntergelegt«, damit der Zugang leicht ist und wir schnell Zutrauen in die Fähigkeiten bekommen können, die in uns – nach Meinung des Yoga – als in sich ruhende Wesensqualität angelegt sind und die wir nun wieder zu entdecken beginnen.

»Wir können irgendeinen Gegenstand oder irgendeine Frage, die unser Interesse weckt, wählen und unseren Geist darauf ausrichten, um ruhiger und klarer zu werden« (YS 1.39*).

Dann werden die ersten Schritte beschrieben: »Zunächst ist die Klarheit unseres Verstehens noch überlagert von dem, was wir über den Gegenstand und seine Bedeutung gehört haben, was wir über ihn wissen, und von den Vorstellungen, die wir über den Gegenstand haben« (YS 1.42).

»Bleibt unser Geist weiterhin auf das eine Objekt ausgerichtet, so treten Vorstellungen und Erinnerungen nach und nach in den Hintergrund. Unser Geist wird kristallklar und wird eins mit dem Meditationsobjekt. In diesem Augenblick verliert sich das Empfinden für die eigene Person. Allein das Objekt erscheint in aller Klarheit vor uns« (YS 1.43).

Hier wird beschrieben, wie der Geist durch die Übung des reinen Gewahrseins in einem Zustand ist, wo er sich von dem, was ihn normalerweise konditioniert, zu lösen vermag. Besonders wichtig scheint mir (A. T.) dabei der Hinweis, dass vorübergehend das Empfinden für die eigene Person bis zum völligen Verschwinden abgeschwächt werden kann. Das, was dann übrigbleibt, ist die Erfahrung des reinen Wahrnehmens und des Da-Seins an sich. Beides ist losgelöst von mir als Individuum und damit von all dem, was mein Ich konstituiert. Das Wahrgenommene bleibt dabei bei sich, und die/der Wahrnehmende bleibt bei sich. Die Identifizierungen mit den Gedanken, Gefühlen, Erinnerungen, Einschät-

---

* Alle folgenden Textstellen beziehen sich auf die Übersetzung des *Yoga-Sutra* von T. K. V. Desikachar.

zungen, Vorlieben und Abneigungen, die als Reaktion auf das Wahrgenommene im Geist auftauchen, sind gelöst. Wir sehen etwas, haben wahrscheinlich auch eine Meinung dazu – und lassen die Meinung los.

In diesem Zustand der Losgelöstheit entsteht eine tiefe Ruhe, da sich das, was da gerade erfahren wird, sowieso der Beschreibung durch Worte entzieht. Wenn es uns durch Übung gelingt, andauernder und leichter in diese Erfahrung einzutauchen, dann wird unser Mind lernen, sich immer tiefer und umfassender zu entspannen.

Patañjali beschreibt gegen Ende des ersten Kapitels unseren Geist, der durch Sammlung und Ausrichtung stabil geworden ist. Das meint das Training, durch das die abschweifenden Vrittis immer wieder ausgerichtet und fokussiert werden, bis sie nicht mehr umherhüpfen (im gängigen Beispiel »wie die Affen in den Bäumen«), sondern wie ein ruhiger Strom ihrem Flussbett folgen. Das in uns, was wahrnimmt, sitzt dann (um im Bild zu bleiben) am Ufer dieses Flusses und schaut dem Strömen – dem Kommen, Gehen und Vergehen – der Gedanken zu.

»In diesem höchsten Zustand des Erkennens basiert das Wissen eines Menschen nicht länger auf Erinnerungen oder Schlussfolgerungen. Sein Wissen ist spontan und unmittelbar und von außerordentlicher Qualität und Intensität« (YS 1.49).

Ein Mensch in diesem Zustand ist in der Lage, die Fülle von Informationen, die er über alles empfängt, was seine Sinne berühren, in sich ruhen zu lassen. Aus diesem reinen Gewahrsein der absichtslosen Betrachtung heraus geschieht es, dass der Eindruck entsteht, von der Essenz des Wahrgenommen angerührt zu werden: dem Lebendigen, der Ruhe usw. Es spricht zu uns – unmittelbar, direkt und in der ihm eigenen Intensität.

Auch wenn Patañjali einräumt, dass »mit Ausnahme der eigentlichen Quelle des Erkennens in sich selbst ein Mensch in diesem Zustand alles verstehen kann« (YS, 1.45), bezieht er die Selbsterkenntnis doch explizit mit ein in diesen Prozess. »In dem Maße, wie das Verständnis von einem Gegenstand in der Meditation immer vollkommener wird, enthüllt sich einem Menschen sein wahres inneres Wesen« (YS 1.47). Das Verständnis, von dem hier die Rede ist, ist *Prajña,* die Weisheit. Sie entsteht, wie es bei Deshpande/Bäumer heißt, aus der »Erfahrung in dem Zustand der von der Erwägung freien Betrachtung (und) führt zu innerer Abgeklärtheit. Dort findet man Weisheit, der ewigen Ordnung voll« (YS 1.47.48, Deshpande/Bäumer 1977: 78).

Der Mensch betrachtet sich also, ohne etwas zu erwägen und voll innerer Abgeklärtheit. So erfährt er sich als das Wunder, das er ist – »der ewigen Ordnung voll«. Prajña, die Weisheit, verkörpert durch das weibliche Prinzip, hilft uns, uns in unserer ganzen Ordnung zu erkennen und ganz tief zu wissen, dass *wir in Ordnung* sind! Das ist meines Erachtens (A. T.) die Wesensnatur – die mir innewohnende ewige Ordnung. Alles, was ich in mir bedingt durch die Wirkungen der *Samskaras, Antarayas* und *Kleshas* als ungeordnet, eingetrübt und verwirrt erfahre, ist lediglich die Hülle. Sie ist nicht nur peripher, sondern auch vergänglich. Ich selbst mit meinem Körper und dem ihm innewohnenden Geist als Repräsentantin der ewigen Ordnung bin davon unberührt. Das ist die Erkenntnis.

Wenn ich getragen von dieser Erkenntnis durch mein Leben gehe, wird mich nichts mehr so schnell beunruhigen, verletzen oder mir Stress machen. Diese Seinsqualität wird im Yoga mit *Sattva* bezeichnet, der inneren Ausgewogenheit und Balance. Daraus entsteht die Freiheit, zu der der Yoga uns führen möchte: »Wenn die absolute Reinheit in dem psycho-physischen Wesen *(sattva)* und im ›inneren Menschen‹ *(purusha)* gleich ist, entsteht völlige Freiheit *(kaivalyam)*« (YS 3.55, Deshpande/Bäumer 1977: 159).

Meditation als Zustand erhöhter Aufmerksamkeit

»Meditation ist ein Zustand lebhafter Bewusstheit.«
MATTHIEU RICARD

Die übliche Annahme, dass jemand, der meditiert, einfach nur dasitzt und gar nichts tut bzw. gar nichts denkt, können wir dank der Forschungsergebnisse zum Beispiel von Singer und Ricard inzwischen ad acta legen. In einem ihrer Gespräche über Hirnforschung und Meditation bemerkt der Hirnforscher Singer: »Es gibt inzwischen belastbare neurobiologische Hinweise darauf, dass sich das Gehirn während der Meditation in einem Zustand großer Wachheit und konzentrierter Aufmerksamkeit befindet« (Singer/Ricard 2008: 52). Eingehend auf das, was der Neurobiologe Richard Davidson bei seinem Freund, dem buddhistischen Mönch Matthieu Ricard, während der Meditation im Experiment per EEG beobachtete, präzisiert er, dass eine Veränderung des Gehirnwellenmusters im Sinne der Zunahme *synchroner Gamma-Oszillationen* in zentralen und frontalen Hirnregionen als besonders bemerkenswert gelten kann. Für Singer legt dies nahe, dass Ricard offensichtlich Aufmerksamkeitsmechanismen einsetzte, »um Aufmerksamkeit auf Prozesse in höheren Hirnrindenarealen zu fokussieren, Arealen, die bereits abstrakte Konzepte, Symbole verarbeiten können und vielleicht auch benötigt werden, um sich Gefühle und Emotionen bewusst zu machen«. Er vermutet, dass Ricard seine »intentionalen Kontroll-Mechanismen benutzt, um innere Repräsentationen zu aktivieren, seine [im Org.: deine] Aufmerksamkeit auf sie zu lenken und dann mit ihnen zu arbeiten, als handele es sich um Informationen von außen; ganz so, als würden aufmerksamkeitsgelenkte kognitive Fähigkeiten des Gehirns zur Exploration der inneren Welt verwendet« (ebd.: 61).

Diese Erforschung unserer Innenwelt führt dazu, dass wir uns nahekommen, dass wir unsere mentalen Funktionen kennenlernen und dass wir in der Folge eines Tages nicht nur uns selbst erkennen,

275

sondern uns im Prozess dieser Selbsterkundung auch noch nachhaltig verändern werden. »Immer dann, wenn wir die Aufmerksamkeit auf bestimmte Inhalte richten, lernen wir. Sobald man aufmerksam ein Objekt betrachtet und bewusst wahrnimmt, lernt man über dieses Objekt. Die Folge sind Veränderungen in den synaptischen Verbindungen der Neuronen, und das nächste Mal, wenn das Objekt ins Blickfeld gerät, erscheint es vertrauter« (ebd.: 62). Das, was unserem Erkennen vertrauter wird, sind wir selbst. Mit Hilfe der Meditation können wir also nicht nur erfahren, wie wir denken und fühlen, sondern auch unsere Gedanken und Emotionen dadurch beeinflussen, dass wir sie zum Beispiel beleben und damit verstärken oder sie hinterfragen und damit schwächen.

In allen Yoga-Traditionen sind sich die Lehrmeister einig darüber, dass es keinen Sinn macht, sich bestimmte Gedanken und Gefühle zu verbieten. Aber wir können sie in der Meditation auf den Prüfstand stellen, sie achtsam beobachten und sie mit unserer Aufmerksamkeit gewissermaßen durchleuchten, so dass wir ihre Ursachen wahrnehmen können und lernen, was sie nährt und welche Absichten diese Gedanken und Emotionen verfolgen. Wir können etwas tun gegen den nicht enden wollenden Gedankenwildwuchs, der sich aus Selbstbezogenheit, Hoffnungen und Ängsten speist und meistens negativ gefärbt ist. Die Hirnforscher vermuten, dass in einem solchen »Gedankenkarussell«, in dem wir unaufhörlich unsere Konflikte »wiederkäuen«, ständig sich gegenseitig ausschließende Gruppen von Neuronen um die Vorherrschaft kämpfen, wodurch der Geist instabil wird, da er unaufhörlich zwischen verschiedenen metastabilen Zuständen hin- und herwechselt. Es hat aber den Anschein, als wenn es für unser Wohlbefinden förderlich ist, wenn sich in unserem Gehirn stabile Zustände (also eine stabile Vorherrschaft bestimmter Neuronengruppen) aufbauen kann, denn aus dieser Stabilität entwickelt sich eben diese Wahrnehmung der Kohärenz (des Zusammenhalts), der uns inneren Frieden und Sinnhaftigkeit zu vermitteln vermag. »Vielleicht ist

Kohärenz die Signatur einer Lösung, vielleicht sind Lösungen Zustände hoher Synchronizität, in denen weit verteilte Ensembles von Neuronen in gut synchronisierte oszillatorische Aktivität einschwingen«, meint Singer und fährt fort: »Dies sollte wiederum eine ideale Bedingung für die Aktivierung der Bewertungssysteme sein, die global kohärente Zustände erkennen und das Finden von Lösungen mit positiven Emotionen belohnen« (ebd.: 105 f.).

Diese Erkenntnis soll dazu führen, dass wir alle die Gedanken und Emotionen, die förderlich und heilsam für uns und die Welt sind, in unserer Wahrnehmung und Aufmerksamkeit zu halten lernen. »Du musst einen ganz bestimmten Geisteszustand erzeugen und aufrechterhalten«, beschreiben Singer und Ricard das Vorgehen »und deine Aufmerksamkeit zurückführen, wenn der Geist abschweift und sich ablenken lässt« (ebd.: 63).

Daraus kann sich eine stabile mentale Verfassung entwickeln, die von dieser positiven Kraft gespeist wird. Meditieren wir in der Folge immer wieder und wieder über diesen Geisteszustand (zum Beispiel über Güte und Mitgefühl), dann wird dieser Geisteszustand sich ausdehnen und wird eine Macht in unserem Geist werden, die uns auch in Stresssituationen erhalten bleibt. Das neue Muster, das uns in Verbindung mit gütigen, verstehenden und mitfühlenden Gedanken bringt, wird dann beginnen, alte Stressreaktionen zu überschreiben, die wahrscheinlich bewirkten, dass wir uns durch ein bestimmtes Verhalten angegriffen und verunsichert fühlten. Unser Gehirn wird sich mit Hilfe dieser stabilen mentalen Ausrichtung umformen. Je mehr und je intensiver wir uns meditierend unseren inneren Zuständen widmen, je differenzierter wir sie zu bewerten wissen und in der Folge zu modulieren lernen, desto deutlicher werden die Spuren, die dieses neue Denken in unserer Hirnstruktur hinterlassen wird. Je konsequenter wir lernen, nicht förderliche Gedanken und Emotionen bei sich zu lassen und sie nicht mehr mit unserer Aufmerksamkeit zu nähren, desto instabiler wird das in uns werden, was sich eher am Negativen, an Problemen und Konflikten ausrichtet. »Befreiung von Leid wird so am

Ende zu einer Fertigkeit«, bekräftigt Ricard aus eigener Erfahrung (ebd.: 82).

Meditation führt also langfristig (!) nicht nur dazu, dass wir uns selber differenzierter, feinfühliger und mitfühlender zu verstehen lernen, sondern dass wir auch beginnen, diese Vorgehensweise, die wir für uns selber erarbeitet haben, auf unsere Mitmenschen anzuwenden. Die stabile Ausrichtung unseres Geistes in der Meditation auf heilsame und lichtvolle Zustände verändert dadurch also nicht nur uns selbst, sondern wird auch unsere Beziehungsfähigkeit verbessern. »Meditieren und Handeln: Sich selbst verändern, um die Welt zu verändern«, benennen es Singer und Ricard (ebd.: 129).

RESONANZEN UND ÜBERGÄNGE

»Nicht, dass wir um jeden Preis überleben, sondern dass wir andere finden, die unsere Gefühle und Sehnsüchte binden und spiegelnd erwidern können, ist das Geheimnis des Lebens.«

JOACHIM BAUER

DER YOGI UND SEIN UMFELD

Das vorangegangene Kapitel darüber, wie die Techniken des Yoga auf unser Gehirn wirken, zeigt, dass wir, wenn wir nach innen in unseren körperlichen und mentalen Raum gehen, unser »Glück« *(sattva)* finden und erfahren können – all die Qualitäten, die bereits in uns existieren, die unwandelbar, unbeweglich, allgegenwärtig sind und darauf warten, von uns entdeckt zu werden. Auf dieser Entdeckungsreise sind wir selbst letztlich unsere Lehrerinnen und Lehrer, auf die wir gewartet haben, um dem Leiden in unseren Verhaftungen ein Ende zu bereiten. Tatsächlich entsteht uns Leid ja dann, wenn unsere Überzeugungen und unsere Konzepte mit dem, was ist, im Widerstreit liegen. Wäre unser Geist vollkommen klar, dann entspräche das, was ist, dem, was wir wollten. Anders herum: Wenn wir an einem Gedanken hängen, dann halten wir ihn meistens so sehr für wahr, dass wir gar nicht darauf kommen, ihn zu hinterfragen. Zu Überzeugungen werden solche Gedanken, wenn wir über Jahre hinweg hartnäckig an ihnen festhalten.

Im Üben von Achtsamkeit und Meditation nehmen wir hingegen wahr, dass Gedanken einfach auftreten. Sie kommen und gehen, und sie kommen, um vorüberzuziehen, nicht, um zu bleiben. Unangenehm oder blockierend werden sie dann, wenn wir uns an sie klammern, als wären sie wahr. In diesem Sinne sind auch die Geschichten über uns und unser Leben, über unser Umfeld und Mitwelt ungeprüfte Theorien, die uns sagen, was die Dinge angeblich bedeuten. Oft ist uns dabei überhaupt nicht bewusst, dass es sich dabei um selbstgemachte Theorien handelt (vgl. Katie 2002).

Im Üben von Yoga bekommen wir eine über viele Jahrhunderte erforschte und erprobte Struktur, die es uns ermöglicht, radikal die Perspektive zu wechseln, indem wir uns auf eine ganz spezifische Weise »in die Welt stellen« und uns darin verorten. Wir geben unserem Bewusstsein im Üben eine für die Haltung, Visualisierung, Energielenkung, Atemtechnik gezielte Ausrichtung und suchen darin, ihren symbolischen Entsprechungen nachzugehen.

In diesem Tun sind wir in zwei grundsätzlichen Räumen gleichzeitig aktiv: Indem wir in die Haltung gehen, verorten wir uns in dem uns umgebenden Raum mit seiner auf unsere momentane Konstitution wirkende Schwerkraft. Je nach Koordination und Gleichgewichtsempfinden gleichen wir die Position unseres Körpers kontinuierlich innerhalb der Polaritäten im Raum aus, also vorn – hinten, rechts – links, oben – unten. Darüber hinaus sind wir überaus aktiv in der Rezeption unseres inneren Raumes, sowohl dem physischen Körperraum als auch dem mentalen Raum. Das Gehirn empfängt Rückmeldungen aus den Geweben des somatischen Körpers, und je nach Intensität tauchen eventuell Emotionen wie Freude, Zufriedenheit, Ärger, Wut, Trauer, Neugierde auf. Sie müssen nicht zwangsläufig, aber sie können zusammenhängen mit aus einer tieferen unterbewussten Ebene auftauchenden Erinnerungen an Bilder, Erfahrungen, Erlebnissen etc. Hier wirken Verbindungen zwischen dem vegetativen und dem zentralen Nervensystem, die unserer bewussten Kontrolle entzogen sind.

Auf der bewussten Ebene sind wir vielleicht gerade dabei, das Gesagte der Lehrerin über die Symbolik der Haltung in uns nachwirken zu lassen. So verbinden wir uns im Üben in unserer Vorstellung mit den symbolischen Qualitäten der Taube, des Löwen, der Heldin etc. Während wir physisch nachvollziehbar mit unserer äußeren Gestalt arbeiten, laufen in unserem Inneren mehrere mehr oder weniger bewusste oder gar unbewusste Wahrnehmungsprozesse zur gleichen Zeit ab. Die Einladung der Lehrerin, Bilder, Gedanken, Gefühle, die im Üben erscheinen, achtsam zu beobachten und mit der Aufmerksamkeit zu begleiten, bezieht sich darin auf die inneren Zustände, die uns im Augenblick des Übens bewusst zugänglich sind oder werden.

Phänomene und Modelle

In diesem Tun erfahren wir uns als sinnliche Wesen. Diese Erfahrung bezeichnen Philosophen als *phänomenales Selbst* oder *phänomenales Selbstmodell*. Die Erfahrungen mit der uns umgebenden Alltagsumwelt bilden entsprechend den Inhalt unseres *phänomenalen Selbstbewusstseins (phenomenal awareness)*. Wir sind dieses Wesen, was wir als *Ich* bezeichnen, ohne dass wir bewusst darüber nachdenken (müssen). Und doch kann ein Ich sich nicht sicher sein, ob er oder sie denselben Himmelsfarbton sieht wie die Gesprächspartnerin gegenüber, ob das Gegenüber die Einrichtung des Raums, die Formen und Konturen der Gegenstände ähnlich sieht und in ihrem Gehirn abbildet wie dieses sich fragende Ich. Entsprechend der ganz eigenen psychosomatischen Konstitution sind all unsere auditiven, visuellen, haptischen und sensomotorischen Eindrücke höchst individuell und einzigartig.

In der Philosophie wird die subjektive Empfindung eines Ich als *Erste-Person-Perspektive* bezeichnet oder aber als *Quale* (Plural: *Qualia*) – der Ausdruck für die unteilbare unmittelbare Qualität einer subjektiven Empfindung (vgl. u. a. auch Siefer/Weber 2008; Sacks 2005; vgl. auch im Kapitel: Ich – Selbst – Identität aus Sicht der Gehirnforschung den Abschnitt »Die Erste-Person-Perspektive und die Dritte-Person-Perspektive«). Die gleichzeitig auftretenden, aber möglicherweise unterschiedlich intensiv empfundenen Erfahrungen im Yogaüben, wie die Erinnerungen vom Tag oder den Tagen davor, sind Inhalte dieses phänomenalen Bewusstseins, die in der jeweiligen Phase des Übens unterschiedlich aktiv aufscheinen.

Die wechselnden Inhalte, die sich unseres phänomenalen Selbst bemächtigen, stammen aus Sinneseindrücken der beiden Räume der Wahrnehmung: Eindrücke, die unsere Sinne aus dem äußeren Raum neu in uns aufnehmen lassen, können Bilder, Aussichten, Geschmäcker, Gerüche, Berührungen sein, während unsere inneren spürenden Sinne uns Informationen über innere Zustände wie Gedanken, Träume, Gefühle, innere Bilder und Vorstellungen liefern. Alle diese Inhalte »konkurrieren um Zugang zum Bewusstsein, um unsere Aufmerksamkeit. Sie wechseln einander ab, widersprechen sich und bilden miteinander und ineinander verwoben den Strom des Bewusstseins, den das Gedächtnis in Bewegung setzt« (Siefer/Weber 2008: 201).

So wie sich die Inhalte unserer Aufmerksamkeit um ein Ich als Mittelpunkt des eigenen Bewusstseinsraums zentrieren, so gruppieren sich die Eindrücke aus der Umwelt um das Individuum als für sich verankerter Mittelpunkt in der Welt. Siefer und Weber beschreiben diese Ich-Perspektive in mehreren Dimensionen: Das Ich ist Autor der eigenen Gedanken und sieht sich allein in der Urheberschaft eigener Planungen und Handlungen. Es erfährt sich mit dem ihm zugehörigen Körper als getrennt von der restlichen belebten und unbelebten Welt und sein autobiographisches Gedächtnis verankert und verortet das Ich in der Zeit. Es erzählt dessen Geschichte und vermittelt diesem Ich den Eindruck der materialen und psychisch-seelischen Kontinuität im Gestern, Heute und Morgen oder, wie der Philosoph Thomas Metzinger es bezeichnet, eine *subjektive Innenperspektive* (zitiert in Siefer/Weber 2008: 202). Das heißt, die Empfindung dafür, ein autonomes Ich zu sein, beruht zum einen auf einer *individuellen Innenperspektive*, die uns stets dann kognitiv zur Verfügung steht, wenn wir uns in unserer Vorstellung über uns selbst immer wieder neu erfinden. Diese Fähigkeit baut darauf auf, dass es im Gehirn kognitive Strukturen gibt, welche die Wahrnehmungen und *Repräsentationen*[*] des Draußen reflektieren, indem sie sie noch einmal auf die gleiche Weise verarbeiten, wie die peripheren Gehirnareale die sensorischen Primärsignale aus der Umwelt und dem Körper verarbeiten. Hirnforscher bezeichnen diese inneren Reflexionsprozesse als *Meta-Repräsentationen* (vgl. Singer 2002). In diesem Prozess arbeitet das

---

[*] »Vorstellungen über Zusammenhänge (Assoziationen) werden im menschlichen Gehirn [...] erzeugt: Zum einen werden Elemente der äußeren Welt miteinander gedanklich in Verbindung gesetzt, also assoziiert. Diese Assoziationen entsprechen Netzwerkverschaltungen, die ein inneres Bild der äußeren Welt speichern und in die subjektive Vorstellung heben können. Ein solches inneres Bild wird auch als ›Repräsentation‹ bezeichnet« (Bauer 2006a: 54).

Gehirn in der Weise, dass es versucht, Neues mit Vertrautem in Verbindung zu setzen. Dabei geht seine Suche nach Bedeutung einher mit der Identifikation von bereits bestehenden kompatiblen Mustern, aus denen dann mentale Konzepte und Modelle entwickelt werden (vgl. Braun 2004).

Das Ich ist sich nicht nur selbst gewahr. Die Erfahrung, ein autonomes und subjektives Ich zu sein, beruht außerdem, so Singer, auf Konstruktionen, die sich im Laufe der kulturellen Evolution entwickelt haben. Repräsentationen, die wir alle kennen, wie »Ich weiß, dass du weißt, wie ich fühle« oder »Ich weiß, dass du weißt, dass ich weiß, wie du fühlst« weisen deutlich darauf hin, dass biographische Selbstkonzepte in hohem Maße soziokulturell geprägt sind und damit auch den Status einer *sozialen Realität* besitzen. Auch hier finden wir uns verortet im Wechselspiel des inneren und äußeren Raums, der Innen- und Außenperspektive, wieder: Zum einen besitzen wir ein inneres Auge, mit dem wir in unserem Inneren die Möglichkeit der Reflexion und Bildung von Meta-Repräsentationen über uns selbst und unsere Umgebung haben, die wir außerdem noch anderen über erworbene Ausdrucksformen wie Gestik, Mimik und Sprache mitteilen können. Zum Zweiten sind wir in der Lage, in unserer eigenen Vorstellung auf der Basis zwischenmenschlicher Erfahrungen mentale Modelle der inneren Zustände unseres jeweiligen Gegenübers zu erstellen. Singer beschreibt dies als »wechselseitige Bespiegelung im je anderen. Diese Reflexion wiederum ist [...] die Voraussetzung dafür, dass der Individuationsprozess einsetzen kann, dass die Erfahrung [oder vielleicht eher Vorstellung; B. K.] ein Selbst zu sein, das autonom und frei reagieren kann, überhaupt möglich wird« (Singer 2002: 74).

Die Welt »da draußen« steht somit in engstem Verhältnis zu unserer Welt »hier drinnen«. Und die Welt als »Draußen« *kann* es nur geben in Relation zu unserer Erfahrung und Erfahrbarkeit im Inneren. In diesem Sinne ist die Beziehung das Wichtigste, nicht die Trennung.

Dimensionen von Raum

Wie außerordentlich differenziert die Form des Forschens und Reflektierens der modernen Bewusstseinsforschung ist, zeigt sich, wenn wir den Ausführungen der Mathematikerin, Physikerin und Informatikerin Margaret Wertheim (2000) zur Veränderung der Auffassung vom Phänomen *Raum* innerhalb der Wissenschaftsgeschichte vom 13. Jahrhundert bis heute folgen. Während im Mittelalter die Vorstellung einer *Dichotomie* (Aufspaltung) *von diesseitigen und jenseitigen Räumen* herrschte, antizipierte die Renaissance den *euklidischen* Raum, das heißt den physikalischen Raum unserer unmittelbaren Anschauung. Bei Newton und Einstein wird der Raum schließlich *relativ, das heißt aktiv und vieldimensional.*

Wertheims Interesse an der Veränderung der Imagination und damit auch symbolischen Abbildung von Raum steht in Zusammenhang mit einem umfassenderen Interesse an der Art und Weise, »wie Wissenschaft und ihre technischen Nebenprodukte in der abendländischen Geschichte als Motor der Phantasie funktioniert haben« (Wertheim 2000: 10). Dabei geht sie von der Annahme aus, dass wissenschaftliche Entdeckungen und technische Innovationen nie isoliert stattfinden, sondern immer Teil größerer kultureller, gesellschaftlicher, philosophischer und politischer Bewegungen sind.

Am Beispiel der engen Verflechtung von mittelalterlicher Kunst in der Malerei und der Entwicklung der neuzeitlichen Naturwissenschaft beschreibt Wertheim die Rollenveränderung des künstlerischen Auges vom »inneren Auge« der Seele zum »physischen Auge« des Körpers durch den Schritt hin zu naturalistischer, der betrachteten Realität möglichst nahe kommender Darstellung in der Kunst. Ihrer Meinung nach liegt hier ein entscheidender Katalysator für die Entwicklung neuzeitlicher Wissenschaft. Sie beschreibt diesen Übergang als einen von der Domäne des spirituellen Raums mit seiner immateriellen konzeptionellen Ordnung in den Bereich des physikalischen Raums mit seiner individuell wahrgenommenen visuellen Ordnung. Die im 15. Jahrhundert entwickelten Regeln für die *Linearperspektive*, die den Malern eine konkrete Anleitung für die Darstellung aller Objekte im gleichen mehrdimensionalen Raum aus der Perspektive eines bestimmten Standpunkts lieferten, schafften eine Grundlage für die räumliche Integrität der physikalischen Wirklichkeit, wie wir sie heute wahrnehmen. In der aristotelischen Weltsicht hatte Raum keine Ausdehnung, sondern war die anliegende Begrenzung der Dinge. In dieser Perspektive besaßen nur konkrete stoffliche Dinge eine Tiefe. Durch die Erfindung des visuellen und virtuellen Auges »das tatsächlich die Freiheit hatte, auf eigene Faust durch den Raum zu schweifen, [...] verschaffte die spätere Phase der Perspektive den Menschen große psychologische Erfahrungen mit dem *ausgedehnten physikalischen Raum als Ding an sich*« (Wertheim 2000: 121). Die Revolution *im Sehen von Raum* schaffte so die Voraussetzung für die Revolution *im Denken über den Raum* (vgl. ebd.). Der spirituell abgestufte Kosmos der mittelalterlichen Seele beinhaltete unterschiedliche Ebenen der Realität und damit unterschiedliche räumliche Bereiche. Eine solche vielgestaltige Realität setzt eine vielgestaltige mentale Konzeption von Raum voraus. Demgegenüber bildet die Homogenisierung des Raums, die die Erkenntnisse in Astrologie und Kosmologie und somit aller nachfolgenden wissenschaftlichen Arbeit begleitet, eine einzige Art von Realität, nämlich eine auf physikalischen Gesetzmäßigkeiten ruhende Realität der Materie. Sie machte die alte Unterscheidung zwischen irdischem und himmlischem Raum schließlich überflüssig. Einsteins Relativitätstheorie erklärt den Raum im relativistischen Weltbild sogar zu einer *aktiven* Kategorie der Realität; Raum bekommt plötzlich eine aktive Persönlichkeit. Wir sprechen beispielsweise von Gestaltungs-*Räumen*, Innen-*Räumen*, geistigen *Räumen*. Der Entwicklung einer Wahrnehmung und Abstrahierung von Raum als solchem folgte so allmählich die kognitive Fähigkeit, ein Raumverständnis auch auf andere Bereiche als diejenigen der physischen Welt zu entwickeln, nämlich auf die Bereiche der Vorstellung und Phantasie.

Insbesondere das gesellschaftlich verhandelte *Weltbild* der neuzeitlichen Wissenschaften bewegte sich fort von der mittelalterlichen dualistischen Vision des *physikalischen und spirituellen Raums*
hin zu der Vorstellung eines *Hyperraums*, in der alles gleich und
homogen ist. »An die Stelle der Raum-Zeit-Hierarchie trat das
Raum-Zeit-Kontinuum« (Koestler 1980: 550). Darin spiegeln die
Konzeptionen des Menschen über sich selbst die entsprechend zeit-
gleichen Vorstellungen und Konzeptionen von Raum wider. Die
Konstruktion des Internets ist ein Beispiel eines solchen Hyperraums, in dem wir uns imaginierend bewegen; die computeranimi-
mierten, interaktiven, virtuellen und lebendigen visuellen Hirnbil-
der der Neurowissenschaften, auf deren Informationsgehalt wir uns
teilweise auch in diesem Buch berufen, bilden ein anderes. *Positro-
nen-Emissions-Tomographie (PET)* der *Magnet-Resonanz-Tomogra-
phie (MRT)* entwerfen über mathematische Operationen von größter Komplexität Bilder *(Brainimaging)*, die mit ihren Visualisierungen
des lebendigen Gehirns sowohl wissenschaftlich-methodisch als
auch in der Vorstellung von uns selbst über den eigenen individuellen Innenraum für eine Revolution in der Vorstellung unserer geistigen Welt gesorgt haben (vgl. Seifert 2008). Über solcherart vermittelte Räume, die wir durch und mit einem technischen Filter
sehen, sind und werden wir in einem ganz realen Sinne stets aufs
Neue, wie Wertheim es ausdrückt, »die Produkte unseres räumlichen [gesellschaftlich verhandelten; B. K.] Systems« (Wertheim
2000: 343). Auf diese Weise entwickeln wir eine Vorstellung vom
Inneren unseres Körperraums (einschließlich des Gehirns!), ohne
ihn selbst jemals zu sehen zu bekommen.

Wir sind (mittlerweile) in der Lage, vielfältige Dimensionen in
unserem Leben und in der uns umgebenden Umwelt zu *denken*,
einen *vieldimensionalen physikalischen Raum*, wie der Verhaltens-
mediziner und Meditationslehrer Jon Kabat-Zinn sehr schön beschreibt, »ohne Anfang und Ende, leer und doch voll von einzelnen
Brennpunkten der Materie, Galaxien mit unvorstellbaren Mengen
von Sternen und diesen Galaxien selbst wiederum über undenk-

bare Entfernungen und Zeiträume zu etwas gesammelt, was wie Blasen aussieht, Membranen, die über die Leere gezogen wurden, doch all das sich voneinander mit unglaublicher Geschwindigkeit entfernend in einer sich beschleunigenden Ausdehnung, deren Beginn man extrapolieren und 13,7 Milliarden Jahre zurückverlegen kann auf einen Punkt, in dem alle Masse und alle Energie sowie Zeit und Raum in einem Tropfen von keinerlei Dimension kondensiert gewesen sein müssen, außerhalb von dem es nichts gab, weil es für das Universum kein ›außerhalb‹ gibt« (Kabat-Zinn 2008: 643). Tatsächlich befinden wir uns jetzt gerade in diesem Augenblick auf einem Planeten, der Erde, die sich in diesem unendlichen Raum und in unvorstellbarer Zeitlosigkeit genau an der Stelle einer Galaxie und in der Nähe eines relativ jungen Sterns (Sonne) befindet, wo es unter eben diesen klimatischen Bedingungen über einen unvorstellbar langen Zeitraum zu den komplexen Lebensformen gekommen ist, in denen wir selbst heute stehen. Über das Zusammenwirken vielfältiger Kräfte, an dem wir kräftig Anteil haben, *kann* diese Welt in diesem Augenblick nur genau so sein, wie sie *ist*.

Zwischen Statik und Dynamik

In dieses Universum sind wir physisch, energetisch und geistig eingebunden. Wir bewegen uns durch es hindurch mit den uns von der Evolution zur Verfügung gestellten Möglichkeiten von Wahrnehmung, Lernen und Reflexion, um so in Wechselwirkung mit unserer Umwelt zu gehen.

Forschungsergebnisse aus der Neurobiologie zur Physiologie des Sehens zeigen, dass sich die Verarbeitungswege der Informationen vom Auge im Gehirn auf zahlreiche und oftmals parallel angeordnete Hirnareale verteilen. Zunächst wird das Licht am Auge durch Photorezeptoren in neuronale Impulse umgewandelt, die als elektrische Signale über Fasersysteme zum Thalamus und anschließend zur primären Sehrinde weitergeleitet werden. Ab dort gilt das Prinzip der Parallelverarbeitung, wobei die parallel beteiligten Gehirnareale fast alle rückwirkend über Nervenbahnen miteinander verbunden sind. In der Hirnforschung wird daraus geschlossen, dass es im Gehirn keine hierarchische Kontrollstruktur an der Spitze neuronaler Verarbeitung *(Konvergenzzentrum)* gibt.

Diese Ergebnisse interpretieren Hirnforscherinnen und Hirnforscher dahingehend, dass die Aktivitäten des Gehirns scheinbar in einer Netzwerkarchitektur geschehen, die auf hoher Komplexität und wechselseitigen Rückkopplungen parallel organisierter Systeme beruht. »Darin gibt es keinen Agenten, der interpretiert, kontrolliert und befiehlt« (Singer 2002: 66). Koordiniertes Verhalten und kohärente (hier im Sinne von sinnbildendem Zusammenhang) Wahrnehmung werden somit als »Leistungen eines Selbstorganisationsprozesses verstanden, der alle diese eng vernetzten Zentren gleichermaßen miteinbezieht« (ebd.).

Wie die Koordination dieses Selbstorganisationsprozesses erfolgt, ist gegenwärtig *die* Herausforderung für die Neurowissenschaften. Sie wird von Fachleuten als Bindungsproblem oder Bindungsphänomen bezeichnet (vgl. Singer 2002; siehe auch im Kapitel: Wie verarbeiten wir Wahrnehmung? unter »Das plastische Gehirn«). Jede Wahrnehmung eines Gegenstands beinhaltet das Registrieren vieler Faktoren und Attribute, die auf einer vorbewussten Ebene miteinander verbunden werden, bevor sie als bewusste Wahrnehmung in unserer Aufmerksamkeit erscheinen.

Bewusstheit ist ein energetisches Schwellenphänomen

In den vorangegangenen Kapiteln dieses Buches haben wir uns auf die Entdeckung der Neurowissenschaftlerinnen und Neurowissenschaftler bezogen, dass ein zusammenhängendes Wahrnehmungserlebnis, also ein Bild, eine Melodie, eine Körperempfindung, auf dem gleichzeitigen synchronisierten Feuern von Neuronen in verschiedenen sensorischen Arealen beruht. Es wird davon ausgegangen, dass eine Erfahrung oder das Empfinden eines inneren Zustands erst dann bewusst wird, wenn das Feuern der Neurone eine gewisse Intensität überschreitet und sie für rund 100 Millisekunden auf diesem Niveau hält. Bewusstheit ist somit ein energetisches Schwellenphänomen. Das Interesse der Wissenschaftlerinnen und Wissenschaftler an der Aufklärung des Prozesses, wie aus vielen Einzelimpulsen eine zusammenhängende Wahrnehmung oder koordinierte Bewegung wird (Bindungsphänomen) wird in der Philosophie auch als *Dritte-Person-Perspektive*, also die Analyse von außen auf unsere inneren geistigen Prozesse (siehe dazu auch das Kapitel: Ich – Selbst – Identität aus Sicht der Gehirnforschung). Aus dieser Außenperspektive heraus ergibt sich das zu erforschende Problem, »nachprüfbar erklären zu müssen, wie aus den elektrischen Aktivitäten des Gehirns eine subjektive Wahrnehmung entsteht« (Siefer/Weber 2008: 203).

Fest steht unter Fachleuten, dass neuronale Prozesse und bewusst erlebte geistig-psychische Zustände im menschlichen Gehirn aufs engste miteinander zusammenhängen und dass unbewusste Prozesse bewussten in gewisser Weise vorausgehen. Das Ergebnis dieser Vorgänge ist, dass wir Bewegungen und Sinneswahrnehmungen nicht nach bestimmten Schemata berechnen wie ein Roboter, sondern sie immer wieder entsprechend der jeweiligen momentanen Bedingungen als neue und einzigartige qualitative Erfahrung erschaffen. Und es sind diese einzigartigen Erfahrungen, Empfindungen, welche anschließend durch unser Tun im Außen auf unsere sozialen Beziehungen zurückwirken. Gleichzeitig übt das Gehirn durch die Umwandlung sozialer Beziehungen in biologische Signale nicht nur Einfluss auf zahlreiche Körperfunktionen aus, sondern verändert wiederum seinerseits unter dem Einfluss der von ihm selbst erzeugten biologischen Signale kontinuierlich seine eigene Mikrostruktur. Es erschafft sich so selbst stets neu als soziale Konstruktion oder soziales Kunstwerk.

Kontinuitäten und Intervalle

In diesen Prozessen sind wir Menschen Zeitwesen durch und durch. All unser Tun und Handeln hat eine zeitliche Dimension und Kontinuität in und mit dem uns umgebenden Raum. Tatsächlich jedoch entsteht die für uns wahrnehmbare Stabilität der Welt physiologisch durch eine Vielzahl von Ausgleichs- und Koordinationsprozessen im Gehirn. Diese wirken bis ins Gleichgewichtssystem zurück. Die scheinbare Stabilität unserer Welt ist somit eine komplizierte Konstruktion, die für uns völlig unbewusst im Gehirn entworfen wird (vgl. Roth 2003). Wenn wir beispielsweise im Zug sitzen und aus dem Fenster schauen, so fließt in unserer Wahrnehmung die Landschaft vor unseren Augen dahin. Würde uns eine andere Person beobachten, so sähe sie, dass unsere Augen sich langsam gegen die Bewegungsrichtung an einem Gegenstand draußen festzuhalten scheinen, um dann plötzlich wieder vorzuspringen. Oder aber wir sitzen in einem stehenden Zug und schauen auf einen benachbarten, sich in Bewegung setzenden Zug: In unserer Wahrnehmung haben wir zunächst das Gefühl, dass wir es in unserem Zug sind, die sich bewegen.

Schauen wir uns den Prozess des Sehens genauer an, so merken wir, dass dieser Vorgang eigentlich aus einer Reihe von einzelnen Strukturelementen besteht. Wir haben bereits beschrieben, dass die Sinnesimpulse der Augen über den Thalamus und die Sehrinde zahlreiche Gehirnareale, vor allem die des *assoziativen Cortex*, aktivieren. Einzelmerkmale eines jeden Bildes werden verarbeitet, zusammengesetzt und mit Gedächtnisinhalten vermischt. Nun wird das Gesehene als Objekte, Gesichter, farbige und bewegte Szenen bewusst. Wir nehmen von dieser Parallelverarbeitung nichts wahr, sondern »sehen« ein Gesamtensemble von Gegenstand, Raum, Gestalt, Form, Farbe und Bewegung. Auf diese Weise konstituiert das visuelle System eine räumliche Sehwelt, die völlig homogen aufgebaut zu sein scheint (vgl. Roth 2003). Und selbst in dem Augenblick, wo unsere Augen beispielsweise von einem zum anderen Gegenstand springen, erleben wir die Welt nicht etwa verwischt. Zu diesem Phänomen haben Neurologinnen und Neurologen herausgefunden, dass die neuronale Aktivität in der Sehrinde durch das Kommando für die Augenbewegung unterdrückt wird. Wir sind sozusagen für den Bruchteil einer Sekunde »blind«, ohne es zu merken. Die winzigen Lücken zwischen den stabilen Blicken füllt unser Bewusstsein zeitlich wahrscheinlich dadurch aus, dass das bisher Gesehene in die Lücken hinein verlängert wird. Dies lässt Roth zu dem Schluss kommen, dass Zeit eben auch nur »eine Konstruktion des Gehirns« ist (vgl. ebd.: 44).

Damit hängt noch eine weitere Voraussetzung für die Wahrnehmung einer scheinbaren Kontinuität des visuellen Bewusstseins zusammen, die in der Neurowissenschaft als *Hysterese* bezeichnet wird, das Nachwirken einer Aktivität innerhalb der Neuronenverbände. Sie überdauert den eigentlichen und auslösenden Reizimpuls und vermittelt uns die Erfahrung eines kontinuierlich laufenden Films oder eines fließenden Bewusstseins.

Dieses dynamische, fließende Bewusstsein erlaubt uns auf der sinnlichen Ebene ein aktives Prüfen und Schauen. Auf der kognitiven Ebene ermöglicht es über den Gewinn der Sprache sowohl die Wechselwirkung zwischen Wahrnehmung und Gedächtnis als auch ein explizites Gefühl für Vergangenheit und Zukunft. Gerade diese Qualitäten verleihen dem Bewusstsein einer Person seine thematische, individuelle Kontinuität (vgl. Sacks 2005).

BEZÜGE UND BEZOGENHEITEN

Senden, empfangen, verarbeiten

Der Neurologe Oliver Sacks beschreibt, dass wir uns etwas vormachen, »wenn wir glauben, dass wir jemals einfach nur passive, unvoreingenommene Beobachter sein könnten« (Sacks 2005: 40). Ganz im Gegenteil, wir gestalten jede Wahrnehmung, jede Szene mit, willentlich oder unbewusst. In diesem Sinne sind wir beides: Regisseure und Schauspieler unseres eigenen Films. Darin sind jedes Bild und jeder Moment wir selbst, sie gehören ganz und gar uns. Jeder einzelne Gedanke gehört uns, trägt unser Brandzeichen, ist als Besitzer früherer Gedanken geboren und »stirbt als Eigentum seines späteren Besitzers, dem er alles, was er als sein Selbst erkannt hat, weitervererbt« (ebd.).

1779 erschien in England das Werk *Observations* von Pierre Desloges. Dies war das erste Buch eines Taubstummen, das jemals verlegt wurde. Darin beschreibt Desloges seine Eindrücke von der Welt, bevor er die im Entstehen begriffene Gebärdensprache lernte, und Eindrücke von der Welt, nachdem er die Möglichkeit hatte, unter Anwendung der Gebärdensprache mit seinen Mitmenschen in Kontakt und geistigen Austausch zu treten. Desloges konnte trotz offensichtlich hoher Begabung kaum Gedanken zu einem Ausdruck formen oder sich an logischen Erörterungen beteiligen, bevor er die Gebärdensprache erlernt hatte, die ihm übrigens von einem anderen Taubstummen beigebracht wurde, der Analphabet war. Trotz seiner hohen Intelligenz schien Desloges intellektuell so lange darin behindert gewesen zu sein, sich auszudrücken, bis er die Gebärdensprache gelernt hatte (vgl. Sacks 1997). Erst mit ihr hat ein sprachloser Mensch eine Methode zur Verfügung, um sich mit seiner Umwelt analog zur Sprache ausdrücken zu können. Dies bedeutete, eine Chance zu bekommen, mit der Umgebung in Kontakt treten, sich an Geschehnissen *mit*beteiligen und in Auseinandersetzungen *mit*sprechen zu können. Die Fähigkeit, sich auf diese Weise zu artikulieren, ist nicht nur dafür da, um anderen, sondern auch sich selbst etwas zu sagen. Sprache ist ein notwendiger Teil des Denkens und *Mit*-Denkens.

Die Geschichte zeigt zum einen ganz deutlich, dass sich unsere Fähigkeit, Sprache, Denken, Kommunikationsformen und Kultur zu schaffen, nicht automatisch entwickelt und auch keine bloße biologische Funktion darstellt. Sie ist vielmehr in gleichem Maße biologischen, sozialen und historischen Ursprungs. Die Geschichte zeigt auch, dass sich unser Gehirn in *Resonanz zwischen Innen- und Außenwelt* erfinden *muss*, damit wir uns als Ich in der Welt zurechtfinden und befriedigende Beziehungen und Lebensbedingungen schaffen können. Bekommt ein Mensch diese Möglichkeit nicht, dann erleidet er einen einzigartigen Mangel an historischem Sinn und erhält ein Lebensgefühl, dem die autobiographische und geschichtliche Dimension fehlt (vgl. Sacks 1997).

Die Entwicklungsneurobiologin Anna Katharina Braun umschreibt diese Ebene der Beziehung zwischen Individuum und Umwelt mit dem Bild, dass die Umwelt wie eine Pianistin auf der »Tastatur« der Gene spielt. Sie greift damit in die Komplexität der molekularen Entwicklungsprogramme der Nervenzellen ein und führt so den alten Disput darüber, was angeboren und was erworben ist, ad absurdum. Denn beides ist untrennbar miteinander verknüpft: »Während die Rahmenbedingungen der Leistungskapazitäten im Gehirn über die genetische Ausstattung vorgegeben sind, entscheiden Umweltfaktoren darüber, wieweit und in welche Richtung dieses Spektrum ausgeschöpft wird. Der ›Pianist‹ kann also auf der ihm vorgegebenen Klaviatur entweder eine Symphonie kreieren, oder er kann eine simple Melodie bzw. chaotische Töne schaffen« (Braun 2004: 3).

Vor diesem Hintergrund erklärt Braun den seit langem bekannten »Lerntrieb« bei Kindern neurobiologisch mit der Hypothese, dass das Gehirn sich seine Anregungen und seine Abwechslung »sucht« und Möglichkeiten entwickelt, Denk- und Erklärungskonzepte zu erstellen. Den Grund für diese Suche insbesondere des noch jungen und unerfahrenen Gehirns sieht Braun darin, dass jeder Lernerfolg zu einem Glücksgefühl wird (vgl. Braun 2003). Tierexperimente haben gezeigt, dass im Zuge eines Lernerfolgs körpereigene »Glücksdrogen« (Dopamin) ausgeschüttet werden. Diese Tatsache macht »das kindliche Gehirn quasi von Natur aus ›lernsüchtig‹. Es sucht den ›Kick‹ und nutzt hierzu seine offenbar unerschöpfliche Leistungskapazität« (Braun 2003: 7).

Es gibt jedoch einen ganz entscheidenden Unterschied zwischen dem erwachsenen, erfahrenen und dem kindlichen, noch im Wachstum befindlichen unreifen Gehirn: Im kindlichen Gehirn hinterlassen kognitive, aber insbesondere auch emotionale Erfahrungen viel tiefere und dauerhaftere Spuren als im erwachsenen Gehirn. Das heißt: Frühe Sinneseindrücke, Erfahrungen und Lernprozesse prägen die Entwicklung und Ausreifung von noch unreifen funktionellen Schaltkreisen im Gehirn. In dieser sensiblen Zeit werden die Denkkonzepte und die individuelle Struktur für späteres Lernen sowie die mit jedem Lernprozess untrennbar verknüpfte emotionale Erlebniswelt angelegt. Dieses Zeitfenster liegt weit vor der Schulzeit; Braun verortet es in die ersten drei bis fünf Lebensjahre. Aus diesem Grund ist die Unterstützung und empathische Begleitung der Kinder in ihren Gefühlen, ihrem Spiel, ihren Erfahrungen, ihrem Lernen und den damit gekoppelten Glückserlebnissen ein ganz entscheidender Faktor, die Reifung der lernrelevanten Hirnsysteme positiv zu beeinflussen (vgl. ebd.).

Das bedeutet, dass es in allen Entwicklungsstadien des Lernens zu einem fein abgestimmten Wechselspiel zwischen genetisch vorbestimmten, also angeborenen zellulären und molekularen Programmen auf der einen und Umwelteinflüssen, Erfahrungen, Kommunikations- und Lernvorgängen auf der anderen Seite kommt. Die genetische Ausstattung bestimmt den groben Schaltplan im Gehirn und die grundlegende Funktionalität in der Kommunikation der Nervenzellen untereinander, während die erfahrungs- und lerngesteuerte Feinabstimmung dieser Schaltpläne der Präzisierung und Optimierung der neuronalen und synaptischen Netzwerke dient (vgl. Braun 2003). Die *Suche nach Bedeutung* also ist angeboren, die *Umsetzung in sinnhafte Strategien* für die Schaffung alltagstauglicher individuell stimmiger Lebenskonzepte demgegenüber ist erlernt.

Gerade die frühen Erfahrungen hinterlassen somit ihren »Abdruck« in dem sich noch entwickelnden und daher im Vergleich zum erwachsenen Gehirn noch sehr viel stärker modellierbaren jungen Gehirn. Möglicherweise formen insbesondere die ganz frühen Erfahrungen während und in den Wochen und Monaten nach der Geburt das Gehirn am nachhaltigsten (vgl. Braun 2003). Diese frühen Erfahrungen beeinflussen individuelle Verhaltensweisen tief und ein Leben lang. In der frühen Kindheit wird so im Wechselspiel zwischen Kind und Bezugsperson »die ›Grammatik‹ und die ›Sprache‹ der Gefühle erworben« (Braun 2004: 515).

Mit-Teilung(en) und Teil-Habe

Sprachliche wie auch sprachlose Verständigung setzt ein gemeinsam geteiltes oder zu teilendes Wissen voraus; gewöhnlich wird dabei von Kommunikation gesprochen. Dieser Begriff beinhaltet in sich schon das Gelingen, sonst würde es sich lediglich um einen *Versuch* zur Kommunikation handeln. Unsere Sprachregeln sind in hohem Maße die Mittel für die Zuschreibung und den Ausdruck unserer Wünsche und Intentionen. Alle Mitglieder einer Sprachgemeinschaft verfügen unter diesen Bedingungen über gemeinschaftlich geteilte Formen der Kommunikation, die sie sich wechselseitig zuschreiben und aneignen. Auf der Ebene der gemeinsam vereinbarten Zeichen und Symbole sind wir wieder bei dem Aspekt des »Ich weiß, dass du weißt, dass ich weiß, wie du fühlst«. Auch für sprachlose Kommunikation spielt ein gemeinsames Wissen eine entscheidende Rolle. Allerdings haben wir hier es nicht mit einem Austausch unter Bedingungen grammatischer Regeln zu tun, die den Inhalt der Kommunikation bestimmen; vielmehr erfolgt sprachlose Kommunikation vor dem Hintergrund geteilter Lebensformen und der für diese bestimmenden Intentionen. Sprachlose und sprachliche Kommunikation hängen somit beide von miteinander in einer Gemeinschaft geteilten Bedeutungen ab (vgl. Nida-Rümelin 2008).

Nun schreiben die Semiotiker* schon sehr früh, und da befinden sie sich in dichter Nähe zu den Neurowissenschaften, dass jedes Erkennen der Außenwelt aus hypothetischen Überlegungen stammt. Hier heißt es provokant, dass wir weder die Fähigkeit zur Intuition noch zur Introspektion haben, sondern dass jedes Erkennen durch frühere Erkenntnisse bestimmt wird. Diese Erkenntnisse und das Erkennen sind ohne soziokulturell verabredete Zeichen und Symbole nicht denkbar. Da wir in diesen – wie die Semiotiker sagen – Zeichensystemen bzw. wie die Neurowissenschaftler ähnlich ausdrücken: Meta-Repräsentationen (inneren wie äußeren) – »gefangen« sind, ist uns die Vorstellung des absolut Unerkennbaren, das *Sein* an sich, nicht wirklich möglich (vgl. Peirce 1868).

Um philosophisches Fragen und den Raum der Erforschung des unmittelbaren Seins dennoch offenzuhalten, empfiehlt der Sprachwissenschaftler und Schriftsteller Umberto Eco (2000), den Versuch des Sprechens über das Unerkennbare nicht über den Weg der Hypothese, sondern über den Weg der (gegenseitigen) Offenbarung an zu gehen. In der menschlichen Gemeinschaft sind es seiner Meinung nach die Künstler und hier auf der Ebene der Zeichen und Symbole die Dichter, die »sich die wesenhafte Vieldeutigkeit der Sprache zur eigenen Angelegenheit [machen; B. K.], und sie versuchen sie zu nutzen, um daraus weniger einen Überschuss an Sein als *einen Überschuss an Interpretation* zu gewinnen. Die wesenhafte Vieldeutigkeit des Seins macht es uns gewöhnlich schwer,

---

* Semiotik (griech.): allgemeine Lehre von den Zeichen, Zeichensystemen und Zeichenprozessen hauptsächlich in den Sprachwissenschaften.

dem Formlosen Form zu geben. Der Dichter jedoch ahmt das Sein nach, indem er dessen Zähigkeit nachvollzieht, er versucht das Ursprüngliche Formlose wiederherzustellen, damit wir uns erneut mit dem Sein auseinandersetzen« (Eco 2000: 47). In diesem Sinne, so Eco, ersetzt die Rede der Dichter unser Befragen des Seins nicht, sondern es unterstützt und ermutigt dazu (vgl. ebd.).

Dieses Konzept meine ich (B. K.), auch im Yoga wiederzufinden. Die Betrachtung unserer selbst aus der Perspektive unseres Körpers, unserer inneren somatischen und mentalen Zustände heraus mit Methoden des Yoga veranlasst uns, unsere Haltungen und Gewohnheitsmuster von einem ungewohnten Standpunkt aus zu betrachten. Das Üben fordert uns immer wieder auf, dem Zusammentreffen mit der uns eigenen konkreten Individualität, dem »zerbrechlichen Gerüst unserer Universalien« (Eco 2000: 48) nicht auszuweichen, sondern »uns immer wieder der Mühe des Befragens und der Rekonstruktionen des Horizonts der Welt zu unterziehen, also der Rekonstruktion des Horizonts der Seienden« (ebd.).

Vielleicht meint Joachim Bauer als Neurowissenschaftler diesen Horizont der Seienden, wenn er in Bezug auf Sprache meint, dass sie »[…] keine Ansammlung abstrakter Begriffe oder Etikettierungen für die Objekte einer unbelebten Welt [ist]. Sie hat ihre Wurzeln in den Handlungen bzw. Handlungsmöglichkeiten samt den dazu gehörenden sensorischen Erfahrungen ihrer biologischen Akteure« (Bauer 2006c: 81). Das heißt, der primäre Gegenstand von Sprache ist »die Art und Weise, wie lebende Akteure in dieser Welt handeln und mit anderen interagieren können und was sie dabei fühlen« (ebd.).

Zwischenmenschliche Bedeutungsräume

Dieses Tun findet in symbolischen Räumen statt. Der Neurophysiologe Vittorio Gallese spricht von einem *shared meaningful intersubjective space* (zitiert in Bauer 2006c: 166), also einem ge-

meinsamen zwischenmenschlichen Bedeutungsraum Die Psycho-
analytikerin Jessica Benjamin nennt dieses Prinzip *Intersubjektivität*
(vgl. Benjamin 1996, 1999, 2002). Benjamin erachtet das Gefühl,
die Wirklichkeit mit anderen zu teilen und deren Subjektivität als
Bereicherung zu empfinden, als wesentliches Moment, um aus dem
individuellen Gefühl der Allmacht in das gemeinschaftliche Empfinden von Empathie zu gelangen (vgl. Benjamin 1996). Dies ist
dann möglich, wenn es uns gelingt, eine kontinuierliche Spannung
zwischen Anerkennung des anderen und Selbstbehauptung aufrechtzuerhalten (vgl. ebd.). Auch sie spricht von Innen- und Au-
ßenräumen für die Etablierung wechselseitiger Anerkennung auf
symbolischer Ebene. Im Inneren, das heißt in unserer Phantasie,
kann das bewusste freie Spielen mit unterschiedlichen Rollen, Stereotypisierungen und Zuschreibungen, also uns bewusst zugänglichen (Meta-)Repräsentationen, einen symbolischen Raum bieten,
uns beispielsweise mit eigenen negativen Gefühlen auseinanderzusetzen, statt sie auf das reale Gegenüber zu projizieren oder destruk-
tiv gegen sich selbst zu wenden. Dieser im wahrsten Sinne phantas-
tische Raum zwischen den Subjekten bietet so die unserem
menschlichen Gehirn einzigartig gegebene Chance, durch Vorstellung und Phantasieren in unserem inneren Vorstellungsraum wechselseitig Rollen einzunehmen und damit zum einen mit unseren
inneren Konzepten sowohl konstruktiv als auch kreativ umzugehen
und zum anderen auf sorgsame Weise unsere Haltung in Beziehungen im Außen zu verändern. In diesem Außenraum erschafft die
kommunikative Sprache einen Dialograum als Ort der Vermittlung, das »Dritte«, der potentiell außerhalb unserer psychischen
Kontrolle und der unseres Gegenübers liegt. Benjamin schreibt
dazu, dass in der dialogischen, durch symbolischen Ausdruck ver-
mittelten Struktur eine empathische Haltung gegenüber anderen
Menschen nicht zu einer Auflösung der eigenen Identität führt,
»sondern [sie] wird zu einer Basis für das Verstehen der Position des
anderen« (Benjamin 2002: 48). Dieser Raum, in dem »zwei aktive
Subjekte sich austauschen, abwechselnd ausdrücken und aufneh-

men, um zusammen eine Gemeinsamkeit zu erzeugen, die Getrenntheit zulässt und voraussetzt« (ebd.), wird zum *intermediären Zwischenraum*, der *gegenseitige Resonanz* erzeugt. In ihm können Ideale und Identitäten trennbar und fließend werden statt zwanghaft und zwingend. Das Ich kann so als Subjekt all seinen Stimmen sowie der inneren Stimme des anderen das Sprechen gestatten. Diese Resonanz erlaubt, etwas zum Schwingen und Erklingen zu bringen. Verbunden mit unserem Thema Gehirn mag dies bedeuten, dass die Fähigkeit des Menschen zu emotionalem Verständnis und Empathie darauf beruht, »dass sozial verbindende Vorstellungen nicht nur untereinander ausgetauscht, sondern im Gehirn des jeweiligen Empfängers auch aktiviert und spürbar werden können« (Bauer 2006c: 17). Nur so kann der/die andere, »den wir bewegen, aber nicht zwingen können, [...] uns einen Teil dessen abnehmen, was das Selbst nicht allein tragen kann« (Benjamin 2002: 117).

Inner- und intersubjektive Resonanzen

Die Entdeckung der sogenannten *Spiegelneuronen* durch die italienischen Neurologen Rizzolatti und Sinigaglia bedeutete für die wissenschaftliche Welt eine Sensation. Sie lieferte die Grundlagen für die Beschreibung neurobiologischer Aktivitäten, um das Wesen von Kultur zu untersuchen und herauszufinden, »wie uns gemeinsame rituelle Verhaltensweisen innerhalb unserer Familien, Schulen und Gemeinden befähigen, mit den inneren Zuständen der anderen, einschließlich deren Intentionen, in Resonanz zu gehen« (Siegel 2007: 214–215). Es gibt also scheinbar etwas wie eine neurobiologische Resonanz.

Das Spiegelneuronensystem verbindet die Wahrnehmungsareale und die motorischen Areale im Gehirn bei der Erzeugung von Repräsentationen innerer intentionaler Zustände, also dem Wunsch des Bewusstseins, sich auf etwas zu beziehen und seine Handlungen zu steuern. Es wird aktiv bei der Beobachtung einer durch einen anderen vollzogenen Handlung. Im Beobachter wird dabei ein neurobiologisches Programm in Gang gesetzt, das genau das gleiche ist, das die beobachtete Handlung selbst zur Ausführung bringen könnte. Tatsächlich ist dieses Programm auch dann aktiv, wenn eine Handlung nur beobachtet, aber nicht mit vollzogen wird. Die Nervenzellen, die ein solches Programm im Körper realisieren, werden Spiegelneuronen genannt. Beim Menschen soll es sogar genügen, nur von einer Handlung zu sprechen, um Spiegelneurone in Resonanz treten zu lassen (vgl. Bauer 2006c). Die Fähigkeit des Menschen zu emotionalem Verständnis und Empathie sowie zum Austausch sozial verbindender Vorstellungen haben wir nach Meinung der Neurowissenschaftler also den Spiegelneuronen zu verdanken.

Neurobiologen siedeln das Spiegelneuronensystem in verschiedenen Regionen der Großhirnrinde an, vor allem in den *Frontal- und Parientallappen*. Dieses System sei ihrer Meinung nach nicht nur in der Lage, mentale und mit einem bewussten Wollen verbundene Zustände von anderen zu repräsentieren, sondern es ist möglicherweise außerdem für die Grundmechanismen der emotionalen Resonanz in zwischenmenschlichen Beziehungen zuständig. Es verbindet sich mit zentraleren limbischen und emotionalen Verarbeitungsprozessen sowie den wahrgenommenen körperlichen Veränderungen, die von der Inselrinde (ein tiefer liegender eingesenkter Teil der Großhirnrinde) repräsentiert werden. Die Inselrinde dient dabei als »Informationsautobahn« (Siegel 2007: 215). Sie reagiert auf die Aktivierung von Spiegelneuronen, indem sie die körperlichen und limbischen neuronalen Aktivitäten an das angleicht, was eine Person in einem anderen Menschen aktuell mit ihrer augenblicklichen Verfassung, Konstitution, mentalen Stimmung wahrnimmt. Die Wissenschaft spricht von »emotionaler Ansteckung«, die Alltagspraxis von »emotionaler Resonanz« (ebd.), in der Spiegelneurone sowohl beobachtete Handlungen für unser eigenes Erleben verständlich machen als auch beobachtete Teile einer Szene zu einer vor dem persönlichen Erfahrungshintergrund als wahrscheinlich zu erwartenden Gesamtsequenz ergänzen (vgl. Bauer 2006c). Die meisten dieser Sequenzen entsprechen höchstwahrscheinlich der Erfahrung aller Mitglieder einer sozialen Gemeinschaft. Unter dieser Perspektive tragen Spiegelneurone möglicherweise ganz entscheidend zur Bildung eines gemeinschaftlichen intersubjektiven kulturellen Handlungs- und Bedeutungsraum bei. In diesem Sinne entwickeln sich Spiegelaktionen nicht von allein, sondern sie brauchen immer einen Partner (vgl. ebd.). Oder, wie es Siefer und Weber benennen: »Das Ich ist nur denkbar im Wir« (Siefer/Weber 2008: 296).

Yoga und die modernen (Neuro-)Wissenschaften

Ein Manifest namhafter Neurowissenschaftler und -wissenschaftlerinnen hat im Jahre 2004 breites Aufsehen in der Wissenschaftslandschaft erregt. Im abschließenden Resümee wird als vielleicht wichtigste Erkenntnis der Neurowissenschaften genannt, dass »Geist und Bewusstsein [...] nicht vom Himmel gefallen [sind], sondern [...] sich in der Evolution der Nervensysteme allmählich herausgebildet [haben]. Geist und Bewusstsein – wie einzigartig sie von uns auch empfunden werden – fügen sich also in das Naturgeschehen ein und übersteigen es nicht« (Gehirn & Geist 6/2004: 33).

Der Biologe Hubert Markl bewertet diese Aussage kritisch in die Richtung, dass, obwohl das menschliche Gehirn ein hyperkomplexes System darstellt, die Vielfalt der individuellen und sozialen Bezüge nicht allein auf die Folgen von physikalischen Ursachen reduziert werden dürfen. Vielmehr verwirklichen sich seiner Meinung nach im lebendigen Zustand der Materie Eigenschaften, »wie sie auch bei Kenntnis aller naturgesetzlichen Vorbedingungen nicht vorhersagbar sind. Wer in der Frühzeit des irdischen Lebens alles über die Fähigkeiten von Blaualgen gewusst hätte, hätte deshalb noch lange nicht Pilze und Blumen und Bäume und Fische und Affen und Menschen vorhersagen können. Die Eigenschaften lebender Organismen sind vielmehr neue, kreative Ergebnisse von Evolutionsprozessen auf naturgesetzlichen Grundlagen. Ähnlich dürfte es sich auch beim Verhältnis des Gehirns zum Geist verhalten« (Markl 2004: 41). In diesem Sinne sind sowohl die Empfindungswelt unserer Selbsterfahrung in Kunst oder Musik als auch die höheren kognitiven Leistungen des Geistes nach Meinung Markls einer rein neurobiologischen Erklärung nur schwer zugänglich (vgl. ebd.).

Philosophen vermissen eine befriedigende Erklärung des phänomenalen Bewusstseins. Insbesondere der Bedeutungsraum zwischen der Ersten-Person-Perspektive der phänomenalen Zustände und der Dritten-Person-Perspektive des Objektiv-Physiologischen lässt sich über die derzeitigen Erkenntnisse nicht auflösen. Das heißt, es gibt keinen Ausdruck, keine Erkenntnisse über das, was die Differenz zwischen dem Subjektiven und dem Objektiv-Allgemeinen, das *subjektive Bewusstsein* ausmacht. Die Interpretationen darüber sind kontrovers, und tatsächlich vertreten Neurowissenschaftlerinnen und Neurowissenschaftler selbst die Ansicht, dass trotz der vielen wissenschaftlichen Erkenntnisse die physiologischen Eigenschaften der Hirnprozesse nicht einmal annähernd bekannt sind (vgl. u. a. Seifert 2008). Darüber hinaus wirken die Erforschung der Entstehung eines phänomenalen Selbstmodells *und* neue Technologien zur Visualisierung innerer Körperräume ihrerseits wieder auf unser Gehirn, die Inhalte und Strukturen unserer Selbstmodelle und deren gesellschaftliche Vermittlung zurück.

In diesen hier nur angerissenen Diskursen über die Aussagekraft wissenschaftlicher Ergebnisse zeigen sich sowohl die unterschiedlichen Bewertungs- und Interpretationsmöglichkeiten der erarbeiteten Erkenntnisse als auch die Geschichtlichkeit von Wissenschaft als solche. Ähnlich wie weiter oben für die Dimensionen von Raum beschrieben, zeigt sich in den Diskursen der Hirnforschung das, was Arthur Koestler ganz treffend bereits vor fast 30 Jahren über Wissenschaft als solche schreibt, nämlich dass sie sich darstellt »als eine Geschichte von Entdeckungsfahrten in das uner-

forschte Arabien der Windungen des menschlichen Gehirns«
(Koestler 1980: 524).

Ähnlich wie die Debatte um Chancen und Grenzen der Gentechnologie stellen sich möglicherweise ebenso für die Hirnforschung die Fragen nach der Wirkmächtigkeit moderner Forschung auf die Gestaltung menschlicher Umwelten und Gemeinschaften sowie danach, ob wir in der Lage sind, mit den Folgen der Erkenntnisse aus der modernen Hirnforschung sozialverträglich und differenziert umzugehen.

Kabat-Zinn schreibt dazu, dass, so faszinierend die Aufgaben und die wissenschaftlichen Disziplinen sind, die sich mit Bewusstseins- und Gehirnforschung beschäftigen, so wichtig ist es, »dass wir unser Bewusstsein als etwas Grundlegendes erkennen und uns überlegen, wie es uns individuell und kollektiv helfen kann, diese außerordentliche Fähigkeit des Wissens zu entwickeln, eine Fähigkeit, [...] zu wissen, dass wir nicht wissen. Zu wissen, was wir nicht wissen, ist ebenso wichtig wie alles, was wir wissen können – wenn nicht sogar noch wichtiger« (Kabat-Zinn 2008: 327).

Wie kontrovers die wissenschaftlichen Debatten auch sein mögen, wie und welche unterschiedlichen Definitionen und Lehrmeinungen dort ausgehandelt werden, so bleiben (glücklicherweise) viele Fragen offen: Wird zum Beispiel unser Klarkommen mit unserer inneren Welt und derjenigen unserer Mitmenschen einfacher durch die Erkenntnisse der Neurowissenschaften? Erleichtert es uns das Zusammenleben, wenn wir uns unsere Emotionen, Phantasien, Muster, Konzepte, Stereotypisierungen auf der Basis von Verdrahtungen von Nervenzellnetzwerken oder der Modulation von chemischen Substanzen wie Neurotransmittern und Hormonen erklären können? Reichen die neurowissenschaftlichen Modelle und Hypothesen aus, um Phänomene wie Liebe, Verbundenheit, Empathie oder die Entstehung gesellschaftlicher Weltbilder befriedigend zu erklären? Woher kommt die Kraft, Zukunftsvisionen entwickeln zu können? Wo schaffen die neuen Erkenntnisse der Hirnforschung eine Verengung oder aber eine Erweiterung unseres Horizonts?

Ein wellenförmiges Oszillieren (Schwingen) zwischen Nähe und Distanz, von Abgrenzung, Grenzüberschreitungen und Annäherung kennzeichnet das Verhältnis von Yoga, Yogaphilosophie und den modernen Naturwissenschaften. Genauer betrachtet sind beide in ihrer Arbeitsweise sowohl analytisch, trennend, zerlegend als auch synthetisch, verbindend, auf Beobachtung und Betrachtung basierend. Und doch schafft ihre jeweils disziplinspezifische Art und Weise der Gewinnung von Erkenntnissen und Erfahrungen, deren Methoden der Reflexion und Bewertung sowie die Prozesse der Verständigung auf allgemeingültige Ableitungen, Definitionen und Begriffe eine ganz grundsätzliche Distanz zwischen ihnen. Wird in den Methoden der modernen Naturwissenschaften zunächst zerlegt, dann beobachtet und schließlich analysiert, so scheinen die Prozesse im Yoga genau umgekehrt: Hier werden individuelle Erfahrungen aus der eigenen Yogapraxis zu Gegenständen der Betrachtung und Beobachtung, auf denen nachfolgend eine differenzierende Reflexion und Analytik aufbaut.

In der Zusammenschau haben beide Bereiche – Yoga und die Neurowissenschaft als Naturwissenschaft – gleichermaßen ihre Chancen und Potentiale auf die Art und Weise, unser (Zusammen-)Leben zu betrachten und zu gestalten. Besonders interessant wird die Begegnung an der Stelle, wo auf der einen Seite der Versuch einer Erklärung der Entstehung von Gedanken und Gefühlen, die Mitgefühl und Empathie ausdrücken, die Grenzen einer analytisch orientierten Forschungsweise ausdehnt und wo sich auf der anderen Seite immer genauer und mit naturwissenschaftlichen Methoden beschreiben lässt, dass auf achtsamer Wahrnehmung beruhende Erfahrungen und Erkenntnisse zutiefst physiologische Entsprechungen und Konsequenzen haben. Während sich das evolutionistische Weltbild der Naturwissenschaften, insbesondere der Biowissenschaften, auf seine Weise in Richtung einer Erforschung der Beziehungen zwischen Kooperation und Mitwelt bewegt, so mag sich darüber auch in der Praxis des Yoga das Verständnis für den engen Zusammenhang zwischen göttlicher Symbolik und verkörperter Materialität vertiefen. Abstrakte und erfahrungsorientierte Wissenschaften beginnen, ihre Grenzen etwas durchlässiger füreinander werden zu lassen zugunsten gegenseitiger Anerkennung und Inspiration. Ganz im Sinne der Philosophin Jessica Benjamin wird die Begegnung beider im besten Sinne intersubjektiv. Die Suche nach dem Entstehen und den Mechanismen der Entwicklung des menschlichen Geistes führt so unmittelbar in Grenzbereich einer Auseinandersetzung um Evolution und Schöpfung.

In diesem Sinne liegt ein Wunsch in dem Diskurs und Austausch zwischen Neurowissenschaften und Yoga, Übergänge und Räume zu entdecken und zu erforschen, in denen ein inhaltlicher und praktischer Austausch möglich werden kann. In diesem Raum kann jene Form von Nachhaltigkeit aufscheinen, die dazu beiträgt, die bisher noch blinden Flecken unserer Erkenntnis- und Lernfähigkeiten auszuleuchten, um konstruktive und heilsame Impulse ins Licht zu tragen.

LITERATUR

Adler, Rolf H. et al.: *Psychosomatische Medizin. Modelle ärztlichen Denkens und Handelns.* München 2008.

Bauer, Joachim: *Das Gedächtnis des Körpers.* Piper Verlag. 8. Aufl. München/Zürich 2006(a).

Bauer, Joachim: *Das Prinzip Menschlichkeit. Warum wir von Natur aus kooperieren.* Verlag Hoffmann und Campe. Hamburg 2006(b).

Bauer, Joachim: *Warum ich fühle, was Du fühlst – Intuitive Kommunikation und das Geheimnis der Spiegelneuronen.* Heyne Verlag. München 2006(c).

Begley, Sharon: *Neue Gedanken – Neues Gehirn. Die Wissenschaft der Neuroplastizität beweist, wie unser Bewusstsein das Gehirn verändert.* Goldmann Verlag. München 2007.

Benjamin, Jessica: *Der Schatten des Anderen. Intersubjektivität, Gender, Psychoanalyse.* Verlag Stroemfeld/Nexus. Frankfurt (Main)/Basel 2002.

Benjamin, Jessica: *Die Fesseln der Liebe. Psychoanalyse, Feminismus und das Problem der Macht.* S. Fischer Verlag. Frankfurt/Main 1999.

Benjamin, Jessica: *Phantasie und Geschlecht. Psychoanalytische Studien über Idealisierung, Anerkennung und Differenz.* S. Fischer Verlag. Frankfurt/Main 1996.

Braun, Katharina: *Wie Gehirne laufen lernen.* In: Magdeburger Wissenschaftsjournal 2/2004, S. 3–12.

Braun, Anna Katharina: *Wie Gefühle unser Gehirn verändern. Oder: »Was Hänschen nicht lernt, lernt Hans nimmermehr?«.* In: Forum Loccum, Nr.4/Nov. 2003, 22. Jahrgang, S. 7–11.

Braun, Anna Katharina/Meier, Michaela: *Wie Gehirne laufen lernen oder: »Früh übt sich, wer ein Meister werden will!«.* In: Zeitschrift für Pädagogik, Heft 4, 50. Jahrgang 2004, S. 507–520.

Cantieni, Benita: *Wie gesundes Embodiment selbst gemacht wird.* In: Storch, Maja/Cantieni, Benita/Hüther, Gerald/Tschacher, Wolfgang, *Embodiment. Die Wechselwirkung von Körper und Psyche verstehen und nutzen.* Verlag Hans Huber. Bern 2006, S. 99–125.

Carmichael, Mary: *Dünger fürs Gehirn.* In: Stern – Gesund Leben, 1/2009.

Damasio, Antonio R.: *Ich fühle, also bin ich. Die Entschlüsselung des Bewusstseins.* List Verlag. München 2000.

Damasio, Antonio R.: *The feeling of what happens: Body and Emotion in the Making of Consciousness.* Harcourt Bracen New York 1999; siehe deutsche Übersetzung unter Damasio 2000.

Damasio, Antonio: *Descartes' Irrtum. Fühlen, Denken und das menschliche Gehirn.* List Verlag. München 1994.

Desikachar, T. K. V.: *Über Freiheit und Meditation, das Yoga Sutra des Patañjali. Eine Einführung.* Verlag Via Nova. Petersberg 1997.

Desikachar, T. K. V./Krusche, Hellfried: *Das verborgene Wissen bei Freud und Patañjali.* Theseus Verlag. Stuttgart 2007.

Desphande, P. Y./Bäumer, Bettina: *Patañjali – Die Wurzeln des Yoga.* O. W. Barth Verlag, Bern/München/Wien 1977 (aktuell bei O. W. Barth in der 12. Auflage).

Ebert, Dietrich: *Physiologische Aspekte des Yoga.* Georg Thieme Verlag. Leipzig 1986.

Eco, Umberto: *Kant und das Schnabeltier.* Carl Hanser Verlag. München/Wien 2000.

Eliade,Mircea: *Yoga – Unsterblichkeit und Freiheit.* Insel Verlag. Frankfurt/Main 1977.

Feldenkrais, Moshé: *Das starke Selbst. Anleitung zur Spontaneität.* Suhrkamp Verlag. Frankfurt/Main 1992.

Feuerstein, Georg: *Die Yoga Tradition.* Yoga Verlag. Wiggensbach 2008.

Funderburk, James: *Science Studies Yoga.* Himalayan Institute of Science and Yoga. Honesdale 1977.

Gehirn & Geist 6/2004.

Gigerenzer, Gerd: *Bauchentscheidungen. Die Intelligenz des Unbewussten und die Macht der Intuition.* Goldmann Verlag. München 2008.

Gladwell, Malcolm: *BLINK! Die Macht des Moments.* Piper Verlag. München 2007.

Glet, Beate/Trökes, Anna: *Hatha-Yoga-Pradipika. Eine Abhandlung über den Hatha-Yoga.* Übersetzt ins Deutsche auf der Grundlage der franz. Übersetzung von Tara Michaël und der engl. Übersetzung von Swami Digambarji. Eigenverlag. Berlin 2006.

Hartley, Linda: *Somatic Psychology. Body, Mind and Meaning.* Whurr Publishers Ltd. London/Philadelphia 2004.

Herschkowitz, Norbert: *Was stimmt: Das Gehirn. Die wichtigsten Antworten.* Herder Verlag. Freiburg 2008.

Huber, Michaela: *Trauma und die Folgen.* Jungfermann Verlag. Paderborn 2003.

Hüther, Gerald: *Die Macht der inneren Bilder. Wie Visionen das Gehirn, den Menschen und die Welt verändern.* Vandenhoeck & Ruprecht. 4. Aufl. Göttingen 2008.

Hüther, Gerald: *Bedienungsanleitung für ein menschliches Gehirn.* Vandenhoeck & Ruprecht. Göttingen 2006.

Hüther, Gerald: »Brainwash«, 3 Vorlesungen auf DVD. auditorium netzwerk, Joker's edition. Mühlheim/Baden 2006.

Hüther, Gerald: *Die Evolution der Liebe.* Vandenhoeck & Ruprecht. 6. Aufl. Göttingen 2006.

Jurja, Alexander: *Das Gehirn in Aktion. Einführung in die Neuropsychologie.* Rowohlt Verlag. Hamburg 1992.

Kabat-Zinn, Jon: *Zur Besinnung kommen.* Arbor Verlag. Freiamt 2008.

Kakar, Sudhir: *Therapie mit Muttergöttin – auch in Indien wird nach Freuds Lehre praktiziert. Den Analytikern muss nur bewusst sein: Das indische Selbst ist losgelöst von Raum und Zeit.* In: Die Zeit, Nr. 17 vom 20.04.2006.

Kast, Bas: *Wie der Kopf dem Bauch beim Denken hilft. Die Kraft der Intuition.* S. Fischer Verlag. Frankfurt/Main 2007.

Katie, Byron: *Lieben was ist. Wie vier Fragen Ihr Leben verändern können.* Goldmann Verlag. München 2002.

Koestler, Arthur: *Die Nachtwandler. Die Entstehungsgeschichte unserer Welterkenntnis.* Suhrkamp Verlag. Frankfurt/Main 1980.

Markl, Hubert: *Das Menschenbild als Palimpsest.* In: Gehirn & Geist 7/2004, S. 40–41.

Metzinger, Thomas (Hrsg): *Grundkurs Philosophie des Geistes.* Bd. 1: *Phänomenales Bewusstsein.* Mentis Verlag. Paderborn 2006.

Michel, Kirti Peter/Wellmann, Wolfgang: *Das Yoga der fünf Elemente. Verborgene Energien wecken durch die Verbindung von Yoga und Ayurveda.* O. W. Barth Verlag. Frankfurt/Main 2003.

Nida-Rümelin, Julian: *Bewusstsein und Freiheit.* In: Ganten, Detlev/ Gerhardt, Volker/Nida-Rümelin, Julian (Hrsg.): *Funktionen des Bewusstseins (Humanprojekt).* Verlag de Gruyter. Berlin/New York 2008, S. 177–196.

Peirce, Charles S.: *Some consequences of four incapacities.* In: Journal of Speculative Philosophy 2, 1868, S. 140–157.

Pert, Candace B.: *Moleküle der Gefühle – Körper, Geist und Emotionen.* Rowohlt Taschenbuch Verlag. 3. Aufl. Reinbek bei Hamburg 2007.

Precht, Richard David: *Wer bin ich? Und wenn ja, wie viele? Eine philosophische Reise.* Goldmann Verlag. München 2007.

Reddemann, Luise/Dehner-Rau, Cornelia: *Trauma – Folgen erkennen, überwinden und an ihnen wachsen.* TRIAS Verlag. Stuttgart 2004.

Rizzolatti, Giacomo/Sinigaglia, Corrado: *Empathie und Spiegelneurone. Die biologische Basis des Mitgefühls.* Suhrkamp Verlag. Frankfurt/Main 2008.

Roth, Gerhard: *Persönlichkeit, Entscheidung und Verhalten.* Verlag Klett-Cotta. 4. Aufl. Stuttgart 2008.

Roth, Gerhard: *Selbst und Identität aus neurobiologischer Sicht.* Vorlesung auf DVD, auditorium netzwerk, Joker's edition. Mühlheim/Baden 2004.

Roth, Gerhard: *Aus Sicht des Gehirns.* Suhrkamp Verlag. Frankfurt/Main 2003.

Roth, Gerhard: *Fühlen, Denken, Handeln.* Suhrkamp Verlag. Frankfurt/Main 2003.

Roth, Gerhard: *Das verknüpfte Gehirn, Bau und Leistung neurobiologischer Netzwerke.* Vorlesung auf DVD, auditorium netzwerk, Joker's edition. Mühlheim/Baden 2002.

Roth, Gerhard: *Fühlen, Denken, Handeln. Wie das Gehirn unser Verhalten steuert.* Suhrkamp Verlag. Frankfurt/Main 2001.

Roth, Gerhard: *Das Gehirn und seine Wirklichkeit. Kognitive Neurobiologie und ihre philosophischen Konsequenzen.* Suhrkamp Verlag. Frankfurt/Main 1997.

Sacks, Oliver: *Im Strom des Bewusstseins.* In: Gehirn & Geist 4/2005, S. 32–40.

Sacks, Oliver: *Stumme Stimmen. Reise in die Welt der Gehörlosen.* Rowohlt Verlag. Reinbek bei Hamburg 1997.

Searle, John R.: *Geist. Eine Einführung.* Suhrkamp Verlag. Frankfurt/Main 2006.

Seifert, Edith: *Seele – Subjekt – Körper. Freud mit Lacan in Zeiten der Neurowissenschaften.* Psychosozial Verlag. Gießen 2008.

Sentker, Andreas/Wigger, Frank (Hrsg.): *Rätsel Ich. Gehirn, Gefühl, Bewusstsein.* Die Zeit – Wissens-Edition. Spektrum Akademischer Verlag. Heidelberg 2007.

Siefer Werner/Weber, Christian: *Ich. Wie wir uns selbst erfinden.* Piper Verlag. München 2008.

Siegel, Daniel S.: *Wie wir werden, die wir sind. Neurobiologische Grundlagen subjektiven Erlebens & die Entwicklung des Menschen in Beziehungen.* Junfermann Verlag. Paderborn 2006.

Siegel, Daniel S.: *Das achtsame Gehirn.* Arbor Verlag. Freiamt 2007.

Singer, Wolf: *Bindungsprobleme. Neurobiologische Überlegungen.* Audio CD supposé Köln.

Singer, Wolf: *Unser Menschenbild. Neuere Erkenntnisse der Hirnforschung.* Vorlesung auf DVD, auditorium Netzwerk, Joker's edition. Mühlheim/Baden 2006.

Singer, Wolf: *Unser Menschenbild – Neuere Erkenntnisse der Hirn-forschung.* Vortrag anlässlich der Systemischen Supervisionstage im Mai 2004 in Heidelberg, Vorlesung auf DVD, auditorium Netzwerk, Joker's edition. Mühlheim/Baden 2004.

Singer, Wolf: *Der Beobachter im Gehirn. Essays zur Hirnforschung.* Suhrkamp Verlag. Frankfurt/Main 2002.

Singer, Wolf/Ricard, Matthieu: *Hirnforschung und Meditation. Ein Dialog.* Suhrkamp Verlag. Frankfurt/Main 2008.

Solms, Mark/Turnbull, Oliver: *Das Gehirn und die innere Welt. Neurowissenschaft und Psychoanalyse.* Patmos Verlag. Düsseldorf 2007.

Sperling, George: *The information available in brief visual inter-pretations. Psychological Monographs.* General and Applied 74 (11, Whole No. 498), 1960, S. 1–29.

Spitzer, Manfred: *Braintertainment. Expeditionen in die Welt von Geist & Gehirn.* Verlag Schattauer. Stuttgart 2006.

Spitzer, Manfred: *Vom Sinn des Lebens.* Verlag Schattauer. Stuttgart 2006.

Sriram, R.: *Das Yogasutra. Von der Erkenntnis zur Befreiung.* Theseus Verlag. Berlin 2006.

Stark, H./Bischof, A./Scheich, H.: *Increase of extracellular dopamine in prefrontal cortex of gerbils during acquisition of the avoidance strategy in the shuttle-box.* In: Neuroscience Letters 264, 1999, S. 77–88.

Stark, H./Bischof, A./Wagner, T./Scheich, H: *Activation of the dopaminergic system of medial prefrontal cortex of gerbils during formation of relevant associations for the avoidance strategy in the shuttle-box.* In: Progress in Neuropsychopharmacology and Biological Psychiatry 25, 2001, S. 409–426.

Stark, H./Bischof, A./Wagner, T./Scheich, H: *Stages of avoidance strategy formation in gerbils are correlated with dopaminergic transmission activity.* In: European Journal of Pharmacology 405, 2000, S. 263–275.

Stern – Gesund Leben, 4/2007.

Storch, Maja: *Wie Embodiment in der Psychologie erforscht wurde*. In: Storch, Maja/Cantieni, Benita/Hüther, Gerald/Tschacher, Wolfgang: *Embodiment. Die Wechselwirkung von Körper und Psyche verstehen und nutzen*. Verlag Hans Huber. Bern 2006, S. 37–72.

Storch, Maja/Krause, Frank: *Selbstmanagement – ressourcenorientiert. Grundlagen und Trainingsmanual für die Arbeit mit dem Zürcher Ressourcen Modell ZRM*. Verlag Hans Huber. Bern 2002.

Storch, Maja/Krause, Frank/Küttel, Yvonne: *Ressourcenorientiertes Selbstmanagement für Lehrkräfte. Das Zürcher Ressourcen Modell »ZRM®«*. In: M. Rothland (Hrsg.): *Belastung und Beanspruchung im Lehrerberuf. Modelle, Befunde, Interventionen*. VS Verlag für Sozialwissenschaften. Wiesbaden 2007, S. 290–309.

Storch, Maja/Riedener, Astrid: *Ich packs! Selbstmanagement für Jugendliche. Ein Trainingsmanual für die Arbeit mit dem Züricher Ressourcenmodell*. Verlag Hans Huber. Bern 2006.

Tempelhof, Siegbert: *Rückenschmerzen ganzheitlich behandeln*. Verlag Gräfe und Unzer. München 2005.

Thompson, Richard F.: *Das Gehirn. Von der Nervenzelle zur Verhaltenssteuerung*. Spektrum Akademischer Verlag GmbH. Heidelberg/Berlin 2001.

Todd, Mabel, E.: *Der Körper denkt mit*. Verlag Hans Huber. 2. Aufl. Bern/Göttingen/Toronto/Seattle 2003.

Triebel Thome, Anna: *Bewegung – ein Weg zum Selbst*. Junfermann-Verlag. Paderborn 2004.

Wenk, Mechthild: *Über die Bedeutung des Atems für den menschlichen Körper vom Anatomisch-Physiologischen und Biochemischen her gesehen*. In: Middendorf, Ilse: *Der erfahrbare Atem*. Jungfermann-Verlag. Paderborn 1995.

Wertheim, Margaret: *Die Himmeltür zum Cyberspace. Von Dante zum Internet*. Amman Verlag. Zürich 2000.

Wolz-Gottwald, Eckard: *Yoga-Philosophie-Atlas*. Verlag Via Nova. Petersberg 2002.

Zimmer, Heinrich: *Philosophie und Religion Indiens*. Suhrkamp Verlag. Frankfurt/Main 1973.

B. K. S. Iyengar

Licht fürs Leben

Die Yoga-Vision eines großen Meisters

382 Seiten, Hardcover mit Schutzumschlag

ISBN 978-3-502-61183-7

B. K. Iyengar nimmt uns mit auf eine Reise, die am Ende zum Gipfel der Glückseligkeit führen wird. Der weltberühmte Meister geht weit über die Vermittlung bloßer Techniken hinaus und eröffnet uns in unnachahmlicher Klarheit die Tiefen des Yoga. Sein Ansatz ist, umfassender als in den früheren Büchern, auf das Leben als Ganzes gerichtet. In 7 Kapiteln führt er uns von den eher körperbetonten Asanas bis zu den tiefsten Zuständen in der Meditation. Gleichzeitig lesen wir einen einfachen, humorvollen und warmherzig geschriebenen Ratgeber für unseren ganz persönlichen spirituellen Weg. Eine Kombination, wie sie wohl nur ein wirklich reifes Alterswerk zustande bringt.

O. W. Barth

Patañjali

Die Wurzeln des Yoga
Die klassischen Lehrsprüche des Patañjali –
die Grundlage aller Yoga-Systeme

199 Seiten, Hardcover mit Schutzumschlag

ISBN 978-3-502-61116-5

Vermutlich im 2. Jahrhundert v. Chr. sind diese 195 prägnanten
Lehrsprüche von Patañjali aufgezeichnet worden. Er hat damit
erstmalig eine uralte Tradition mit zahlreichen Schulen und
Richtungen zusammengefasst und ein Werk geschaffen, das als
maßgeblich von allen Yoga-Traditionen anerkannt wird.
Es zeigt den »königlichen Weg« zur vollkommenen Befreiung
durch rechte Erkenntnis. Schrittweise wird der Yogi bzw. die
Yogini zum Verständnis der Wirklichkeit geführt. In vorzüglicher
Übertragung aus dem Sanskrit von Bettina Bäumer und einem
modernen Kommentar von P. Y. Deshpande ist es *das*
Quellenwerk für jeden, der sich ernsthaft mit Yoga beschäftigt.

O. W. Barth